普通高等教育中医药类创新课程“十四五”精品教材
全国高等中医药院校教材

医学伦理学

供基础·临床·预防·口腔医学类专业用

主　编
姚　春　董柏青　宋素琴

副主编
江育萍　李小萍　杨文敏　颜维海
孙方圆　杨　勇　渠淑洁

主　审
温日锦

上海科学技术出版社

图书在版编目（CIP）数据

医学伦理学 / 姚春，董柏青，宋素琴主编. -- 上海：上海科学技术出版社，2022.8(2023.6重印)
普通高等教育中医药类创新课程“十四五”精品教材
全国高等中医药院校教材
ISBN 978-7-5478-5169-2

Ⅰ. ①医… Ⅱ. ①姚… ②董… ③宋… Ⅲ. ①医学伦理学—医学院校—教材 Ⅳ. ①R-052

中国版本图书馆CIP数据核字(2022)第113122号

医学伦理学
主编　姚　春　董柏青　宋素琴

上海世纪出版(集团)有限公司
上 海 科 学 技 术 出 版 社　出版、发行
(上海市闵行区号景路159弄A座9F-10F)
邮政编码 201101　www.sstp.cn
常熟市华顺印刷有限公司印刷
开本 787×1092　1/16　印张 12.25
字数 280 千字
2022年8月第1版　2023年6月第2次印刷
ISBN 978-7-5478-5169-2/R·2505
定价：48.00 元

编委会名单

主　编

姚　春　董柏青　宋素琴

副主编

江育萍　李小萍　杨文敏　颜维海　孙方圆　杨　勇　渠淑洁

主　审

温日锦

编　委（以姓氏笔画为序）

王光秀（桂林医学院）

王强芬（桂林医学院）

刘小江（广西中医药大学）

刘雪梅（广西卫生职业技术学院）

齐俊斌（桂林医学院）

江育萍（广西中医药大学）

孙方圆（广西中医药大学）

严丽丽（广西科技大学）

李小萍（广西医科大学）

杨　勇（广西医科大学）

杨小钵（广西医科大学）

杨文敏（广西职业病防治研究院）

宋素琴（惠州学院）

林常清（桂林医学院）

周侍美（惠州经济职业技术学院）

姚　春（广西中医药大学）

渠淑洁（广西中医药大学）

梁国隆（广西中医药大学）

董柏青（广西中医药大学）

覃　红（广西医科大学）

覃小妮（广西医科大学）

温日锦（广西中医药大学）

谢丰鸿（广西中医药大学）

颜维海（广西中医药大学）

学术秘书

渠淑洁（广西中医药大学）

序　言

新时期医学高校职业道德教育改革迄今四十余载，历尽坎坷，稳步前行，取得了可喜的成果，既完善了中医药院校教育体系，也拓展了中医药院校教育形式，丰富了中医药院校教育内容，承担了培养和造就中医药高级人才、实现理论自信、文化自信的重要使命。高等中医药院校医德知识教育的基本载体——《医学伦理学》，与医学职业道德教育改革的发展相伴而行，从零散到集中、从粗浅到精湛、从稀少到众多、从单调到丰富，所起的作用令人瞩目。

新版《医学伦理学》是在前版《医学伦理学》（2008 年广西人民出版社出版）改版为《医学伦理学与卫生法学》（2015 年科学出版社出版）后，再次改版分出的独立体系。前两版于 2006 年和 2013 年受广西壮族自治区卫生厅委托出版，成为全国医学院校使用教材，分别获广西壮族自治区高校人文社会科学重点研究基地“医学伦理与职业道德研究中心”基金资助和广西壮族自治区社会科学优秀成果奖。

2022 年接受广西壮族自治区卫生健康委员会的委托和广西中医药大学的指示，重新调整培养人和教育人的方略，对前版《医学伦理学与卫生法学》编写修订为新版《医学伦理学》教材项目进行申报出版，在上海科学技术出版社的鼎力支持下，将新版《医学伦理学》列入了“全国普通高等教育中医药类创新课程‘十四五’精品教材”（以下简称“精品教材”）。这套教材吸取了历版教材的内核，贯彻“突出专业、通俗易懂、逻辑严密、时代感强”的教材编写原则，同时紧密结合全国临床医生、医药师、护士（师）、医疗卫生管理人员等考核制度改革和中医药人才培养、教育的新要求，在统筹计划、编写修订、出版设计过程中，深入讨论，缜密论证、循序渐进，使“精品教材”在内容安排、版面布局和质量把关等方面，实现了预期的目的。在教材编写过程中，始终围绕中医药学伦理道德教育的目标进行，具有针对性、实用性强的特点。教材理论与实践密切联系，定义准确、概念清晰、术语规范、文字精练、科学性强，篇幅适宜。

在新时代的背景下，卫生健康事业走上了高速发展的快车道，医学高校的医学伦理道德教育事业的发展前景将更为广阔，挑战也将更为严峻。如何通过医学高等教育，持续造就一批又一批恪守职业道德、遵守国家法律、敬畏人民生命的卫生健康事业建设者，如何加强医药卫生人才队伍的医学道德教育，尤其是在让医学生不仅掌握技术规范，还要在掌握道德规范和法律规范、人文技能的前提下，切实提高医学道德综合素质，已成为行政主管部门、医药卫生机构、医学高校、行业自律组织等面临的历史重任。本教材编委会广泛征求全国中医药高等院校的广大师生意见，多方听取呼声，虚心学习经验，在“十四五”开局之年着手编写，经过近两年的专心致志、刻苦努力，于 2022 年 5 月完成了编写工作。

在教材编写过程中，我们坚持从我国国情结合医学高校人才培养的实际出发，结合医学伦理道德教育教材建设的新战略要求，将医学伦理道德最新的信息、理论和技术方法予以归纳、提炼，进一步丰富和完善了中医药学伦理道德理论原则、规范要求的内容，在保持前版教材原有特色、优势及风格的基础上，更体现了“简明、系统、全面、适用”的特点。

我们恳请广大师生、医务工作者、医疗卫生机构管理者和社会各界读者，在学习、工作和交流中进一步研究、探讨，提出宝贵意见，使本教材的内涵在现实工作和生活中不断丰富、完善。

“登山则情满于山，观海则意溢于海”。对本书的错漏和缺陷，惠获广大读者更多更好的宝贵意见和建议。

最后，向本书编委会全体成员和全国先后编写《医学伦理学》教材的同仁表示诚挚问候和崇高敬意！共祝我国医学高校医学伦理道德教育，在习近平新时代中国特色社会主义思想的指引下，承前启后，开拓奋进，不断取得新的更大突破与辉煌！

广西医学伦理学会、广西卫生法学会、广西医师协会

2022 年 5 月

编 写 说 明

医学伦理学是医学伦理学教育研究与医学道德理论及其教学实践运用的学科，是医学高校医学道德教育的基础学科之一。我们本着"质量至上，读者至上"的理念，从时代新视角出发，进行教材编写。本教材共有 15 章，编写思路清晰、内容丰富、知识全面、结构合理、说理充分、启迪深刻、体系新颖，实用价值较大。

本教材的编写，我们参考了各版同类教材，主要完善的内容如下：① 诠释医学伦理学的原则、规范和范畴的基本知识，尤其医学伦理学原则、规范和范畴的含义及其内容，医学伦理学原则的具体原则等理论；② 阐明医学伦理学发展沿革的基础知识，如医学伦理学的概念及其理论根基，尤其历史演变中中国和国外的医学伦理学及其生命与健康伦理学新阶段等内容；③ 阐述医患关系的重要理论，如医患关系的含义及伦理特征，尤其是医患沟通的伦理原则和规范等内容；④ 探讨预防医学与环境保护的重要知识，如三级预防策略、预防医学及环境保护的道德原则和要求等问题；⑤ 注释临床诊治的基础知识，尤其临床诊治的道德原则和临床诊断、治疗的道德要求；⑥ 优解特定病种患者、特殊群体诊治中的伦理，尤其是性病患者的特点、防治的道德要求，精神疾病的特殊性及防治道德原则和要求等知识；⑦ 论述药事伦理的知识，如药品监督管理的伦理意义及伦理要求，尤其药物研制、生产、经营的特点及伦理要求等知识；⑧ 阐释生命伦理道德的基本理论，尤其人类辅助生殖技术、器官移植、临终关怀与安乐死的伦理原则或要求；⑨ 注释性医学伦理道德的重要理论，如性道德的含义及其时代特征，尤其性道德及其性病防治的道德规范等问题；⑩ 阐述健康伦理道德的重要内容，如健康、公共健康的含义，尤其是健康伦理准则、公共健康伦理原则、医务人员的健康伦理责任及其意义等知识；⑪ 注解医学科研伦理道德的基本理论，如医学科研的性质、伦理道德的意义，侧重医学科研的道德准则、特定医学科研中的道德问题等内容；⑫ 讲述医院管理伦理道德的基础知识，如医院管理道德的含义及特征，尤其医院管理坚持以人为本及患者利益、医疗质量第一等道德理论；⑬ 探讨卫生改革与发展的伦理道德重要理论，如我国不同时期医疗卫生改革的伦理背景，尤其是全民医疗保障、公立医院改革制度建设、疾病防控体系的战略定位及现代道德要求，建立中医药服务体系改革等内容。

本教材分为医学伦理学和附录两部分。第一章由刘小江编写，第二章由李小萍、覃小妮编写，第三章由齐俊斌编写，第四章由江育萍编写，第五章由梁国隆、孙方圆编写，第六章由温日锦编写，第七章由谢丰鸿、刘雪梅编写，第八章由颜维海、杨勇编写，第九章由杨小钵、覃小妮、李小萍编写，第十章由王光秀、林常清编写，第十一章由覃红、颜维海编写，第十二章由渠淑洁、杨文敏编写，第十三章由王光秀、王强芬编写，第十四章由宋素琴、周侍美、严丽丽编写，第十五章由姚春、董柏青编写，附录部分由温日锦编写。

在编写过程中，得到了上海科学技术出版社，广西社会科学院哲学研究所，广西人类基因组南宁市研究中心伦理、法律和社会问题研究部，广西壮族自治区卫生健康委员会，广西医学会医学伦理学会，广西卫生法学会，广西医师协会，广西医科大学，广西中医药大学，桂林医学院，惠州学院，广西卫生职业技术学院，广西科技大学，惠州经济职业技术学院，广西职业病防治研究院等有关单位的领导、专家、教授和学者的热情关心、大力支持及深入指导，在此，我们衷心感激！

我们虽力求完美，但限于能力、水平，疏漏在所难免，尤其是属于探索和创新性的内容还不够成熟，恳请广大学者、同道不吝赐教。

《医学伦理学》编委会

2022 年 5 月

目　录

第一章
医学伦理学概述

导学

1. 掌握医学伦理学的学习意义、基本方法。
2. 熟悉医学伦理学的研究内容、价值及与相关学科的关系。
3. 了解伦理学、医学伦理学的含义及其研究对象。

医学伦理学(medical ethics)是医学与伦理学之间的交叉学科,是研究医学道德的科学。它根植于医学,用伦理学的基本原则和方法研究医学实践活动中的各种关系,提出人们的行为准则和规范。对协调医务工作者与他人、社会之间的关系,维护医学活动的有序性,提高医疗卫生服务的质量,促进医学科学的发展,具有十分重要的意义。

第一节　医学伦理学的研究对象

一、伦理学

(一) 伦理学的含义

伦理学(ethics)又称道德哲学,是对人类道德生活进行系统思考和研究的一门科学,是现代哲学的学科分支。“伦”是指人与人之间的关系,“理”是指道德或规则,伦理就是人与人之间关系的道理或规则。通常道德与伦理同义而通用。因为它们的基本意义相似,都是指通过一定规则、规范的治理、协调,使社会生活和人际关系符合一定的准则、秩序。但两者也有区别:道德一般指道德现象,它侧重于个体,指主体的德性和德行,表示主体对道德规范的内化和实践,强调内在操守方面。伦理则是道德现象的系统化与理论化,它侧重于社会,主要指社会的道德规范关系,更强调客观方面。

“ethics”一词源于希腊语的 ethos,意为风尚、习俗和德性等,约公元前 4 世纪,古希腊哲学家亚里士多德(Aristotle,公元前 384—公元前 322)对古希腊城邦社会的道德生活进行了系统地思考和研究,其弟子将他讲学内容整理成《尼可马可伦理学》(Nicomachean Ethics)、《大伦理学》(Ethickamegala)和《优台谟伦理学》,一般认为西方伦理学自此形成。在我国古代社会,“伦理”一词始见于讲述秦汉以前礼仪的《礼记・乐记》:“凡音者,生于人心者也。乐者,通伦理者也。”孔子(公元前 551—公元前 479 年)对弟子讲授为人处世的道理,他的弟子将其讲授内容辑录为《论语》。按其思想内容,可以说是中国伦理思想史上第一部伦理学著作。东汉郑玄注“伦,犹类也;理,分也”,意思是不同的事物、类别区分开来的原则和规范。西汉贾谊认为“以礼义伦理教训人民"(《新书·辅佐》),进一步明确伦理与人伦相通,伦理也就是人伦道德之理。可见,在我国数千年前就对人类道德开始系统思考和研究。作为现代学科形态的"伦理学"名称出现于19世纪末叶。随着现代社会的发展,人与人、人与社会,甚至人与自然之间关系越来越广泛与复杂,其中的伦理道德问题显得越突出,伦理学穿过神秘面纱而成为大众关注的问题。

(二)伦理学的类型

数千年来,伦理学的理论发展多姿多彩,形成了各种类型的伦理学。现代伦理学的分支学科主要有以下方面。

1. 理论伦理学(theoretical ethics) 指研究伦理学基本理论的伦理学分支学科。现代西方理论伦理学的主体是元伦理学,元伦理学不制定任何道德规范和价值标准,主要研究道德体系的逻辑结构和道德语言。一方面,它分析道德语言,如"善"与"恶"、"义务"与"责任"的范畴;另一方面,它对道德体系进行逻辑论证。

2. 描述伦理学(descriptive ethics) 又称记述伦理学。它是根据历史材料,描述和研究各种社会、民族、阶级、社会集团实际存在的道德关系、道德观念、道德规范等,是伦理学学科形态之一。描述伦理学形成于20世纪70年代,现已经形成道德社会学、道德心理学、道德人类学和道德民俗学等理论。

3. 规范伦理学(normative ethics) 又称规定伦理学。它是研究人的行为准则、探究道德原则和规范的本质、内容和评价标准,从而规定人们应该如何行动的理论。规范伦理学与描述伦理学、元伦理学等都是相对的一个学科形态,但规范伦理学是伦理学体系中的主体和核心,元伦理学和描述伦理学必须依靠它提供的理论和指导才能成为伦理学有用的理论分支。

4. 比较伦理学(comparative ethics) 是研究不同地域、时代、民族和各种文化的道德实践,着重研究各种道德异同及其物质文化背景,与描述伦理学近似。

5. 实践伦理学(practical ethics) 侧重于研究道德活动,即道德实践的伦理学理论,其内容广泛,涉及犯罪与惩罚、非暴力反抗、自杀、流产、安乐死、环境治理,以及经济领域的公正、国际关系中的道义等问题。

6. 应用伦理学(applied ethics) 是以伦理学原理为依据,着重研究现实生活中伦理道德问题,在实践中验证和发展规范伦理学的理论、原则。它与实践伦理学近似,体现在其许多分支学科领域,如医学伦理学、生命伦理学、环境伦理学、科技伦理学、经济伦理学等。

二、医学伦理学

医学伦理学属于应用伦理学的范畴,传统意义上的医学伦理学与医学道德学同义。

1803年英国著名的医生、哲学家托马斯·帕茨瓦尔(Thomas Percival,1740—1804)出版了《医学伦理学》一书,首次提出医学伦理学的概念。虽然他没有正面下定义,但从书中可以分析出他对医学伦理学概念的理解:"职业伦理学是'人性的知识'与'广泛的道德责任'之间的综合。""医学伦理学的一般体系是使无论是官方正式的行为还是医学领域之间相互的交往都受文雅和正直原则所指导。"这种观点在19世纪被广泛接受。

20世纪20年代,美国的药理学教授川塞·里克(Chauncey Leake)对上述观点提出质疑,认为:"帕茨瓦尔对'医学伦理学'这个名词使用不当,它仅指来自职业中的、用来管理职业中各成员彼此交往的成规、礼节,而真正的伦理学不是成规,应该从哲学的角度去理解。""真正的医学伦理学是基于伦理学理论并处理医患之间、医生与社会之间的关系。”

20 世纪 70 年代，医学伦理学权威克劳泽（K.D.Clouser）对医学伦理学的理解与里克的观点没有本质区别，认为：“医学道德与一般的日常道德没有区别，它含有与一般道德相同的规则。”

20 世纪 80 年代以来，我国医学伦理学界多数学者认为，医学伦理学是研究医学道德的科学。它是普通规范伦理学原理在医学实践中的具体运用，即运用普通规范伦理学的理论和原则来解决医学实践和医学科学发展中人们相互之间、医学团体与社会之间道德关系而形成的一门学科，属于应用规范伦理学。因此，医学伦理学是医学与伦理学相交叉形成的一门边缘学科，它既是应用规范伦理学的一个分支，又是医学的组成部分；它不仅要研究医务人员的职业道德，而且还要研究整个医学领域中有关伦理道德方面的一切问题。

三、医学伦理学的研究对象

医学伦理学是以医学领域中的道德现象和道德关系作为自己的研究对象。

（一）医德现象

医德现象是指医学领域中人们道德关系的具体体现，包括医德的意识现象、活动现象和规范现象。医德意识现象是指在医德活动中形成并影响医德活动的各种具体善恶价值的思想观点和理论体系，如医德理想、医德情感、医德理论观点、医德规范体系等。医德活动现象是指在医德意识支配下围绕善恶所进行的、可以用善恶标准评价的医学团体和医务人员个体行为的实际表现，如医德教育、医德修养、医德评价等。医德规范现象是指在一定社会条件下评价和指导医务人员的行为准则，如医德誓词、医德规范、医德要求等。

（二）医德关系

医德现象是医德关系的表现，因此，医学伦理学主要是研究医德关系。医德关系是指由经济关系所决定、派生在医学领域内人与人、人与社会、人与自然之间的关系，具体表现为以下四种医德关系。

1. 医患关系　医务人员与患者（包括患者的家属）之间的关系是最基本、最重要的医德关系，是人类对抗疾病、维护健康而结成的第一个利益联盟。这种关系是否协调、密切、和谐，将直接关系到医疗质量和患者的安危，影响到医院的秩序和社会的精神文明。因此，医患关系是医学伦理学的核心问题和主要研究对象。医患关系的发展规律是什么？当前我国处理医患关系的道德原则和规范是什么？怎样在现实条件下使医患关系最大程度地趋于和接近理想水平？这就是医学伦理学研究的重要课题。

2. 医际关系　包括医生与医生、医生与护士、护士与护士、医护与医技人员、医技人员与医技人员以及医护技人员与行政管理人员、后勤人员等之间的关系，是在医患关系基础上发展起来的第二个利益联盟。随着社会和医学的发展，医际关系的作用日渐突出。现代医疗活动必须依靠医生、护士、检验人员和管理人员的协同工作、密切配合，医疗质量的高低不仅取决于医务人员个人的德才学识，还取决于医际之间的合作与医疗团体的凝聚力。因此，医学伦理学把医务人员相互之间的关系作为重要的研究对象。

3. 医社关系　指医务人员与社会之间的关系。医疗和预防活动总是在一定的社会关系下进行的，并与社会有着直接或间接的联系。在医疗和预防实践中，医务人员对许多问题的处理，不仅要考虑患者的个人利益，而且还要顾及对他人、后代及社会的责任。诸如计划生育、严重缺陷新生儿的处理、卫生资源的分配、医疗卫生的改革等，如果不为国家、社会的整体利益着想，很难确定医务人员的行为是否道德。因此，医务人员与社会之间的关系也是医学伦理学的研究对象。

4. 医务人员与医学科学发展之间的关系　随着生物医学的迅速发展和临床应用，在医学中出现许多道德难题，如人体实验、人类辅助生殖技术、基因的诊断与治疗、器官移植、安乐死等，都涉及医务人员如何对待道德或不道德、在什么情况下参与是道德或不道德的一系列问题。因此，医务人员与医学科学发展之间的关系，也成为医学伦理学重要的研究对象。

第二节　医学伦理学的研究内容与价值

一、医学伦理学的研究内容

（一）医学伦理学的研究内容

1. 医学伦理学的基本理论　这是整个医学伦理学的基础，主要阐明医德的本质和发生、发展规律及医德的社会作用，医德与医学科学、医学模式转变、卫生事业发展的关系等。

2. 医学伦理学的基本原则和规范体系　主要阐明医德的基本原则和具体原则、医德规范和医德范畴，医务人员对患者、社会以及医务人员之间应承担的道德责任，指出医务人员在行医过程中应遵循的医德基本原则、规范；研究和揭示医德原则、规范在不同领域（如预防医学、医学科研）及不同学科（如外科、精神病科、儿科、医院管理）的特殊表现、要求；而医德范畴如情感、良心、义务等，是医学道德原则和规范的必要补充，也是医学伦理学需要研究和阐述的重要内容。

3. 医学伦理学的基本实践　包括医德教育、医德评价、医德修养等，主要阐明医学道德评价的标准，研究医务人员在医疗卫生实践中进行医德教育和修养的经验，指出进行医德教育和医德品质形成的正确途径、方法。

4. 医学伦理学的医德难题　包括医患关系，涉及医学伦理学许多基本问题，其中最重要的是患者的权利和医生的义务问题，提出过种种医患关系的伦理学模型。传统观念强调医务人员所做的一切必须有利于患者，而不管患者的愿望如何，这是家长主义模型。后来在西方，随着民权运动的发展，更强调尊重患者的意见，这是自主模型。目前有人正在设法将两者统一起来。

另外，仿照商品交换关系提出过的契约模型，将医患双方看作商品交换中的平等伙伴，双方的利益都受到法律保护，但是医患关系的信托性质超越了商品交换关系，不能为契约模型所包容，且医患双方在拥有医学知识方面存在着事实上的不平等。对医务人员行为的道德评价有三条标准：是否违反法律和行政规定，是否符合公认的伦理原则和道德规则，是否是一个高尚品德的人。而患者则有获得基本医疗、自我决定、知情同意以及隐私保密的权利。

以上四部分内容既相互独立又互相贯通，构成独特的学科体系。社会经济、文化和医学科学技术的发展，向医学伦理学提出了一系列崭新的课题。今天，医学伦理学的研究范围在不断地拓展，其视野已经超出单纯医学价值的范围，着眼于整个人类的健康及整个社会的利益和发展。医学伦理学的研究内涵也在不断地加深，一些原来被认为是天经地义的传统观念正受到挑战或被新的观念所取代。如人工流产的合理性问题，随着控制人口数量、提高人口质量的需要，道德观念发生了相应的变化，人工流产和控制生育技术得到了普遍认可。总之，医学伦理学的研究内容十分广泛，是一门涉及哲学、社会科学和自然科学的边缘学科。

（二）生命伦理学

生命伦理学(bioethics)是对涉及人的生命和健康的行为实践中的道德问题进行综合研究的一门应用伦理学。

随着生命科学技术的迅速发展和广泛应用，人类生命的奥秘不断地被揭示，新的医学手段诸如器官移植、克隆技术、基因工程、试管婴儿等不断地涌现，生命医学领域发生了许多变化，呈现出许多新问题。同时，社会经济的发展，使人类的物质生活不断提高，但又出现了对动物、树木、河流、湖泊、海洋、山脉等自然客体的价值或权利的蔑视甚至侵犯等现象，致使生态失去平衡，危害人类健康。人类社会的发展和科学技术的进步，使人们在享受生物高科技成果的同时，新观点、新思想与传统伦理观产生了冲突，对这些冲突的深入思考和解决，催生了生命伦理学的诞生。

生命伦理学作为一门学科，形成于 20 世纪的五六十年代。美国学者茨伦塞勒·波特(Van Rensselaer Potter)在他所著的《生命伦理学：通向未来的桥梁》(1971 年)一书中首次使用了这一概念。1969 年美国华盛顿大学成立了肯尼迪伦理学研究所，并出版了四卷本《生命伦理学百科全书》。此后，在北美、西欧及日本等许多地区、国家的大学和研究所，都纷纷成立了生命医学伦理研究中心，在大学设立了生命伦理学课程，设有攻读硕士或博士的学位，美国国立卫生研究院(NIH)总部及所属每一研究所都有生命伦理学研究所或中心。许多国家、地区和国际组织的生命伦理学学会纷纷建立，1992 年国际生命伦理学学会成立，1995 年亚洲生命伦理学学会成立。在我国，生命伦理学起步于 20 世纪 80 年代，1988 年在上海和岳阳分别举行了有关安乐死和生殖技术的伦理、法律及社会问题学术研讨会，标志着生命伦理学在中国的兴起。

二、医学伦理学与相关学科的关系

现代科学技术的迅猛发展，使医学科学的发展呈现出纵横交错、与多种学科互相影响和渗透的趋势。医学伦理学的内容与不少学科相互渗透、互相影响，研究和探讨医学伦理学与医学、医学心理学、卫生法学、医学社会学等学科的关系，对于形成和履行高尚的医德有着十分重要的意义。

1. 医学伦理学与医学的关系　医学属自然科学范畴，它以人的生命为对象，研究人类生命活动，特别是疾病的发生、发展、转归及防治的规律，旨在维护和增进人类健康，解除病痛，提高生命质量。医学伦理学是研究医学道德的科学，它揭示人们在医学活动中人与人、人与社会之间关系的医德准则和规范，为提高医务人员的道德水平、推动医疗卫生保健事业的发展服务。两者都是以维护、增进人类健康为目的，仅是分工不同，是相互渗透、互相影响、密不可分的。医学的发展和进步直接或间接地决定医德观念的发展，而医德对医学的发展给予很大影响。医学是崇高的职业，任务艰巨，要求从事医疗卫生保健事业的人员必须具备高尚的道德情操、精湛的技术，还需要有一颗献身医学事业、防病治病、救死扶伤的美好心灵。

2. 医学伦理学与医学心理学的关系　医学心理学主要研究心理因素在人类健康与疾病相互转化过程中的作用和规律，据此医务人员对患者实施心理护理和心理治疗，以便尽早康复。医学伦理学主要研究医务人员应遵循的行为规范的总和，使医患关系和谐发展。虽然两者研究的侧重点不同，但它们相互影响和配合。医学心理学对患者心理的了解和研究，必须以良好的医患关系为前提，心理治疗主要通过医务人员与患者之间的相互沟通，医务人员以关怀的言语、表情、态度和行为影响或改变患者的感受、认识。医务人员通过良好的医德所给予的心理治疗，有助于患者大脑神经系统功能的恢复，使患者的精神和身体状态得到改善，从而达到治疗目的。反之，医务人员不合道德的情绪、言语、态度和行为可诱发医源性疾病。因此，医学心理学离不开医学伦理学。同时，医学心理学的发展也不断向医学伦理学提供重要的心理学依据，提高医务人员的医学心理学水平，促进医学伦理学的深入研究和关爱患者、协调医患关系。大量的事实说明，医学伦理学的发展需要医学心理学的支持和补充。

3. 医学伦理学与卫生法学的关系　卫生法学是以医疗卫生领域的法律为主要研究对象的科学，是一般法学原理在医学卫生中的应用。它主要研究卫生立法的问题，具有强制性，作用范围只限于违法者。医学伦理学以医德为研究对象，是非强制性力量，它主要依靠医务人员对医德规范的自觉遵守，不仅适用于医学职业的所有方面，而且存在于任何社会，并随着医学的发展而发展。

医学伦理学与卫生法学具有密切联系：两者都是以行为规范的形式来调节医药卫生工作中人们之间的关系，且相互渗透、相互作用。卫生法律规范包含着医德，医德规范中也有卫生法律的内容；医学道德是维护和实施医学法律的有效基础，卫生法律则是医学道德推行和实施的保证。因此，医学伦理学与卫生法学在内容上相互吸收，在功能上相互补充，共同协调人们的关系，维护广大人民的健康利益和社会秩序。所以，在医药卫生实践中，把开展医德教育与进行卫生法规教育有机结合起来，才能取得互相促进、相得益彰的效果。

4. 医学伦理学与医学美学的关系　医学伦理学与医学美学分别探讨医学职业生活中的善与美。前者以善、恶作为评价标准，并依靠社会舆论、内心信念和传统习俗来维持；后者则是以美、丑为评价标准，以健康长寿为客观依据，并在一定程度上取决于医务人员的医学审美水平。两者的相通和联系之处是：医德认为善的，一般总是美的；医德认为恶的，一般也总是丑的。因此，医学伦理学对医德原则、规范的确定和医务行为的评价都离不开审美判断、对审美观念的理解。医学伦理学要求医务人员履行医德义务时，要力求从美学的角度去体验和满足患者的审美需要，以提高医疗质量。因此，医学美学之美是以善为基础，以科学的真为依据，从而实现医学实践中真、善、美的统一。

三、医学伦理学的价值

当前，人们已经将应用伦理学看成是“一种以解决定位之危机为目标的智慧的反思艺术”(Hermann Luebbe 语)，而医学伦理学则是应用伦理学中发展最为迅猛、争议最引人注目的学科之一。20 世纪 70 年代以来，医学伦理学在全球迅速兴起并普及，其价值体现备受学术界的关注。

（一）协调医疗关系，保障人民健康

医疗关系主要包括医患关系、医际关系、医社关系，医疗关系协调与否与医学活动能否正常进行从而保护人民的健康有着十分密切的关系。然而，现实生活中的医疗关系是相对和谐的，它们存在着一定的矛盾是绝对的，主要有以下方面。

1. 利益矛盾　医疗关系是人们对付有害健康的自然因素和社会因素而建立的利益联盟。面对着健康与疾病的关系，人们提出了“人人享有卫生保健和健康”的口号，表现了人们利益的

一致性。但同时还存在着医务人员与患者各自的健康利益、经济利益以及相应的权利和义务的矛盾。

2. 认知矛盾　认识是人们对客观事物的主观印象，是主、客体相互作用的产物。由于人们的知识经验不同、需要不同、情绪状态不同、立场和利益不同，会产生不同的主观认识，出现认知矛盾，认知矛盾会成为利益矛盾的催化剂。因此，解决矛盾、协调医疗关系是事关人们战胜疾病、提高医疗质量、维护人类健康的大事。数千年来，人们通过医德规范医务人员的行为，协调医疗关系。“医乃仁术”，“仁”既是“医”的出发点和归宿点，又是协调医疗关系、保障人民健康的重要手段。

（二）建立市场经济下科学的医德体系，促进卫生事业的改革和发展

市场经济体制的确立，使我国以传统医德维系的医疗关系面临巨大的冲击，医德领域出现了空前的震荡和冲突。而发展社会主义医疗卫生事业，不断满足人民群众对医疗服务的要求，既是社会主义经济建设的需要，又是提高人民群众健康水平的需要，必须处理好卫生事业的义利关系，寻求义利统一；处理好卫生事业改革中的效率与公平的关系；维护好卫生事业的服务宗旨，协调医疗关系。

（三）研究生命伦理学，促进医学发展，确保医学为人服务

现代医学的进步，使医者的行为能力迅速增强，以致人们可以利用医学去控制人的生殖、生命、行为和死亡状态，随之也带来了一系列新的伦理问题。这些问题的出现促使医务人员面临前所未有的伦理难题：怎样防止科技成果的滥用？建立什么医德系统和法律系统来保证医学发展方向的正确性？如何公平合理地分配资源？迫切需要我们要认真研究医学伦理的规律、原则和规范。可以说，现代医学的发展不仅丰富了医德的内容，完善了医德的形式，而且让人们认识到：仅仅描述性的医德已经不能满足当前的需要，必须建立既有规范性又有工具性、既有协调性又有进取性、既广泛深刻又系统实用的医学伦理学。

第三节　学习医学伦理学的意义和基本方法

一、学习医学伦理学的意义

在医疗卫生系统提倡学习和研究医学伦理学，深入开展医德的他律与自律活动，对于提高广大医务人员、医学生的医德水平，促进医疗、教学、科研、预防、管理质量的提高和医学科学的发展以及社会的精神文明建设等方面，都具有非常重要的意义。

1. 有助于医务人员人格的自我完善及成为德才兼备的医学人才　医务人员被赋予保障人类健康、防治疾病、延长寿命、繁衍民族的崇高使命，从而决定了对医务人员品质的特殊要求，要求他们具有更加良好的品行修养，而医务人员的政治素质、道德素质、科学文化素质和身心素质是自我完善的重要方面。在为人民服务的过程中，科学文化素质是手段，身心素质是物质基础，政治和道德素质是根本。一个政治素质好的医务人员也必然或应该具有良好的道德素质，而良好的道德素质又是培养良好政治素质的条件。此外，良好的科学文化素质和心理素质往往伴随着有良好的道德素质。因此，一个医务人员或医学生要达到人格的自我完善，使自己成为德才兼备、服务于社会的医学人才，在重视其他素质培养的同时，必须努力学习和研究医学伦理学，不断提高自己的道德水准。

然而，医学界有人对医德的作用缺乏应有的认识，他们认为道德是无用的，医学发展单纯依靠科技进步，当医生只要学好业务，技高艺熟，就会获得患者的认可，显然，这种认识是片面的。高尚的医德能够促使医务人员认真刻苦地学习、钻研业务技术，积极努力地攻克医学科学的许多难题，更好地为患者服务，推动医学科学事业的发展；能使医务人员爱岗敬业，将精湛的业务技术付诸于为人民服务的实践之中去，充分发挥自己技术专长的作用。因此，我们必须注意医德对医学、社会的影响和作用。

2. 有助于提高医疗护理服务质量和医院管理水平　医学是一门艺术，而不是单纯的技术。医学面对的不是没有生命的物体，而是有思想、有感情的人类，他们不仅需要医务人员精良的技术，而且在医疗护理服务中需要人文关怀，需要亲切的语言、和蔼的态度、高度的责任感和高尚的道德情操等。学习医学伦理学，有助于提高医务人员的义务感和责任感，有助于培养良好的医德行为和习惯，从而在为人民健康服务中实现技术与伦理的统一。医务人员也只有把技术与道德情操相统一，才能更好地进行医学决策，才能充分发挥医学技术的作用和设备的潜力，才能维护医疗制度的权威性，从而不断提高医疗护理服务质量。在医院管理方面，也要求广大医务管理人员具备一定的管理知识、技能和人文精神，体现“以人为本”的思想，一切从患者的利益出发，把患者的安危作为一切管理工作的出发点，这样才能使管理工作真正地服务于患者、服务于社会，不断提高医院的管理水平。

3. 有助于解决医学难题及促进医学科学的发展　随着生物医学的进步，医学高新技术的迅速发展，医务人员在医疗、护理工作中遇到了许多过去未曾碰到过的医德难题。如何正确认识和正确使用科技成果的问题，将直接影响到子孙后代的利益和医学进一步向正确方向的发展。学习和研究医学伦理学，可以为医务人员提供解决医学高新技术道德难题的正确方向和思路，从而促进医学科学的发展。

4. 有助于医疗卫生单位及社会的精神文明建设　道德建设是精神文明建设的一个重要内容。社会主义医德，即是在医务工作领域内具有社会主义觉悟的医务人员应当建设的一种精神文明。加强职业道德建设，改善医德医风，提高各医疗单位和卫生科技管理人员的道德水平，就是为建设社会主义精神文明做出贡献。尤其重要的是，医疗卫生战线是党和国家联系群众的重要纽带之一，是一个以服务为特点的“窗口”行业。因此，人们在日常生活中，特别关心医德医风的好坏。由于医务人员和医疗卫生单位在人们心目中的特殊地位和威信，他们的医德情操和医德实践，会有力地感染和影响各行各业的社会成员，使患者受到鼓舞，陶冶高尚的情操，从而促使社会风气的转变，促进整个社会的精神文明建设。

二、学习医学伦理学的基本方法

党的十九大以来，党中央为适应我国发展新的历史方位，鲜明地提出了以习近平新时代中国特色社会主义思想为指导，坚持以人民为中心的发展思想。以人民为中心的发展思想的实质反映了党中央全面把握和充分利用中国特色社会主义进入新时代的新机遇，推进社会主义现代化经济社会、民主政治、理论自信、文化自信等领域更好更快发展；指明了我国现代化建设的发展模式、发展道路和发展战略，形成了实现“两个一百年”奋斗目标的根本指导方针。同样，以人民为中心的发展思想对我们学习医学伦理学具有重要的指导意义。第一，坚持以人为本的原则。以人为本是以人民为中心的发展思想的核心，医学伦理学的研究对象和医疗卫生保健服务的对象都是人。因此，关心人和尊重人的权利是医务人员应有之义。第二，构建和谐社会的原则。医务人员在疾病防治工作中如何处理好医疗人际关系特别是医患之间的关系？如何维系人、环境、社会的和谐发展？医学及其保健服务如何科学地协调发展？均必须运用以人民为中心的发展思想来解决医学领域中这类现实的问题。第三，医学教育人才科学素质的培养问题。医学教育过程中必须加强与社会学、心理学、伦理学等人文社会科学的联系，充实人文社会科学的内容，以培养医学生的人文情怀。21 世纪的高等医学教育，应顺应知识经济时代对医学全面发展的客观要求，在以人民为中心的发展思想的指导下，以实现医学生的可持续发展为根本目标，培养出具有精深的医学专业知识和广博的知识结构、具有强烈的创新意识和创新思维能力、具备百折不挠的韧劲和矢志不渝的勇气且高素质、高层次的创新型医学人才。

学习和研究医学伦理学的方法，是医学伦理学构成的一部分，也是揭示这门学科本质特征、内在规律的途径。因此，必须重视方法的研究。

1. 理论联系实际的方法　理论和实际相统一，是学习医学伦理学的基本方法。要始终坚持理论与实践、知与行的统一。一方面，认真学习和研究医学伦理学的基本理论，学习医学科学知识，了解医学科学发展状况，这样才具备理论联系实际的前提条件，才能对现实提出的各种医德问题做出科学的说明，从而避免为了临时应急采取只言片语的实用主义和单凭零碎经验来处理问题的倾向。另一方面，要坚持从实际出发。学习医学伦理学不能满足于抽象概念和理论的探讨，要密切联系我国医疗实际和医疗卫生改革现状，联系先进人物以及本单位、个人的思想实际，注意调查研究医学实践中出现的新的道德问题，并运用科学的医德理论进行阐释，加深认识，逐步改变不合时宜的医德观念，推动医学的发展和医德的进步。用正确的医德理论指导医学实践，身体力行，知行统一，这既是学习医学伦理学的目的，也是学习医学伦理学的方法。

2. 历史分析的方法　医学道德作为一种意识形态，是一定历史条件的产物，既受一定社会的经济关系所制约，又受一定社会的政治、哲学、法律等思想的影响，也是医学职业生活中的直接产物。因此，学习和研究医学伦理学，要坚持历史分析的方法，联系当时的社会背景和历史条件，深入研究医德产生和发展的基础，探讨其产生、发展的根源和条件。只有这样，才能科学地揭示医德产生和发展的规律。

3. 辩证分析的方法　辩证分析的方法是医学伦理学常用的科学方法，包括比较法、归纳法、演绎法和系统法。

比较法是探求和论证一事物与他事物异同点的逻辑方法，学习和研究医学伦理学通常采用纵比、横比、同比、异比的方法。纵比是从时间上比较古今医德观念的变迁，了解医德观念的渊源。横比是从空间上比较不同地域、不同社会条件和文化背景下的医德观念、习俗的异同，分析其原因，以借鉴他人的有益经验。同比是将同一医德观念、习俗进行比较，发现其相同的程度和性质，并揭示出同中之异。异比是将两类截然不同的医德观念或行为进行比较，显示出它们的差异，并揭示其相异的根源。学习和研究医学伦理学，善于运用比较法可使我们明辨医德上的是非、善恶，揭示医德的共性与个性，以便互相吸收与学习，扬长避短。

归纳法是指从个别或特殊的事物中概括出一类事物的共同本质或普遍规律的方法，演绎法是指通过一般认识个别的思维方法。对于大量的医德现象，如果没有必要的归纳，就不可能进行去粗取精、去伪存真的整理；若没有必要的演绎，也不可能对医德现象进行由此及彼、由表及里的分析以及从正确的前提出发而得出正确的结论。因此，学习和研究医学伦理学只有坚持运用归纳和演绎相结合的方法，才能实现科学的分析和综合，找出医德现象的本质和医德关系发展的规律。

系统法就是按照事物本身的系统性把对象放在系统的形式中加以考察的一种方法。运用系统论的原则和方法学习、研究医学伦理学，要做到以下几点。① 把医德现象作为一个系统来研究。这个系统相对于社会道德来说，是一个子系统；相对于内部的各部分而言，是一个母系统(包括了医德意识、医德活动、医德规范三个子系统)。系统与外部环境及母系统与子系统之间彼此进行信息和能量交换，从而促进医德的变化和发展。② 系统方法要求坚持整体性和关联性原则，不可孤立地去研究医务人员的医德品质，应把它与医德原则、医德行为、医德理想等联系起来考察。③ 系统法要求坚持动态原则，要动态地研究每个历史时期和医学发展不同阶段医德的变化与发展。④ 系统法要求坚持有序的原则，如研究医德，要揭示出医德现象、医德境界的层次结构，以利于医德教育和医德修养的递进。

4. 批判继承的方法　医学道德在内容上具有较强的稳定性和连续性，由于这个特点，使许多高尚的医德为古今中外的医家所保留、继承、发扬光大，给我们留下了极其丰富的精神财富。同时，我国传统的医学道德还有着受封建生产关系和封建道德、宗教迷信影响的消极一面；国外医学伦理学理论由于社会制度、科学文化、宗教信仰等不同，也有其局限性和消极方面。因此，学习和研究医学伦理学，我们要用马克思主义的科学态度认真对待中外历史上的医德遗产，批判地继承我国医德的丰富遗产和国外医学伦理学的有益思想。既反对否定一切的历史虚无主义和盲目排外的错误，也要克服肯定一切的复古主义和全盘西化的倾向，取其精华、剔其糟粕，真正掌握和发展社会主义医学伦理学。

第二章
医学伦理学的发展沿革

导学

1. 掌握义务论、效果论的基本内容。
2. 熟悉历史演变中的中国和国外医学伦理学。

医学伦理学是普通规范伦理学原理在医学实践中的具体运用，即运用普通规范伦理学的理论和原则来解决医学实践、医学科学发展中人们相互之间、医学团体与社会之间道德关系而形成的一门学科，属于应用规范伦理学。医学伦理学是伴随着人类社会的分工、医疗卫生活动的出现而产生和发展起来的，而生命伦理学的产生，标志着医学伦理学发展到一个崭新阶段。

第一节　历史演变中的中国医学伦理学

一、古代中国的医德学阶段

（一）古代中国医德的起源

医学伦理学在古代中国属于医德学，主要指医生道德学，是以个体医业为主体的医患关系为重点的职业道德，如职业戒条等。我国古代医德学形成于春秋末期，约公元前 6 世纪至公元前 4 世纪，散见于从战国至汉的《黄帝内经》、东汉张仲景的《伤寒论》序言、唐代孙思邈的《大医精诚》《大医学业》、明代陈实功的《医家五戒十要》、清代喻昌的《医门法律》等许多医学著作中，反映了医生的美德和职责，属于医学伦理学的初创阶段。

古代中国医德是我国劳动人民在长期的生产实践、与疾病做斗争的过程中逐渐形成的。在原始社会，生产力水平极其低下，那时人类构木为巢或穴居野外，过着采集和狩猎生活。他们在生产劳动和集体出猎时，难免受到损伤。在采集野果野菜时，可能食用到一些有毒植物，引起中毒甚至死亡。随着疾病的出现，治疗疾病的方法和经验也就产生，人们本能地按摩、包扎、止血、挤压脓液、荫蔽降温等。为防止中毒和治疗疾病，人们对采取的各种野果、野菜等进行无数次地尝试、检验，逐渐积累了一些药物知识。《帝王世纪》记载：伏羲氏……画八卦……乃尝味百药而制九针，以拯夭枉焉。《淮南子·修务训篇》记载：（神农氏）“尝百草之滋味，水泉之甘苦，令民知所避就。当此之时，一日而遇七十毒。”在这些粗浅的防病治病的方法和救助中，已蕴藏着朴素的“仁爱救人”的医德思想，初步认识医学的目的是为了“以拯夭枉”“令民知所避就”，即医学的目的是为了拯救人命，为了使人们了解药物对人体的利弊。

在奴隶社会，随着生产力的发展和社会分工的出现，专门从事医疗工作的医生已分为食医、疾医、疡医、兽医四种。医学有了较细的分工，并建立了一套医政组织和医疗考核制度。古籍中说："岁终则稽其医事，以制其食。""十全为上，十失一次之，十失二次之，十失三次之，十失四为下。"意谓良医享有"十全为上"的荣誉和俸禄，而对"十失四为下"者应给最低等的待遇。这种对医生的考核不仅是技术，而且还包括思想道德、作风、态度等方面，它促进了医学科学的发展和医德水平的提高。

战国末期，随着封建社会代替奴隶社会，社会生产力水平的不断提高，为文化科学技术的发展提供了物质条件，这时产生了我国最早的中医学经典著作《黄帝内经》。这部医学典籍以古代朴素的唯物主义医德观为指导，从整体观念出发，阐述了有关病理、诊断、防疫、治疗等医学问题。在《素问·阴阳应象大论篇》《素问·疏五过论篇》《灵枢·师传》等中，载有医德方面的专论。如《灵枢·师传》专门论述了医生的责任和良心；《素问·疏五过论篇》将五种行医过失列举了出来，并提出了医生必须具备四方面的医德。这几篇关于医德的专论，成为后世医生的必修课。

（二）古代中国医德学的发展

1. 两汉和魏晋南北朝时期　我国传统医德历经西周东周、春秋战国时期逐步形成，至汉代又有了长足的发展。汉代医家辈出，西汉有著名医家谆于意（约前 205—？年），东汉有"医圣"张仲景（150—219 年）和名医华佗（约 145—208 年）。他们在医学上都有重大成就，对医德的发展也做出了重要贡献。

张仲景的《伤寒论》一书，开创了中医学辨证论治体系，其中的"自序"是一篇具有很高价值的医德文献。"自序"对医学的性质、宗旨、医学道德、医学的发展都做了精辟论述，指出治病是不分贫富贵贱，是"上以友疗君亲之疾，下以救贫贱之厄，中可保身长全"的人类共同需要的科学事业；也指出医生要"精究方术""爱人知人"。华佗不仅精通内、外、妇、儿各科，被誉为"神医"；而且医德高尚，不慕名利，不攀权贵，坚持为民治病。

南北朝时期，我国医家在继承前人朴素人道主义思想的基础上，进一步提出了崇尚医学人道主义的医学理论、医德规范、医德准则、医疗道德以及性道德等，出现了一批像阳泉（约 239—294 年）、王叔和（约 256—316 年）等崇尚医德、严谨治学、精心诊治、济世救人的医家。

2. 隋唐五代时期　隋唐时期是我国封建社会发展繁荣的时期，名医辈出。在医学和医德的发展中，突出的代表有巢元方（生卒年代不详）、孙思邈（581—682 年）、鉴真（688—763 年）和王焘（生卒年代不祥）等医家。唐代孙思邈的《千金要方》，是中国历史上第一部临床医学百科全书。书中所列《大医精诚》和《大医习业》两篇中，较为全面地论述了学医的目的、献身精神、服务思想、学习态度、品德修养等医德问题。孙思邈是一个在历史上被人们所推崇的"精诚大医"，被称为世界古代三大医德思想家之一。

3. 宋金元时期　宋代医德的发展，一方面是传统医德的活动内容更加丰富和规范化；另一方面，随着医学科学发展的需要，又建立了许多新的医德观念。如人体解剖研究的观念，法医检验的道德观念，倡导优生的生命质量观念等。这些新医德观念的建立，对传统医德有突破和新的发展。此外，张杲的《医说》、寇宗奭的《医家八要》篇、林逋的《省心录·论医》、陈自明的《妇人大全良方》及《小儿卫生总微论方》中的《医工论》等著作中，对医德规范均有具体和详细的论述，反映了这个时期我国医学的医德规范、医德教育和医德理论已日臻完善。

金元时期，医学界出现了学派争鸣的局面，充分体现了学术上勇于创新的精神。这时期的医学界出现了四大学派，即寒凉派刘完素（约 1120—1200 年）、攻下派张从正（约 1156—1228 年）、补元派李杲（1180—1251 年）、养阴派朱震亨（1281—1358 年）。这四大派各树一帜，他们勇于突破旧的学说，提出新的学术见解，对推动医学发展起了一定的推动作用。这一时期的医德除了继承“济世救人”的传统外，突出表现为：关心人民疾苦，热心救治，不计名利和图报的道德风尚，从实际出发著书立论、遵古不泥古、探索争鸣的创新精神，以及热衷医业、勤求博采、勇于实践、反对巫医骗术的科学态度和作风。

4. 明清时期　明代是我国封建社会经济又一个迅速恢复和发展的时期，特别是对外贸易的扩展，使人们扩大了眼界，也促进了中外医药学的交流和医德的发展。我国的医德规范、医德教育、医德理论发展到明代已日趋完善、成熟。陈实功（1555—1636 年）著有《外科正宗》，书中提出的医德守则《医家五戒十要》，是医学伦理学重要文献之一，被美国 1978 年出版的《生命伦理学百科全书》列为世界古典文献之一，与《希波克拉底誓言》和《迈蒙尼提斯祷文》并列。另外，李中梓（1588—1655 年）的《内经知要》《医宗必读》，张介宾（1563—1640 年）的《景岳全书》，徐春甫（1520—1596 年）的《古今医统》，龚廷贤（1522—1619 年）的《医家十要》，李梴（？—1619 年）的《医学入门・习医规格》等著作中阐述的医德规范，均对我国的医德发展做出了重要贡献。

清代是我国历史上最后一个封建王朝，清代医家在医德规范的探索与实践方面，既继承了前人医德学说的精华，又有新的发展。其中，影响最大的是喻昌（约 1585—1664 年）所著的《医门法律》一书。其在《治病》篇中较为详细地论述了医生应遵守的职业道德原则和规范。这种把医德寓于医疗实践之中的论述，被后人称为“临床伦理学”，这在我国医德史上又是一次重大的突破。

总之，我国医学伦理道德是在漫长的医疗实践中不断发展的，它源远流长，历经历代医家的实践探索和立论著作，逐渐形成发展，并日臻完善和成熟。

（三）古代中国医德的特点和主要内容

1. 尊重和珍视生命的人本思想　《素问・宝命全形论篇》说：“天覆地载，万物悉备，莫贵于人。”《素问・疏五过论篇》和《素问・徵四失论篇》也提到医生应避免五种过错、四种过失，告诫医生要从病理、心理等方面分析病因，这样才能为患者解除疾病。唐代孙思邈“人命至重，有贵千金，一方济之，德逾于此”的名言更说明了重视生命的珍贵和医德的重要性。

2. “医乃仁术”的行医宗旨　“医乃仁术”意为医学是施行仁道主义的术业，它是儒家的仁义与医学本质的完美结合。我国儒家文化一直强调要“先知儒理”“方知医理”，“仁”既是伦理学的核心，也是医学伦理学的核心。《孟子・梁惠王上》称：无伤也，是乃仁术也。历代医家皆以“医乃仁术”为行医宗旨、为医德的基本原则。明代龚廷贤在《万病回春》中的《医家十要》篇中说：一存仁心……二通儒道……三精脉理……四识病原……十勿重利。“医乃仁术”的命题即使在今天仍具有重要现实意义，它提示医学在任何时候都要坚持以人为本，要做到“仁”与“医”相结合，医患相互合作。

3. “普同一等”的行医原则　古代医家从“仁爱救人”“医乃仁术”的道德观念出发，强调对患者一视同仁，“普同一等”，“一心赴救”。孙思邈提出：作为一个医生要做到“若有疾厄来求救者，不得问其贵贱贫富，长幼妍媸，怨亲善友，华夷愚智，普同一等，皆如至亲之想”。明代医生闵自成仁而好施，丐者盈门一一应之不厌。宋代医生张柄，治病救人无问贵贱，有谒必往视之。元末明初的名医刘勉曾任太医，在他一生的医疗实践中，把“不分贵贱，一视同仁”作为自己的信条，常说“富者我不贪其财，贫者我不厌其求”。在等级森严的封建社会，我国古代医家这种崇尚把患者当作亲人式的医患关系的优良医风是十分可贵的。

4. 重义轻利的道德观　传说三国时期江西名医董奉隐居庐山，居山不种田，日为人治病，亦不取钱，重病愈者，使栽杏五株，轻者一株，如此数载，得十万余株，郁然成林，并以每年所收之杏，资助求医的穷人。至今医学界仍流传着“杏林春暖”的佳话，以赞扬医生的美德。明代医生潘文元医术高明，行医施药从不计报酬。他虽行医 30 年，但仍贫困。死后，当地百姓万人空巷为他送葬，以表示哀悼和永远怀念。“杏林春暖”的佳话和“万人空巷”的传说代表了我国古代典型的重义轻利的道德观。

5. 清廉正派的行医作风　我国古代医家清廉正派的事例不胜枚举。如宋代《小儿卫生总微论方》中，就强调医生要品行端正，医风正派。明代陈实功在《医家五戒十要》的“五戒”中的二戒中规定：凡视妇女及孀尼僧人等，必候侍者在旁，然后入房诊视，倘旁无伴，不可自看。张杲在《医说》中记载：北宋宣和年间的医家何澄，有一次为一患病缠年而百医不愈的士人诊治，其妻因丈夫抱病日久，典卖殆尽，无以供医药，愿以身相酬。何澄当即正色说：娘子何为此言！但放心，当为调治取效，切勿以此相污！这士人在何澄的精心治疗下终于获得痊愈。何澄的这种高尚的道德情操，一直为世代传颂。

6. 注重道德的自律和修养　魏晋之际（一说梁代）的杨泉在《物理论・论医》中说：“夫医者，非仁爱之士不可托也；非聪明理达，不可任也；非廉洁淳良，不可信也。”即古代任用医生，一定要选品德好的人。北宋林逋在《省心灵・论医》中与此相关的另一句名言是：“夫恒德者，不可以作医。医生乃人命生死之所系……”此名言至今仍广为传诵。清代名医喻昌在《医门法律》中，除了极大地丰富和完善了传统医德的医德评价理论外，对医德的另一重要贡献就是在医德修养上首倡医生的自我反省，他希望世界上有“自讼之医”。

古代中国医德学的内容虽然丰富，但也有其历史和阶级的局限性。主要表现有两方面：第一，受封建宗法思想和等级观念及某些封建迷信思想的影响。例如，“三从四德”“三纲五常”等封建道德观念，使妇女看病受到一些清规戒律的限制。如明代李梴的《医学入门・习医规格》中说：“如诊妇女，须托其至亲先问症色与舌，及所饮食，然后随其所便，或症重而就床隔帐诊之，或症轻而就门隔帏诊之，亦必以薄纱罩手。贫家不便，医者自袖薄纱。”还有不少儒家学说中封建宗法等级的表现，如《礼记・曲礼》记载：君有疾饮药，臣先尝之，亲有疾饮药，子先尝之。这是封建的“君、臣、父、子”的宗法等级观念的表现。第二，我国古代医学道德虽有较完善的医德规范论述，但缺少较系统的伦理学理论。

二、近、现代中国的医学伦理学阶段

（一）近代中国医学伦理学的概况

半殖民地、半封建的近代中国，不断遭到帝国主义列强的瓜分侵略。面对国家民族的存亡，林则徐领导了禁烟爱国运动，医家何其伟则研究古方编辑成《救迷良方》一书。正是林则徐领导的禁烟事业和何其伟的《救迷良方》，拯救了中国 400 万以上吸毒者，使他们脱离了痼毒的苦海，恢复了健康，重新做人。

晚清时期，许多具有爱国主义思想和民族主义思想的医生，开始探索救国救民的道路，他们的爱国主义精神充实了我国医学伦理思想的内容，最杰出的代表人物是孙中山和鲁迅。孙中山（1866—1925 年）出生于广东省香山县翠亨村的一个贫苦农民家庭，1892 年毕业于香港西医书院。他怀着“医亦救人之术”“仁爱”的伦理思想学医，以“济世为怀”“粟金不受，礼物仍辞”的理念，被人奉为“孙菩萨”。鲁迅也是怀着“医学不仅可以给苦难的同胞解除病痛，但愿真的还可以成为我们民族进行社会改革的杠杆”的希望学医的。这两人都是从医家成为革命家、从医人转为医国、从重医德进而重政德的代表。

1932 年 6 月，爱国学者、现代医学教育家、我国医学伦理学先驱宋国宾（1893—1956 年）撰写出版了我国第一部医学伦理学专著《医业伦理学》。书中以“仁”“义”这一传统道德观念为基础，对“医师之人格”“医生与病人”“医生与同道”“医生与社会”的“规己之规”做了精辟的论述，为我国近、现代医学伦理学的发展做出了重要的贡献。

从我国近代医学伦理学的发展情况可以看出，这时期的医学人道主义精神得到了升华，突出体现了高度的爱国主义、人道主义和中西文化交流的特色。

（二）现代中国医学伦理学的发展

我国社会主义医德的形成始于我国新民主主义革命时期。新民主主义革命时期的医德，包括红色根据地的医德、抗日根据地的医德、解放区的医德。这个时期的医德，是反对帝国主义、封建主义和官僚资本主义的斗争中，我们党为了适应长期革命战争的需要，从无产阶级和劳动人民的根本利益出发，在继承和发扬我国古代医德优良传统的基础上，创建了人民医疗卫生事业。1931 年，毛泽东为红色卫生学校制定了“培养政治坚定，技术优良的红色医生”的医学教育方针。1941 年，毛泽东又为中国医科大学题词，“救死扶伤，实行革命的人道主义”。这个题词是对当时我军医疗卫生工作经验的精辟概括，同时也反映了这一时期医疗卫生工作的显著特点和医务人员的优良医德，成为我国的医学伦理学基本原则。我国的医务人员和人民群众都在此著名题词和毛泽东的《为人民服务》《纪念白求恩》等著名文章的思想指导下，共同参与到防病治病活动中，构成了平等的同志式的新型医患关系。总之，我国在新民主主义革命时期防病治病和抢救伤患者的实践中，形成了具有战争特色的闪烁着共产主义思想的医德，这便是我国社会主义医德的基础。

中华人民共和国成立至今，我国现代医学伦理学经历了曲折前进的四个发展历程。

第一发展历程（1949—1966 年） 为中华人民共和国成立到“文化大革命”前。中华人民共和国成立以后，防病治病、救死扶伤、全心全意为人民群众服务的医学伦理思想和医学伦理原则，在更加广泛的范围内得到体现和发展。在其间，党领导全国人民对旧中国遗留下的医药卫生事业进行了改造和整顿，并确定和落实了党的卫生工作“面向工农兵，预防为主，团结中西医，与群众运动相结合”的方针，还组织力量防治危害人民最大的疾病，严格控制烈性传染病，如霍乱、鼠疫、血吸虫等。与此同时，党在社会范围内开展了社会主义和共产主义思想教育，倡导学习白求恩精神，争取做白求恩式的医生，清除剥削阶级思想影响，使广大医务人员思想觉悟和医德修养显著提高。在抗美援朝战争中，他们纷纷奔赴战场，为中朝人民和志愿军伤病员服务，为抗美援朝战争的胜利做出了应有的贡献。在和平建设时期，也谱写了像抢救邱财康等阶级弟兄生命的一曲曲医学人道主义的凯歌，为社会主义医学人道主义谱写了新的篇章。

第二发展历程（1966—1976 年） 为“文化大革命”动乱的 10 年。这 10 年的医德是科学与愚昧的搏斗，是团结发展中西医与摧残中西医相结合思想的搏斗。社会主义医学人道主义精神遭到严重损害，社会道德和医德出现倒退。但也不能忽视在这时期有许多医务人员仍然是忠于职守，抱着对人民健康负责的态度，勤奋工作，并且仍然保持着高尚的医德情操。

第三发展历程（1976—1988 年） 自 20 世纪 70 年代末医学伦理学在中国复兴以后，特别是党的十一届三中、四中、五中、六中全会和党的十二大(1982 年召开)正式提出了“建设有中国特色的社会主义”的新命题,党的十三大(1987 年召开)阐述了社会主义初级阶段理论,概括了社会主义初级阶段“一个中心、两个基本点”的基本路线,制定了到 21 世纪中叶分“三步走”、实现社会主义现代化的发展战略以来,党在指导思想上拨乱反正,恢复了实事求是的思想路线,并把职业道德作为社会主义思想道德建设的重要内容之一。1981—1988 年,卫生部先后颁发了《医院工作人员守则》《全国医院工作条例》《医院一般医德规范细则》等,标志着我国社会主义医德的形成。

总的来说,中华人民共和国成立后至党的十一届三中全会之前,我国的卫生政策侧重于预防为主,卫生工作重点放在农村和中西医结合上,体现了社会主义医学伦理学的价值取向,即为社会绝大多数人谋利益。党的十一届三中全会之后,国家经济建设进入新的历史阶段,各行各业快速发展。国家着力加强公共卫生、重大疾病防治、基层卫生体系等方面建设,着力推进医保制度建设,卫生事业得到快速发展。但这一时期我国的医学伦理学理论基础相对薄弱,主要依靠政治、哲学对它指导,即社会主义的集体主义价值观念是医学伦理学价值判断的标准。

第四发展历程(1988 年至今)　党的十三大召开后,国家以医疗保障、医疗服务、医药流通改革为重点推进改革。2009 年,《中共中央、国务院关于深化医药卫生体制改革的意见》明确深化医改的总体目标是建立健全覆盖城乡居民的基本医疗卫生制度,为群众提供安全、有效、方便、价廉的医疗卫生服务。2009 — 2011 年,主要围绕国家基本药物制度、基本公共卫生服务、基层医疗卫生机构综合改革等开展工作,并启动公立医院改革试点,巩固完善基本医疗保障制度,为下一步改革奠定基础。

进入新时代,以习近平同志为核心的党中央把人民健康放在优先发展的战略地位,在 2016 年 8 月全国卫生与健康大会以后,以普及健康生活、优化健康服务、完善健康保障、建设健康环境、发展健康产业为重点,加快推进健康中国建设,努力全方位全周期保障人民健康,为实现“两个一百年”奋斗目标、为实现中华民族伟大复兴的中国梦打下坚实健康基础。2017 年 10 月 18 日,习近平同志在党的十九大报告中提出了实施健康中国战略,要完善国民健康政策,为人民群众提供全方位全周期健康服务。2019 年 10 月,中共中央、国务院印发、实施了《新时代公民道德建设实施纲要》,更表明了我国的医学伦理学理论基础走上“成熟、稳健、巩固、提高、辉煌”的新阶段,这一段历程中新时代中国特色社会主义的集体主义价值观念是医学伦理学价值判断的准绳。

三、生命与健康伦理学新阶段

我国比较系统地对医学伦理学进行教学和研究始于 20 世纪 80 年代。

1981 年 6 月,全国第一次医学伦理学学术会议在上海举行,会议拉开了医学伦理学理论研究新的一幕。它标志着中国的医学界、理论界已开始认识到医学伦理学理论建设与医学发展的关系,并且开始了我国的医学伦理学理论建设。会议提出的医德基本原则是:全心全意为人民服务;救死扶伤、防病治病;实行革命的人道主义。这一原则被以后 10 年的医德实践证实是符合中国国情的。1982 年 11 月,全国第二次医德大会在大连召开,会议探讨了人工授精、试管婴儿、安乐死、器官移植等新领域中的伦理问题。1985 年 1 月,全国第三次医德讨论会在福州举行,除了理论问题向纵深发展之外,全国医学院校已经注意到了医德教育的重要性,相继开设医学伦理学课，进一步推动了医学伦理学的理论研究。1986 年 10 月，全国第四次医德讨论会在南宁召开，讨论的主要问题是医学伦理学的义务论、价值论、公益论的理论与实践，个人伦理与社会伦理的关系和结合，道德理论与道德实践的转化和提高，以及中国伦理法规和护理伦理法则及生命伦理问题。1988 年 10 月，全国第五次医学伦理学讨论会暨中华医学会医学伦理学分会成立大会在西安召开，这次会议标志着我国医学伦理学的理论队伍已经形成并走向正轨。1991 年 6 月，全国第六次医学伦理学会议在成都召开，会议总结了前 10 年的医德建设，并对 20 世纪 90 年代提出了展望。1993 年 9 月，全国第七次医学伦理学会议在山东曲阜举行，讨论间质性肺疾病学术问题。其后，2009 年 7 月，在黑龙江省哈尔滨市召开的全国第八次医学遗传学学术会议；2015 年 2 月，在上海爱文义路李斯特研究院召开的中华医学会第九次大会；2016 年 5 月，在郑州召开的中华医学会医学伦理学分会第十次重症医学大会；2017 年 5 月，在西安曲江召开的中华医学会第十一届全国重症医学大会；2018 年 5 月，在杭州国际博览中心召开的中华医学会第十二次全国重症医学大会；2019 年 6 月，在上海召开的中华医学会第十三次全国重症医学大会；2020 年 11 月，在珠海召开的中华医学会生殖医学分会第十四次全国生殖医学学术会议；2021 年 12 月，采取“网络在线”的线上形式召开的中华医学会重症医学分会第十五次全国重症医学大会，都讨论了医学伦理学的相关议题。

自 20 世纪 80 年代以来，随着我国医学院校医学伦理学课的开设，杜治政著《医学伦理学纲要》等一大批医学伦理学教材也陆续出版，具有中国特色的医学伦理学体系随之基本确立。《医学与哲学》和《中国医学伦理学》的专业杂志也于 1980 年和 1988 年先后创刊，对推动我国医学伦理学的发展起了重要作用。

自 20 世纪 90 年代以来，随着改革开放和发展社会主义市场经济以及科学的进步，人们的道德观念、价值观念发生了重大变化。我国社会主义医学伦理学面临生命与健康伦理学的挑战，遇到了安乐死、临终关怀、人类辅助生殖技术、器官移植、严重缺陷新生儿的处理、人体实验等大量社会、伦理、法律等问题。我国医学伦理学工作者为此开展了一系列学术活动。1988 年 11 月，在上海召开了全国首次安乐死和脑死亡理论讨论会。1990 年在上海召开了全国性健康道德专题讨论会。

自 1990 年上海召开全国性健康道德专题讨论会以来，我国的生命伦理学学术活动十分活跃，其特点体现在人类基因组研究、克隆技术研究、遗传生殖技术发展应用等相关伦理问题的凸现和探讨的白热化；器官移植等临床医学领域与伦理学相关案件的出现及媒体的关注；国家卫生保健制度及机构改革与生命伦理学学术界的参与度；生命伦理学、医学伦理学领域对医学生、医务人员职业道德的重视和反思；中国两岸三地及国际生命伦理学界加强合作、多次联合召开会议等。关于生命伦理学研究的论著也陆续出版：有邱仁宗著《生命伦理学》《生命伦理学基础》，杜治政著《医学伦理学探析》，邱仁宗、瞿晓梅主编的《生命伦理学概论》，沈铭贤主编的《生命伦理学》，徐宗良、刘学礼、瞿晓敏著《生命伦理学：理论与实践探索》，孙慕义、徐道喜、邵永生主编的《新生命伦理学》等。当代医学实践和医学科学发展给医学伦理学提出的一系列需要回答的生命与健康的新课题，已将我国当代医学伦理学推向了生命与健康伦理学发展的最新阶段。

目前，我国伦理学已形成比较完善的学科体系、学术体系、话语体系以及人才培养体系，改变了以往我国社会道德建设缺乏伦理学理论支撑的状况。在人民对美好生活的需要日益增长的新时代，充分利用已有基础和优势，多出原创性重大成果，加快构建有影响力的中国特色伦理学，对我国伦理学工作者来说既是一项重要任务，也是必须承担的历史使命与社会责任。

第二节　历史演变中的国外医学伦理学

国外医学伦理学的演变和我国有明显的共性，与我国一样，国外医学伦理道德的历史也比较悠久，国外医学家对医德同样重视。国外医学伦理学的形成、发展有下面三个阶段。

一、古代国外的医德学阶段

国外古代的医德学包括古代和中世纪，也就是欧洲文艺复兴前。这一时期的医学伦理道德与我国古代情况相似，是属经验医学阶段的医德。其特点是实践经验的积累，并逐渐形成理论体系，带有明显的自然哲学特色，是一种尽义务为宗旨的行医美德。

（一）古希腊的医德

古希腊是西方医学的发源地，古希腊医学约在公元前 6 世纪—公元前 4 世纪形成。随着医学的产生，医德也伴随着出现。古希腊医德最早是由古希腊名医希波克拉底（Hippocrates）（公元前 460 年—公元前 377 年）提出来的，他既是西方医学的创始人，也是西方传统医德的奠基人。

希波克拉底生活的年代，医巫并存，医德也带有浓厚的僧侣医学和寺院医学的色彩。他的主要功绩在于把古希腊元素论思想应用到医学领域，创立了“体液学说”，并把机体的生理、病理过程作为统一整体来认识，使医学逐渐摆脱了宗教迷信的束缚，从而创立了医学体系和医德规范。他的代表作是《希波克拉底全集》，这部典籍收入了“誓言”“原则”“操行论”等医学伦理文献。《希波克拉底誓言》为医生取信于民提供了思想武器，它给西方各国的医生树立了楷模。后来欧洲人学医，都要按这个誓言宣誓的。

《希波克拉底誓言》是一部经典的医德文献，其主要内容：① 阐明了行医的宗旨；② 强调了医生的品德修养；③ 要求尊重同道；④ 提出了为病家保密的道德要求；⑤ 提出了行医的品质和作风。这些医学伦理思想都曾极大地影响了后世医学和医德的发展，至今仍然是医务人员和医学生进行医学伦理道德教育的基本教材。但是，作为医学伦理学的古典文献，它也有一定的历史局限性，如提到自己的医术和行医成绩是神授予的，传授医学存在“家传”“行会”特点，对人工流产采取绝对排斥等，这些思想也对后世产生一些消极影响。

（二）古罗马的医德

公元 2 世纪，古罗马人占领了古希腊后，继承了古希腊的医学和医德思想。罗马名医盖仑（Galen，130—200 年）继承希波克拉底的“体液学说”，发展了机体的解剖结构和器官生理概念，创立了医学和生物学的知识体系，打开了早期实验医学之路，使古希腊医学和古罗马医学后来发展成为整个西方医学。盖仑不仅对医学做出了贡献，而且在推动古罗马医德发展方面也有不少建树。他曾愤怒地指责当时罗马的一些医生把目标全放在用医疗技术换取金钱上，这些医德思想，对西方医德的发展起了一定作用。但由于盖仑的思想体系是唯心主义的，如他认为人体每个部分的功能都是上帝精心安排的结果，因而被基督教神学所利用，致使在中世纪长达 1 000 多年的时间里医学被涂上深深宗教的色彩，医学和医德的发展较长时间处于停滞状态。

（三）古印度的医德

印度是世界文明的发源地之一，医学发展很早。其医德最早主要表现在公元前 5 世纪印度名医、外科鼻祖妙闻的《妙闻集》和公元前 1 世纪印度名医、内科鼻祖阇罗迦的《阇罗迦集》的言论中，他们对医学本质、医师职业和医学伦理都有精辟的论述。妙闻在文集中指出：医生要有一切必要的知识，要洁身自持，要使患者信仰，并尽一切力量为患者服务。他认为，正确的知识、广博的经验、聪明的知觉及对患者的同情，是为医者的四德。《阇罗迦集》中也有“四德”的提法，反对医学商品化。阇罗迦在文集中说：医生治病既不为已，亦不为任何利欲，纯为谋人类幸福，所以医业高于一切；凡以治病谋利者，有如只注意砂砾，而忽略金子之人。这些论述都体现了医学人道主义精神。

（四）阿拉伯的医德

476 年罗马帝国灭亡，欧洲奴隶制瓦解。此后的 1 000 多年时间内，欧洲处于中世纪黑暗时代，宗教神学占据统治地位。这一时期的医学伦理学虽有发展，但具有浓厚的宗教色彩，使医德成为宗教观念为轴心的医德。但在这个时期，阿拉伯地区的医德却有发展。阿拉伯医学和医德上有建树的突出代表人物是犹太哲学家、医生、神学家迈蒙尼提斯（Maimonides，1135—1208 年），著有《迈蒙尼提斯祷文》。该祷文提出，医生要有“爱护医道之心”，“毋令贪欲、吝念、虚荣、名利侵扰予怀”；要诚心为患者服务，“善视世人之生死”，“以此身许职”，“无分爱与憎，不问富与贫。凡诸疾病者，一视如同仁”。《迈蒙尼提斯祷文》在行医动机、态度和作风方面表现出了高尚的医德思想，是在医德史上堪与西方医德中的《希波克拉底誓言》相媲美的重要文献之一。尽管如此，该祷文把行医的成绩都归功为神的功劳，仍可看到宗教神学的影响。

二、近、现代国外的医学伦理学阶段

（一）近代国外医学伦理学的概况

国外近代的医学伦理道德是从 14 世纪到 16 世纪的欧洲文艺复兴后开始的，这一时期的医学伦理道德是以实验医学为特点的。

文艺复兴冲破了中世纪宗教统治的黑暗，当时代表新兴资产阶级生产关系的先进思想家们提出了人道主义的口号，批判了以神道为中心的传统观念。人道与神道的斗争，尖锐地反映在医学领域中。人道主义作为反封建统治的武器，为医学科学和医德摆脱中世纪宗教统治和经院哲学的束缚起了巨大作用，促进了以实验医学为基础的医学科学迅速发展。

16 世纪，西班牙著名的医学家塞尔维特（Servetus，1509—1553 年）通过解剖学的研究，提出了血液的循环学说，否定了盖仑的“三灵气学说”，因而触怒了基督教，1553 年 10 月被教会以火刑处死，为医学科学献出了宝贵的生命。

17 世纪，实验生理学的创始人之一，英国医生威廉·哈维（William Harvey，1578—1657 年），在塞尔维特等前人研究成果的基础上，用实验方法发现了血液循环学说，成为生理学的先驱，标志着新的生命科学的开始。但他的理论因为有悖于当时的权威理论，也遭到学术界、医学界、宗教界的权威人士的攻击。

1949 年 8 月，61 个国家在日内瓦举行会议，订立《关于保护战争受难者的日内瓦公约》。之后，医学伦理学迈步走向成熟，日益向着系统化、规范化、理论化方向发展。

(二) 现代国外医学伦理学的发展

20 世纪以来，医学科学的社会化使医学对社会担负起越来越多的道德责任。以前，各国虽然制定了许多医德规范，但已不适应医学和医德发展及国际交流的需要，于是制定世界医务人员共同遵守的国际性医德规范就显得十分迫切。

1946 年，纽伦堡国际军事法庭通过了著名的《纽伦堡法典》，规定了关于人体实验的基本原则：一是必须有利于社会；二是应该符合伦理道德和法律观点。1948 年，世界医学协会出版了经过修改的《希波克拉底誓言》，并汇编成《医学伦理学日内瓦协议法》，它标志着现代医学伦理学的诞生。1949 年，世界医学会在英国伦敦通过了《世界医学会国际医德守则》，进一步明确了医生的一般守则、医生对患者的职责和医生对医生的职责共三个方面的内容。1964 年，在芬兰赫尔辛基召开的第十八届世界医学大会上通过了《赫尔辛基宣言》，制定了关于指导人体实验研究的重要原则。此宣言于 1974 年又做过重要修改，强调了人体实验要贯彻知情同意原则。1968 年 6 月，世界医学大会第二十二次会议在澳大利亚悉尼召开，通过了《悉尼宣言》，确定了死亡道德责任和器官移植道德原则。1975 年 10 月，在日本东京召开的第二十九届世界医学大会上，通过了《东京宣言》，规定关于对拘留犯和囚犯在给予折磨、虐待、非人道的对待和惩罚时医师的行为准则。以上这些文件，都从不同方面对医务人员提出了国际性的医学道德要求。

与此同时，各个国家相继设置全国性的医学管理机构或者制定了医德法规与文件。如 1982 年，日本医学会制定了《医院伦理纲领》和《人体实验研究》的道德法规。1968 年，美国医学会发表了《器官移植的伦理原则》。1970 年，苏联制定了《苏联和各加盟共和国卫生立法纲要》，对医务人员的医德做了明确规定。1971 年，苏联最高苏维埃通过了《苏联医师宣言》，要求每一名医学毕业生都要进行宣誓。1971 年加拿大的《医德指南》和 1972 年美国医院协会制定的《患者权利章程》中都提出在医院设立伦理委员会。1988 年，美国医学会颁布了《美国医院的伦理守则》。1998 年，全美 90%以上的医院都设立了医院伦理委员会。此外，法国也颁布了长达 90 条的《医学伦理学法规》。

三、生命与健康伦理学新阶段

现代医学的发展在很大程度上依赖于科学技术的进步，而新的科学技术在医学领域中的应用，必然会引起一系列的伦理问题。近二三十年以来，生殖技术与生育控制问题、死亡标准与安乐死问题、优生学与缺陷新生儿处理问题、医疗资源分配与使用问题等，使传统的医学道德陷入了困惑。为研探这些难题，生命伦理学便应运而生。

生命伦理学(Bioethics)于 20 世纪 60 年代末形成于美国并发展至今。1971 年，美国人波特(Potter VR)在《生命伦理学——通向未来的桥梁》一书中首次使用“生命伦理学”的概念，认为生命伦理学是“一门把生物学知识和人类价值体系知识结合起来的新学科”，是用生命科学来改善生命的质量，是“争取生存的科学”。1978 年，美国肯尼迪生命伦理学研究所编写的《生命伦理学百科全书》给生命伦理学的定义为，即“根据道德价值和原则对生命科学和卫生保健领域内的人类行为进行系统研究”的科学。它的具体内容包括卫生事业提出的伦理学问题、生物医学和行为的研究、医学面临的广泛的社会问题、医学高新技术中的医德难题；提高改善生命质量和人的发展潜力等。2014 年 12 月，美国华盛顿特区举办一次会议，专门讨论为“种系”基因操作(“germline” genetic manipulation)建立一个法律框架的事宜，《重新设计人类》一书的作者、美国加州大学的伦理学专家格雷戈里·斯托克应邀参加此次会议。他强调:“我不认为这类技术马上就会出现,它们至少还需要多年的时间。但是,我认为这类技术的发展并不会因为立法而停止。”人类进入21世纪的今天,由于社会的发展,人们更重视健康,所以健康与健康伦理不仅是医学伦理学研究的重要课题,而且是全人类生存与发展的首要问题。国际生命伦理学会主席 Daniel Wikler 把这个阶段称为人口健康伦理,目标是人人享有保健。世界卫生组织总干事 G·H 布伦特说:21世纪是改革所有年龄人口生命质量的世纪,人的生命质量其核心是身体健康,不仅是个人,而且要面向全体人群。这标志着医学伦理学已步入了生命与健康伦理学的崭新阶段。

第三节　医学伦理学的理论根基

医学伦理学的理论基础来源于伦理学理论的义务论和效果论两大体系。

一、义务论

(一) 义务论的含义

义务论是关于义务的理论,属于规范伦理学范畴。义务与职责、责任、使命具有相同的含义,是指人们意识到的、自愿承担的对社会、集体和他人的道德责任。义务论作为一种伦理学理论就是关于责任、应当的理论,具体研究的是准则和规范,即社会和人们根据哪些标准来判断行为者的某个行为的是非以及行为者的道德责任。义务论反映在医学伦理学上,对医务人员的个人道德修养和对患者的人道精神方面,便派生出生命神圣论、美德论和人道主义论。

1. 生命神圣论　这是指人的生命至高无上、神圣不可侵犯的道德价值观念,强调在任何情况下都要尊重人的生命、重视和保护人的生命。早在两千年前的《黄帝内经》中就告诫世人要“贵人”,即要看重人的生命。生命神圣论的可贵之处在于,它重视生命是个人发展、人类社会生产、文化继承手段和发展所必需的条件。重视、珍惜生命是医学发展和医生从业的根本要求,在医学发展的历程中,生命神圣的伦理观在指导医务人员的医德实践中发挥了巨大的作用,这种道德上的积极作用至今仍保持着巨大的活力。

2. 美德论　医学伦理学中的美德论是关于医务人员道德品质的学说,研究医务人员应该具备什么样的道德品质。医学道德历来都十分强调美德,传统医学伦理学从很大程度上讲就是美德医学。从《希波拉底誓言》到孙思邈的《大医精诚》、陈实功的《医家五戒十要》,乃至今天医务人员的行为规范,都体现了美德思想。在现代生物医学条件下的医学道德虽然发生了很大变化,但其救人的宗旨并没有改变。因此,美德论仍是现代医学伦理学的重要理论原则之一。在医学道德中,美德论仍处于基础性地位,一个医务人员如果缺乏对患者的同情、负责、关心、耐心、仁慈、诚实、审慎、公正、进取和廉洁等应有的品质,那么任何道德规范都将对其失去意义。

3. 人道主义论　人道主义有狭义和广义之分。狭义人道主义是指文艺复兴时期新兴资产阶级反封建、反宗教神学的一种思想和文化活动;广义的人道主义泛指以人为本,维护人的尊严、权利和自由,重视人的价值等。医学人道主义应从属于广义的人道主义范畴,它的核心内容是同情、关心、爱护患者,平等、负责地对待患者,突出表现在尊重患者的生命、尊重患者的人格、尊重患者平等的医疗权利三个方面。

（二）义务论的内容

1. 道德责任与道德责任感　道德责任是指对他人、社会履行的一种义务，在医学伦理学中主要是指依照道德原则、规范对医务人员的要求，并不与履行责任的行为直接发生联系。道德责任感是人们对道德责任的自觉认识，并且与其行为直接发生联系，成为行为的动机。一个有道德责任感的医务人员能够体察患者的实际需要，表现出工作的积极性和创造性。

2. 道德的他律性与自律性　道德的他律性是道德责任感的初级阶段，这种责任感是建立在一定外力的约束下，从而表现出责任感的被动特性。道德的自律性则是道德责任感的高级阶段，这种道德责任感是出于自觉自愿，是建立在对道德责任高度自觉认识和理智的基础上，表现出全心全意为人民健康服务的崇高精神境界。医务人员的道德生活和职业生活，既不能缺失自我约束机制的羁绊，也不能摆脱外在约束机制的支配。在一定条件下，医务人员作为具有主观能动性的道德主体，既可将他律内化为自律，也可将自律内化为他律。相辅相成的他律与自律的具体功能，对于医务人员医德修养和医学科学的健康发展，有着重大的促进作用。

（三）义务论的意义及局限

义务论在东西方伦理思想史上都占有重要的地位，在医学伦理学的形成、发展中都是以它作为主轴的。① 义务论强调生命神圣思想，对于确立热爱生命、珍惜生命和尊重人的生命，关心和帮助因伤、病需要关心帮助的人，对促进人类社会健康发展，推动医学进步具有重要意义。② 义务论十分强调医务人员的美德修养，将美好的动机与个人行为统一在医疗实践中，激励医务人员“成人之美”，为人民健康多做善事。③ 义务论强调人道主义思想，这为医务人员在救死扶伤、防病治病中履行医德原则和规范，尊重患者的生命、人格和平等的医疗权利，提供了医学伦理学的理论基础和科学依据。

但是，随着医学科学的进步和人们对道德认识的深化，义务论也日益暴露出它的局限性。① 义务论忽略了动机和效果的统一，只强调动机的纯正，忽视了效果。义务论忽略了医务人员对患者应尽的义务和对他人、社会义务的统一，因而对医疗实践中出现的道德难题，如患者需求与有限卫生资源的矛盾、医学科研中维护患者利益与发展医学的矛盾等，就显得束手无策。② 义务论强调了生命的神圣，但未从生命神圣与生命质量及价值的辩证统一的观点来看待人的生命。医学科学特别是生命伦理学的发展告诉我们，生命神圣思想也有消极一面，如对不可逆转的生命也采取不惜一切代价进行抢救，就消耗有限的卫生资源，增加患者自身、家庭及社会的精神和经济负担，同时也会直接影响人口素质的提高。③ 义务论强调了医务人员对患者、社会应尽的义务和无私奉献的精神，但是却未同时强调患者、社会也必须尊重医务人员的自身价值和权利。为了克服义务论的不足，特别是在今天发展社会主义市场经济的条件下，我们必须引入效果论。效果论是义务论的必要补充，也是其逻辑的、历史的必然发展。

二、效果论

效果论又称功利论，是作为义务论的对等理论出现的。效果论是以行为结果来作为评价行为善恶的唯一依据，道德行为目的就是要带来好的结果。效果论的思想渊源可以与义务论派生的美德论相提并论，但是受 19 世纪英国的功利主义伦理思想影响，功利论思想极力把人们的行为引向极端的个人主义或功利主义，故后来又出现了强调行为的长远、整体利益效果的公益论思想及用何尺度去衡量功利或公益问题的价值论思想。

1. 功利论　功利主义作为一种以实际功效或利益作为标准的伦理观，实际上是随着资本主义的发展逐渐形成和完善起来的。资本主义市场经济的突出特点就是对利益的追逐，功利主义的产生正是对资产阶级追逐利益行为的伦理学辩护。功利论在医学伦理学中的应用在于，它坚持满足患者健康功利与医务人员功利、医疗卫生单位的功利、社会的功利的统一；坚持医疗卫生单位经济效益与社会效益的统一。因此，医学伦理学中的功利论能充分发挥医学的整体功利，调动医务人员的积极性，也能将有限的卫生资源投入到最需要的患者身上而避免浪费等，因而是有积极意义的。功利论在理论上虽然避免了义务论强调动机忽视效果的道德评价方式所带来的现实问题，但是它在医疗实践中易导致以功利的观点看待生命，忽视全心全意为人民健康服务的宗旨；也容易导致在医院管理上偏重经济效益而忽视社会效益的后果。总体上看，功利论在理论上割裂了医德行为中动机与效果的辩证统一关系，导致道德评价中的片面性。

2. 公益论　把公益论引进医学伦理学是在 20 世纪 70 年代，这是医学伦理学中全新的理论观点。生产的发展和生物医学技术的发展，使人们突破了医患关系道德的范围，注意考虑环境、人类和后代的问题，即我们除了对患者担负道德义务之外，还必须要对环境、人类和后代担负道德义务。正是这种现实背景下，公益论符合了当今社会发展的需要，逐渐形成和发展起来。在公益论的形成和发展中，功利论起了重要作用。

公益论强调行为的目的是为了社会利益，为了人类子孙后代的利益，而不是为了个人或少数人。将其引入伦理学领域，克服了义务论的不足与局限，也可降低了功利论在现实生活中所导致的某些不利影响。尽管公益论在阶级社会和贫富差距较大的情况下难以实现，但是公益论作为一种理论，对现实生活有着重要的价值导向作用。将公益论引入医学领域，它使医务人员视野扩大到社会与未来领域，加重了社会责任，从而丰富了义务论的内容。

3. 价值论　判定价值是人类生活的一个重要特征。人类在长期生产实践和社会实践中，随着自身认识的进步，很自然地要思考自己的行为，思考独立于自身之外的客体与自身的关系，亦即与自身的价值关系。对世界的价值现象的理论探索，包括对道德价值的探索，是精神文化、医学和伦理学历史发展的产物。

医学伦理学作为伦理学的分支学科，是以伦理学的基本理论作为自己的理论基础。伦理学在长期的历史发展中，形成了各种各样的伦理学派别，并提出了各自的伦理学理论体系，但主要是义务论和效果论两大体系。多年来，人们对道德行为评价时都难以离开这两大理论体系的指导。但医学伦理学的理论体系并非一成不变，它必须总结医学科学和生命伦理学等新科学发展的新成就，回答医学伦理学发展中提出的难题，以丰富和发展原有的理论基础。当前，面对功利主义伦理思想的复兴，义务论、人道主义传统道德的挑战，许多学者认为把坚持医学人道功利主义作为当代医学伦理学理论基础是合理的。首先，它符合时代要求，为社会公众和医务人员所接受。人道功利主义是以人道主义为前提，以功利主义为具体内容的道德理论新概念，这是我国著名学者杜治政在研究和评价西方功利主义伦理学与生命伦理学讨论中提出的。人道功利主义原则是生命神圣观和生命质量观的有机结合及统一，是伦理学理论中的义务论、道义论和效果论的融合。它既继承了传统道德的精华，又回答了医疗实践中所遇到的种种伦理问题，是对传统医学伦理思想的超越。其次，它是新的历史条件下解决传统与现实结合的一种努力。当今时代，由于高新技术的广泛运用，也由于市场经济的强大影响，传统的人道主义受到了严重冲击，人们面临着既不能抛弃人道主义的传统又不能现实的两难选择。人道功利主义主张义利兼顾，以义为先，人道必须顾及功利，功利不可放弃人道主义。在多种利益冲突时，坚持个体生命利益服从群体利益，暂时的利益服从长远利益。既要坚持人道主义精神反对单纯功利主义看待生命，反对单纯功利主义和技术主义，又要吸收功利主义的长处，以广大群众健康的利益为准绳来衡量医疗行为的道德水平，反对不顾实际效果的思想动机和医疗行为。因此，把坚持医学人道功利主义作为当代医学伦理学的理论基础的选择是合理的、符合实际的。

第三章

医学伦理学的原则、规范和范畴

导学

1. 掌握医学伦理学的规范。
2. 熟悉医学伦理学的范畴。
3. 了解医学伦理学的原则。

医学伦理学的原则、规范和范畴在医学伦理学中占有重要的地位，是医学伦理学的核心内容。医学伦理学的原则和规范是医务人员在履行职责中必须遵循的原则和行为规范，是整个医德规范体系中的主体结构和基本部分，是调节各种医德关系都必须遵循的根本准则和最高要求，是培养医务人员道德品质和道德行为的理论依据和准则。学习并掌握这些内容，对于培养医务人员良好的医德品质，提高医疗质量，营造医务人员与患者和谐就医氛围，促进社会主义精神文明建设，具有重要意义。

第一节　医学伦理学的原则

原则是指人们观察问题和处理问题的标准或准绳，道德原则体现着道德的实质和方向。医学伦理学的原则是医德理论的基本概括，是协调医学实践中的人际关系及解决医学实践伦理难题的出发点和指导准则。

一、医学伦理学的基本原则

（一）医学伦理学基本原则的含义

医学伦理学的基本原则是在医疗卫生工作中调整医务人员与患者之间、医务人员相互之间、医务人员与社会之间关系所必须遵循的根本指导原则，是医学道德规范和范畴的总纲，是贯穿于医学道德始终的一条主线，是衡量医务人员医德水平的基本标准。它为广大医务工作者确立正确的医德观念、选择良好的医德行为、进行医德评价和加强医德修养指明了方向。

（二）医学伦理学基本原则的内容

社会主义科技伦理的原则是增进人类福祉，尊重生命权利，坚持公平公正，合理控制风险，保持公开透明。社会主义医德基本原则是救死扶伤、防病治病，实行社会主义的医学人道主义，全心全意为人民身心健康服务。

1. 救死扶伤，防病治病　这是社会主义道德对医务工作者的具体要求，是社会主义医疗卫生工作的根本任务，也是医务人员最基本的职责和义务。医学是挽救人类生命的科学，古人云“人命至重，有贵千金”“病家就医，寄以生死”。作为医务工作者，必须以救死扶伤为天职，时刻把患者的生命和健康放在首位。如果一个医务工作者掌握了一定的专业知识，但工作中不重视人的生命价值和生命质量，视患者生命为儿戏，对患者的痛苦无动于衷、漠不关心，则可能会给患者带来危害，甚至造成无可挽回的后果。同理，如果一名医务人员医术不精、本领不强，即使有为人民服务的愿望，也难以做到救死扶伤、防病治病。

随着现代医学科学的发展、医学模式的转变和疾病谱的变化，救死扶伤、防病治病的内涵更为丰富。医务工作由单纯的以“病”为中心发展为以“患者”为中心，进而以“人”为中心。医疗服务范围不仅从治疗、生理、技术、个体向预防、心理、社会、群体等方面扩展，而且还把整个人类身心健康作为医疗服务范围的发展方向。因此，要求医务人员不仅要更加勤奋学习、刻苦钻研医术，而且还要培养高尚的医德。只有这样，才能肩负起救死扶伤、防病治病的重任。

2. 实行社会主义医学人道主义　人道主义是人们在千百年的医疗实践中形成的宝贵医德传统。古代朴素的医学人道主义是最早的发展阶段，它表现为对患者的同情与关心，且只限于医务人员与患者个体范围之内。由于古代医学处于萌芽和不成熟阶段，朴素的人道主义多少要披上“神”的外衣，带有宗教的色彩。随着科学的进步和近代医学的发展，医学人道主义在广度和深度上都有较大的进步。它摆脱了神的羁绊，接受了资产阶级人道主义口号，成了医学道德的精神支柱。但是资产阶级人道主义所维护的是个人利益，强调个人价值目的和幸福，把个人置于集体、社会之上。由此可见，人道主义在古代，甚至近代、现代受政治、经济、文化、医学发展水平等的限制，既不完善又不能彻底得以实现。

社会主义社会使人与人之间实现了真正的平等互助关系，既克服了以往医学人道主义的“个人施恩”“救世主”的局限性，又与资产阶级人道主义有着本质区别，为人道主义的发展开辟了广阔道路。社会主义人道主义是建立在社会主义公有制和集体主义道德原则的基础上，继承了传统人道主义的精华，并赋予医学人道主义以共产主义和社会主义道德观的新内涵，是以为人民健康服务为宗旨的广泛的、真诚的、现实的医学人道主义，表现为以下方面。① 尊重患者的价值和人格：在工作中，不分民族、国籍、地位、职业、年龄、性别、美丑、亲疏，都应平等相待，一视同仁，挽救其生命，维护其健康。② 尊重患者的基本需要和欲望：患者在住院或求医中，无不满怀希望。对于患者正当合理的需要，医务人员应当予以尊重并千方百计地创造条件予以满足。即使暂时无法满足，也应以尊重为前提，善言相告，以取得患者的理解和配合。此外，医务人员应谴责和反对各种形式的不人道行为。

3. 全心全意为人民身心健康服务　这是由我国社会主义制度和卫生事业的社会主义性质所决定的，是每一个医务人员必须坚持的最高宗旨，是医学伦理学的实质和核心。

全心全意为人民身心健康服务，包含着深刻的含义：① 医务人员在医疗活动中是人民的公仆和勤务员，而不应视自己为“救世主”或“恩人”。② 不是为少数或某阶层的人服务，而是要为广大人民群众服务。③ 不是仅为人民群众的躯体健康服务，而且还要为他们的心理健康服务，以达到身心健康的统一。④ 服务的态度，要全心全意，不怕困难，任劳任怨；要认真负责，一丝不苟；要刻苦学习，精益求精。

要真正做到全心全意为人民身心健康服务，必须正确处理个人与患者、集体、社会的关系，把社会的、集体的和患者的利益放在首位，在保证社会集体和患者利益的前提下，实现个人利益与医疗卫生单位的集体利益、国家利益相结合。当这三者之间利益发生矛盾时，医务人员应当无条件地使个人利益服从于集体利益，服从于国家整体利益，识大体、顾大局，坚决克服个人主义和小团体主义。

二、医学伦理学的具体原则

医学伦理学的基本原则是比较概括而具有指导性的根本原则，具体运用时还要借助具体原则，主要包括不伤害原则、行善原则（有利或有益原则）、公正原则、自主原则等。

（一）不伤害原则

1. 不伤害原则的含义　在医学实践中，不伤害原则是指在诊治过程中不使患者的身心受到损伤。一般来说，凡是医疗上是必须的，或是属于医疗适应证范围所实施的诊治手段，是符合不伤害原则的。相反，如果诊治手段对患者是无益的、不必要的或者禁忌的，那么有意或无意去勉强实施，会使患者受到伤害，也就违背了不伤害原则。但不伤害原则是相对的，因为很多检查和治疗，即使符合适应证，往往也会给患者带来某些躯体上或心理上的伤害。因此，不伤害原则的真正目的不在于消除任何医疗伤害，而在于强调培养维护患者生命健康、对患者高度负责的医学伦理观念。正确对待医疗伤害现象，在医疗实践中应当防止各种可能的伤害，或将伤害降到最低程度。

2. 不伤害原则对医务人员的基本要求　① 强化为患者利益和健康服务的动机、意识；② 提供应有的最佳医疗和护理；③ 忠于职责，恪尽职守，千方百计防范意外伤害的出现，不给患者造成本可避免的身体上、精神上的伤害以及经济上的损失；④ 对有危险或伤害的诊治措施，采取“两害相权取其轻”的原则，选择最合理的诊治方案，把不可避免的伤害控制在最低限度内。

（二）行善原则

1. 行善原则的含义　行善即做善事。行善原则是指为了患者的利益应施加的好处，或称有利原则，包括两个层次的内容，即低层次的不伤害患者原则和高层次的为患者谋利益原则。它的内容比不伤害原则的内容更为广泛。

2. 行善原则对医务人员的要求　行善原则要求医务人员的行为对患者确有助益，而在利益与伤害共存时要权衡利害大小。具体体现在以下方面：① 树立全面的利益观，既坚持以患者生命和健康为核心的客观利益，如救死扶伤、治愈、康复、节约医疗费用等；又坚持患者的主观利益，如正当心理学需求和社会学需求的满足等。② 努力使患者受益，即解除由疾病引起的疼痛，预防疾病和损伤，促进健康。③ 使患者受益但不给患者带来太大的损害。④ 要求视患者的具体情况告诉病情和治疗情况。在不会对患者造成伤害的情况下，可酌情告诉患者真相；若担心患者听了病情的真相后精神崩溃，可以不告知实情。这种看似欺骗的行为是伦理学上可接受的。⑤ 在人体实验中，受试的患者可能并不得益，然而这种实验对其他大量的患者、对社会、对下一代有好处。但是，对参加人体实验的受试患者可能带来的危险和损害，不允许采取任何疏忽的态度。

（三）公正原则

1. 公正原则的含义　公正即公平或正义的意思。医疗上的公正是指社会上的每一个人都具有平等享受卫生资源合理或公平分配的权利，并对卫生资源的使用和分配，也具有参与决定的权利。历代医学家都强调“博施济众”“贫富虽殊，药施无二”，即医疗服务应公平对待。公正原则又分公正的形式原则和公正的内容原则。公正的形式原则是指对同样的人给予相同的待遇，对不同的人给予不同的待遇，也称形式的平等原则。但是，在稀有卫生资源分配时，还要考虑公正的内容原则。公正的内容原则是指依据个人的需要、能力、贡献及其在家庭中的角色地位等分配相应的负担和受益。

我国目前还处于社会主义初级阶段，现实卫生资源十分有限。因此，对于基本的医疗保健需要和非基本的医疗保健需要，应区别对待。国家应尽量使每个公民享受公正的基本医疗保健需要，对非基本的医疗保健需要如医疗高技术，则可以根据个人的支付能力及其他情况而定。

2. 公正地分配卫生资源　公正原则应该体现在卫生资源的公正分配上。医疗卫生资源是指提供卫生保健所需的人力、物力、财力的总和，其分配包括宏观分配和微观分配。宏观分配是指在国家能得到的全部资源中，确定卫生保健投入占国民总支出合理比例以及此项总投入在卫生保健内部各部门合理分配比例的问题。微观分配是指由医院和医务人员针对特定患者在临床诊治中进行的分配。公正分配资源要求以公平优先、兼顾效率为基本原则，优化配置和合理利用医疗卫生资源。

我国目前卫生保健的费用投入还很有限，尚未达到发达国家的水平。要达到卫生资源宏观分配的公正，必须做到公正地分配如城乡之间、预防与治疗之间、基础医学与临床医学之间、高精尖技术与普及性技术之间等方面，既要兼顾各方面的发展，又要考虑社会大众的需要。要达到卫生资源微观分配的公正，首先要根据医学标准进行筛选，然后参照社会价值标准进行分配。

公正原则的价值主要在于协调医患关系，合理解决人民群众之间健康利益分配的基本矛盾。通过克服医疗不公正现象，由不公正到公正，由低层次的公正到高层次的公正，进而构建和完善全面覆盖、广泛受益的医疗资源分配格局。

（四）自主原则

1. 自主原则的含义及其基本要求　自主是指“自己做主”。自主原则是体现对自主的“人”的自主性的尊重，即承认“他”有权根据自己的考虑就“他”自己的事情做出合乎理性的决定，其实质是对患者自主权利的尊重和维护。

自主原则要求医务人员有义务主动提供适宜的环境和必要的条件，以保证患者充分行使自主权，尊重患者及其家属的自主决定，保证患者自主选择医生或医疗小组，并且治疗要经患者知情、同意。

自主原则只适用于能够做出理性决定的人，对非理性的行动加以干预，以保护非理性行动者不受自己行动造成的伤害，这种干预是正当的。

2. 正确处理患者自主与医生做主之间的关系　医生做主是指医务人员代替患者做主，实施时有两种类型，即全权做主和半权做主。全权做主是指在重大的医疗决策上，事先不征求患者的意见而完全由医务人员全权为患者做出决定，实施必要的诊治。半权做主是指在重大的医疗决策上，在征得患者或其家属的同意或授权下，由医务人员做出原则性决定。在强调患者自主性的同时，绝不意味着医生放弃或者减少自己的道德责任，也绝不意味着完全听命于患者的不合理或不正确的意愿和要求。

第二节　医学伦理学的规范

一、医学伦理规范的含义

所谓规范就是指约定俗成或明文规定的标准。医学伦理学的规范是依据医学伦理基本原则制定的，用以调整医疗工作中各种人际关系、评价医疗行为善恶的行为准则或具体要求，也是培养医务人员医德品质的具体标准。医学伦理基本规范一般以“哪些应该做、哪些不应该做”来表述，多采用简明扼要、易于理解和接受的“戒律”“誓词”“守则”等形式，阐述医务人员的行为准则，并由国家和医疗卫生行政管理部门颁布、实施。

二、医学伦理规范的基本内容

1. 救死扶伤，忠于职守　这是指医疗卫生人员应把维护人的生命、增进人类健康、积极与各种疾病做斗争当作自己最崇高的职责，这是医疗卫生事业和人民健康利益的根本要求，也是医务人员正确对待医学事业的基本准则。救死扶伤是医务人员的最高宗旨，忠于职守是医务人员应有的敬业精神。无论何时何地以及自己处于何种情况下，当遇到处于危难中的伤病员时，医务人员都要救死扶伤、忠于职守。这就要求医务人员必须明确自己所从事的职业在社会主义事业中的重要地位。

在中国的传统医学伦理中，人们一直强调“医乃仁术”“医者父母心”“济世救人”。毛泽东把“救死扶伤，实行革命的人道主义”视为医学伦理的精髓所在。在国外的医学伦理思想中，古希腊的《希波克拉底誓言》是倡导救死扶伤、忠于职守的典范；《日内瓦宣言》要求医务人员：“当我开始成为医务界的一个成员的时候，我要为人道服务，神圣地贡献我的一生。”我国在1991年公布的《中华人民共和国医学生誓词》，要求每一位医学生“志愿献身医学”。可以说，救死扶伤、忠于职守是医德规范所有内容的首要所在。

2. 钻研医术，精益求精　这不仅是实现医学科学不断进步发展的需要，而且是保障人民身心健康的需要。医学是生命攸关的科学，医疗质量的好坏，直接关系到人民群众的生命安危和千家万户的悲欢离合。古人云：“医之为道，非精不能明其理，非博不能致其约。医本治人，为之不精，反为夭折。”可见，钻研医术是何等重要。因此，医务工作者必须热爱医学科学，刻苦钻研医术，做到精益求精、细致周密、一丝不苟、诊断准确、科学治疗。在当代，医学模式正在由生物学模式向生物—心理—社会医学模式转变，为了保障人民群众的身心健康，发展我国的医疗卫生事业，要求医务人员要更加努力钻研医术，勇攀医学科学高峰。

3. 尊重患者，一视同仁　这是自古以来提倡的传统医德。但对过去的大多数医家来说，这一思想带有理想主义色彩，因为私有制社会存在剥削和压迫，要做到这一点是很难的。在社会主义社会，建立了以公有制为主体、多种经济成分并存的生产关系，消灭了剥削和压迫，为实现尊重患者、一视同仁，提供了现实可能性。社会主义制度要求医患之间建立起真正平等的关系，医务人员要时刻尊重患者的权利、利益和人格，要处处关心患者，把解除患者痛苦、恢复患者健康作为自己的义务，要尽量帮助患者解决具体困难，对任何正当愿望和合理要求应予以尊重，在力所能及和条件许可的情况下，尽力给予满足。

4. 文明行医，慎言守密　文明行医是社会公德的起码要求，也是医疗卫生人员应有的道德风貌，主要体现在仪表、行为、语言等方面。这些表现既是自身良好素质和修养境界的体现，又是赢得患方信赖与合作、有助于患者康复的需要。语言是人们交流思想和情感的工具，医务人员良好的愿望、诚挚的关心，都要通过语言来表达。语言既能治病，也能致病，古今中外医学家都把语言作为治疗疾病的重要手段。因此，要求医务人员在接触患者、与患者交谈时语言要诚恳、亲切、温和，给患者以安慰、鼓励；态度要和蔼可亲；衣冠要整洁、大方，仪表要端庄；举止要稳重，以良好的形象来赢得患者的尊敬、信任、支持与合作。

保守医密是古今中外医学家十分重视的医学道德规范。医务人员守密，一般要求做到两个方面。一是对患者的隐私守密。患者求医时，对医生寄予最大希望，将自己内心和肉体上的“隐私”告诉医生。医务人员一定要为患者守密，切不可向外泄露，更不能当作笑料传播。否则，可能会导致影响患者名誉或酿成家庭纠纷等严重后果。二是对患者病情守密，如患者患有严重的疾病或不治之症，要因人而异，有的不能告知患者而只通知其家属，有的不能直接告知直系亲属而只通知患者其他亲属和所在单位领导。如果违背守密规范，患者很可能会出现精神不振甚至崩溃，严重影响治疗或加速其死亡。因此，有时医务人员“善良的谎言”恰恰是一种保护性医疗的做法。

5. 廉洁奉公，遵纪守法　医学是以维护人的生命、增进人类健康为目的，受到人们的尊重，广大医务人员必须具有与这种崇高的工作目的相适应的道德情操。治病救人是医务工作者的天职，绝不能以医疗技术作为谋取私利的手段。医务人员在任何时候都要正直廉洁，奉公守法，不徇私情，不图私利。

社会主义的医疗卫生人员，更要做到遵纪守法、公正廉洁，全心全意为人民的身心健康服务。这不仅是社会主义医疗卫生事业的性质所决定的，也是医务人员履行救死扶伤的神圣职责的重要保障，特别是在社会主义市场经济的条件下，医疗卫生人员更应做到清廉正直、不谋私利、遵纪守法，以自己的廉洁行为维护白衣天使的社会声誉和形象；坚持原则，维护患者的利益，自觉地抵制旧的封建残余思想和资产阶级腐朽思想的侵蚀。

6. 互尊互学，团结协作　这是正确处理医际关系的基本准则，是坚持集体主义精神的体现。随着医学科学的现代化、社会化的迅速发展，各种新的诊治手段在临床上得到广泛运用，各专业分工越来越细，医疗活动的整体性更为突出，需要医务人员共同努力和密切协作才能有益于患者的治疗、预防和康复。一项诊治、预防、科研任务，往往需要多部门、多科室、多学科和多专业医务人员的团结协作才能完成。医务人员应当树立整体观念，顾全大局。医务人员之间、各科室之间、各兄弟单位之间应该相互尊重、相互学习、相互理解、相互支持，正确对待自己和同行中的缺点、错误，反对互不通气、互相拆台、互相推诿。不能在患者面前评论或议论其他医务人员或有意无意地贬低他人，抬高自己。更不能在患者面前谈论其他医务人员工作的缺点，以免使患者丧失对医务人员的信任和治疗信心。

第三节　医学伦理学的范畴

范畴是构成一门学科的基本概念，是人们在实践基础上对客观事物和客观现象的普遍本质的反映及概括。作为一门学科，医学伦理学也有自己的范畴，即医学道德范畴，是医德实践的总结和概括，是医务工作者医德关系和医德行为普遍本质的反映，主要指那些反映医学领域中医患之间、医务工作者之间、医务工作者及部门与社会之间一些最本质、最普遍的医德关系的基本概念。医学伦理学的基本范畴主要包括：权利、义务、情感、良心、功利、荣誉、诚信、审慎等。随着社会的发展和医学科学技术水平的不断提高，医学伦理学基本范畴的内容会不断得到丰富和发展。

一、权利

（一）权利的含义

权利是指公民或法人依法行使的权力和享受的利益。医德权利是指医学道德生活中主体所拥有的正当权利和利益，主要包括两个方面的内容：一是患者在医学关系中所享有的权利；二是医务人员在医学关系中所享有的权利。

（二）患者的权利

患者的权利是指作为一个患者"角色"，应该得以行使的权利和应享受的利益。尊重患者的权利，是医学道德的重要基础之一。

1. 平等享有医疗的权利　人类的生存权利是平等的，当人们发生疾病、生命受到威胁时，就有要求得到治疗、获取继续生存的权利，任何医务人员都无权拒绝患者的求医要求。《中华人民共和国民法典》（以下简称《民法典》）第四编（人格权）第二章（生命权、身体权和健康权）第一千零四条："自然人享有健康权。自然人的身心健康受法律保护。任何组织或者个人不得侵害他人健康权。"因此，求生存、求健康的愿望是每个人的基本权益，是否承认和尊重患者的这一权利，是衡量医务人员道德水平高低的一个重要标准。医务人员对患者应一视同仁，要在当时、当地条件允许的范围内，尽一切的可能和努力，积极救治，保证患者权利的充分实现。任何无视患者医疗权利，将患者拒之门外、延误了抢救时机、造成患者残疾或死亡的行为，都是不道德的，是犯罪行为。

2. 知情同意的权利　在医疗过程中，患者有获得关于自己疾病的病因、危害程度、诊治手段、预后等情况的权利。医务人员在不影响治疗效果和不引起患者心理刺激的前提下，对患者应讲实话。患者了解病情后，有权同意或拒绝某种诊治手段和人体实验或试验性治疗，有权自己选择医生。当患者的决定对其健康有害无益时，医务人员要进行耐心解释，争取患者知情同意配合治疗。如果患者需要手术，一定要征得患者的同意，并履行签署手术同意书后，方能施行。此外，患者也有提出医疗意见并得到答复以及要求解释医疗费用等监督医疗过程的权利。国外有些国家十分重视患者知情同意的权利，如德国把没有获得患者知情同意的治疗行为称作"专横的治疗"，甚而构成伤害罪。英国、美国把没有患者知情同意的治疗行为，认为是非法的，要赔偿损失。

3. 患者有要求医务人员对其隐私和某些病情保密的权利　患者的病历及各项检查报告、资料不经本人同意不能随意公开或使用。此外，患者还有监督自己医疗权利实现的权利，以及因病免除一定社会责任和义务的权利。

（三）医务人员的权利

1. 诊治权　这是法律所赋予的，也是医生最基本的权利之一。医生诊治权利获得的基本条件是经过正规培训或严格考核被有关部门认定合格。《中华人民共和国医师法》（以下简称《医师法》）以法律形式规定了医务人员的诊治权利：在注册的执业范围内，进行医学诊查、疾病调查、医学处置，出具相应的医学证明文件，选择合理的医疗、预防、保健方案。为了诊治的需要，医生有获得有关患者隐私信息的权利，医生还有对患者的隔离权、宣告患者的死亡权等。

医生的诊治权是出于维护患者的健康和整个社会所赋予的，因而不受其他人的任何干涉，有受到足够尊重的权利。这种权利是由其职业的特殊性决定的，是其他职业所不具有的。

2. 特殊干涉权　这是指为了患者的个人利益或公共利益，对患者的意愿、选择或行动拒绝接受和承认，也称为医生的干涉权，可运用于以下范围。① 拒绝诊治问题：患者有权拒绝治疗，但这种拒绝是有条件的。像晚期癌症患者及确诊无望医治的患者，拒绝治疗必须是在法律允许的条件下，医生讲明利害之后由患者做出的理智决定。对于那些自杀未遂者、精神病患者及不明事理的孩子，是无权拒绝治疗的，医生对他们可运用特殊干涉权，向其提出劝告、给予制止，促使其住院并接受治疗。否则，对患者和社会都不利。② 讲实情的问题：患者有权获悉有关自身疾病的诊断、治疗及预后信息，医生也应对患者讲真话。但是一个后果严重的诊断被患者知道了可能会影响治疗甚至造成严重的后果，这时医生可以使用干涉权，不告诉患者或暂时隐瞒，但应向其家属讲明真相。③ 保密问题：患者有权要求医生为其保密，但如果这个权利的要求可能对他人和社会产生危害时，医生就要运用干涉权予以否定。否则，不仅影响其配偶和家人，还要影响社会。

医务人员行使这一权力必须以维护患者的健康为前提，滥用权力、以医谋私都是对这一权利的歪曲，是不道德的。

二、义务

（一）义务的含义

义务与权利相对。在伦理学中，义务与责任、使命、职责是具有同等意义的概念。所谓医德义务，是指医疗行为过程中，医务人员对患者、对社会所负的道德责任以及患者所负的道德责任，是道德义务在医疗实践中的具体体现。

（二）医务人员的义务

1. 治病救人是医务人员最起码的道德义务　无论是谁，只要选择了医疗这门职业，就要在道德上承担为患者健康提供帮助的义务，这是医务人员的职业责任和道德义务，是不以任何条件为前提的。无论何时，抢救患者生命就是至高无上的命令。任何见死不救、置他人生命于不顾的行为，都是有悖于道德义务的。

2. 在工作中尽职尽责为患者服务是医务人员最基本的道德义务　我国是社会主义国家，这决定了医务人员与患者的关系是服务与被服务的关系，这种服务是无条件的、全心全意的、尽职尽责的。医务人员不论在任何情况下都应满腔热忱地为患者服务，以白求恩为榜样，把为人类的身心健康服务当作自己至高无上的使命，体现在行为上就是尽职尽责地治疗患者。为了维护患者的利益，为了患者的生命，牺牲个人某些利益也在所不惜。当前，在社会主义市场经济条件下，医务人员更不能见利忘义。

3. 要坚持患者利益与社会利益的统一，把为患者尽义务和为社会尽义务统一起来　医务人员夜以继日地为患者健康服务，使其迅速康复而重返工作岗位，或重返生活，为社会再做贡献。从这个意义而言，为患者尽义务与为社会尽义务是一致的。即使治疗那些离开工作岗位的离退休人员、老人等，表面上似乎仅仅是为患者尽义务。其实，家庭是社会的细胞，为一个家庭的幸福与安宁尽义务，也在间接地为社会尽义务。但在某种情况下，也会出现一些矛盾。当遇到这些矛盾时，医务人员应立足于维护社会的、国家的利益，立足于为社会尽义务，尽量好言相劝，说服患者，努力使患者的个人要求服从于社会整体利益。

4. 发展医学科学的义务　当今医学科学成就无不凝聚前人科研成果的结晶，未来医学科学的发展靠广大医务人员去探索、研究、创新，这是关系我国人民及至全人类的大事，作为医务工作者必然肩负起为维护人类健康、发展医学科学的义务。

（三）患者的义务

患者在享受自己权利的同时，也要遵守就医学道德准则，履行义务。

1. 尊重医务人员的职业自主权　在医疗过程中，患者及家属不得以任何借口要挟医务人员，妨碍正常的工作秩序和行为，应当尊重医务人员的人格和自尊。遇到医疗纠纷，应以事实为依据、以法律为准绳来加以解决。

2. 积极配合治疗　患者作为医务人员治疗和服务的对象，应当尊重医务人员的劳动和人格，充分信任他们，积极、主动地配合治疗工作，发挥医患双方的积极性，才能获得较好的疗效。若没有患者对医务人员在思想上、技术上的信任，正常的医疗活动就很难进行。当然，医务人员应以自己的正确行为取得患者的信任。患者只有在信任医务人员的基础上，才能主动配合，积极参与到医疗活动中去，尽快康复。消极对待自己的疾病，不配合甚至拒绝治疗的患者，是对自己、对他人和对社会不负责任的表现。

3. 遵守医院各种规章制度　医院的各种规章制度是保证医院正常医疗秩序、提高医疗质量的有力措施，遵守医院各种规章制度包括探视制度、卫生制度、陪护制度和按时交纳医药费用的规定等，这是每个患者的义务。

三、情感

（一）情感的含义及其作用

情感是人们内心世界的自然流露，是对客观事物和周围人群的一种感受反映、态度体验，通常以喜、怒、哀、乐、恐、惊等外部表情的形式表现出来。医德情感是医德品质的基本要素，是医务人员对卫生事业、对人民身心健康所持的态度。

良好的医德情感，不仅可以使患者对医务人员产生亲切感、信赖感和安全感，消除焦虑、悲观、恐惧、失望等心理障碍，增强患者战胜疾病的信心和力量，而且可以推动医务人员技术水平的不断提高。

（二）情感的基本内容

1. 同情感　这是指医务人员因患者的不幸与痛苦而引起自身情感上的共鸣，即对患者的身心受到病魔与精神的折磨所表现出的焦虑、关切与帮助，急患者所急，痛患者所痛，甚至不惜献出自己一切的博大情怀。医务人员有了同情感，才能设身处地为患者着想，才能在为患者治疗时，满腔热忱，全力以赴，体贴入微，态度和蔼，言语可亲；才能尽量选择痛苦少、效果好的治疗手段；才能置各种困难、烦恼于不顾。只要一听到患者的呼唤，一见到患者，就会忘掉个人的一切，投入到紧张的抢救中。这些都是医务人员高尚的同情情感的表现。

2. 责任感　这是指医务人员把挽救患者的生命看成是自己的崇高职责，并上升为一种情感。这种情感是出自对医疗卫生事业的忠诚和执着追求，是出自对“全心全意为人民身心健康服务”的医德义务的深刻认识和理解，是同情感基础上的升华，是高层次的情感，在道德情感中起主导作用。责任感表现出对工作、对患者、对社会高度负责的精神。在工作中恪尽职守，认真负责，一丝不苟，严谨细致，慎独自律；为了挽救患者的生命，可以置个人利益于不顾；不分上班下班，不分白天黑夜，不分节日假日，加班加点；从睡梦中被唤醒，从餐桌上被拉走，随叫随到，默默奉献。

3. 事业感　这是责任情感的上升，即把救死扶伤、实现人类进步的伟大事业和发展医学科学的事业联系起来的情感。具有事业感的人，除对患者高度负责外，还把履行医生职责与医学事业的发展和人类健康事业的发展紧密联系起来。把本职工作看作是一种神圣的事业，是自己一生奋斗的目标。为了医学事业的发展，不断探索，不断追求。为了解决一个新的课题，反复实践，不辞辛劳。这是一种非常可贵的情感，一种能推动医学事业发展的情感。

4. 真情感　这是一种以诚恳之心待人的美好心灵的表露。有真诚情感的医务人员，能把自己融于集体之中，善待患者、善待周围的同事。处理问题、思考问题，总是顾大局、识大体，总是先人后己。工作中，团结同志，助人为乐，方便让给别人，困难留给自己。宽容忍让，谦逊诚实。待患者则更是体贴入微，如同亲人。

四、良心

（一）良心的含义

良心是道德情感的深化，是指一种被人们自觉意识到并隐藏于内心深处的使命、职责和任务。医德良心，就是医务人员在对患者和对社会的关系上，对自己的职业行为所负有的道德责任感和自我评价能力。

良心和义务是密切联系的，如果说义务是对他人对社会应尽的道德责任，那么良心就是医德义务的内化。

（二）良心的基本内容

1. 要求医务人员在任何情况下都要忠实于患者的利益　医务人员的医疗行为和方法基本上由自己单独实施，并且往往是在患者不了解甚至失去知觉的情况下进行的。因而，行为正确与否、规范与否、意义大小与否，主要由医务人员单方面认可，患者一般很少有可能申诉自己的意见，更难以对其行为进行监督。这就为医务人员的道德良心提出了更高的要求，即在任何情况下都要忠于人民健康的利益。

2. 要求医务人员忠实于医学事业，具有为事业献身的精神　医学事业是一项发展着的事业，又是一种以救死扶伤为特殊使命的崇高事业，这就要求医务人员要有为事业做贡献的精神。

3. 要求医务人员忠实于社会　这就要求医务人员始终坚持社会主义医德原则的规范，全心全意为人民身心健康服务，自觉地拒绝和抵制社会上的不正之风。

（三）良心的作用

1. 对医务人员在医疗行为具有选择作用　医务人员的良心支配着医疗行为，不允许自己的行为违背自己所接受的道德观念。道德高尚的人在良心支配下，总会产生一种发自内心的要求，对行为、动机进行自我检查，严肃思考。不论有无社会监督，都能选择自己对社会和患者应尽的义务、应负的责任的行为。在选择中对符合道德要求的动机给予肯定，是可行的。反之，坚决予以抵制与否定。

2. 对医务人员行为过程具有监督作用　良心在医务人员的工作过程中，无时无刻不在监督着医务人员的举止行为。对符合医学道德原则，规范的情感、信念和行为，总是给予内心的支持和肯定。反之，则会予以批评、制止、纠正，避免不良行为发生，自觉保持高尚的品德。

3. 对医务人员医疗行为具有评价作用 良心能够促使医务人员自觉地对自己的行为后果做出评价。当意识到自己的行为给患者带来了健康和幸福时，内心中就会感到满意和安慰，引起精神上的舒畅和喜悦；当医务人员的行为给患者带来不幸和痛苦时，会受到良心的谴责而内疚、后悔、悔恨。尽管有的行为是别人不知道的，但良心的评价既是起诉者又是公正的法官。医务人员也正是在不断的良心自我评价中自觉反省自己的行为，不断提高自身的道德修养。

五、功利

（一）功利的含义

所谓功利就是功效和利益，是指人们对周围世界一定对象的需要（包括精神需要和物质需要），受社会经济关系和社会发展客观规律的制约。医德中的功利，是指医务人员在履行义务、坚持患者利益第一的前提下取得的集体和社会利益以及个人的正当利益，是调整医务人员利益、集体利益和社会利益之间关系的道德准则。

功利并不与道德相悖。道德是调整个人与他人、社会之间关系的规范，归根到底是利益关系。我们提倡道德理想和道德情操，并不排斥利益。马克思主义并不反对功利主义，我们反对的是把个人利益看成是唯一现实利益的资产阶级功利主义，而主张个人利益服从集体利益、局部利益服从整体利益、眼前利益服从长远利益的无产阶级功利主义。

（二）社会主义医德功利的基本内容

1. 在坚持把增进人们的身心健康放在首位的前提下，维护医务人员个人的正当利益 医务人员与其他行业的劳动者一样，有其个人、家庭生活及物质和精神等方面需要，这些需要并不与医学道德相悖，他们的劳动在一定意义上仍然是一种谋生的手段。医务人员依靠诚实的劳动，为人民群众防病治病、救死扶伤，为社会做出了贡献，我们应当承认并肯定他们正当的个人利益。

2. 始终坚持把集体和社会的功利放在首位 一个有道德修养的医务人员，首先应该取得的是集体的和社会的功利，是广大人民群众的生命和健康利益。因为集体的、社会的功利是个人功利的保证。从总体上说，个人功利与集体功利是一致的，但有时也有矛盾。当有矛盾或相冲突时，就需要牺牲个人功利，维护集体功利。

3. 坚持社会主义功利的公平观 即医务人员的功利大小与多少应以对社会、集体贡献大小为依据。医务人员的医德价值在于给患者解除痛苦，维护患者的身心健康。同样，医务人员的功利多少直接取决于他们的服务态度、医疗水平和治疗效果。凡是热情服务、工作认真负责、技术精湛、医疗效果好的医务人员应得到较大功利。反之，医务人员不仅获得功利较少，还应视情节轻重给予批评或惩处。每个医务人员只有取得正当的、合理的、合法的个人功利，才能体现出社会主义功利的公正合理原则。

4. 高尚的精神生活是正确功利观的重要组成部分 医务人员的精神功利主要是指医务人员为患者做出了最大努力，把患者的生命从死亡线上抢救过来，为社会、为人民做出了贡献，从而在自己的精神上得到极大的安慰和享受。人类的幸福应该是物质生活和精神生活的极大丰富，只有用健康的、高尚的精神生活指导和支配物质生活，才能真正感受到人生的意义，医务人员应当把树立高尚的医德信念和远大的医德理想、全心全意为人民身心健康服务作为自己追求的目标。对于一些只讲实惠、只讲个人利益、眼睛只盯着金钱的医务人员，其思想、行为是错误的，应受到批评和谴责。

六、荣誉

（一）荣誉的含义

荣誉是指人们履行社会义务，并对社会做出了一定贡献后，得到社会的褒奖和赞评。它与义务是分不开的，包括社会评价和个人的自我意识两个方面的含义，两者互相联系、互相影响。

医德荣誉是指医务人员为患者身心健康贡献自己的智慧和力量并得到社会的公认、赞扬，其个人也得到良心上的满足和自我内心的欣慰。

（二）荣誉的内容

1. 以全心全意为患者身心健康服务为思想基础　荣誉的获得在于贡献，而不在于索取。医务人员应该把自己从事的工作看作是社会主义事业的组成部分，与实现中华民族伟大复兴的中国梦紧密联系起来。医务人员以患者健康利益的获得为最大满足，社会就以他们为患者服务的贡献大小为标准给予适当的评价。绝不能把履行救死扶伤的神圣职责作为猎取个人荣誉的手段，也不能把荣誉作为向领导伸手、向患者索取的资本。如果一个人只想获得荣誉而不忠于职守，不想为人民的身心健康事业做出贡献，那么他是不会得到荣誉的。

2. 正确处理个人荣誉和集体荣誉的关系　个人荣誉与集体荣誉是统一的，前者是后者的体现和组成部分，后者是前者的基础和归宿。一方面，医务人员应把个人得到的荣誉归功于集体的努力，懂得“荣誉从集体来”的道理，懂得离开了集体的智慧和力量，个人的才能再大也是一事无成的，更谈不上个人的荣誉。另一方面，集体荣誉离不开每一个医务人员的努力与所做出的贡献。应鼓励每个医务人员发挥自己最大的主观能动性为集体多做出贡献，为集体赢得荣誉，从中也包含着个人的荣誉。但是，医务人员要珍惜集体荣誉、同行荣誉、民族的荣誉、国家的荣誉，绝不能诋毁国家、集体和他人的荣誉。

3. 在荣誉面前应头脑清醒，谦虚谨慎　古人云：“满招损，谦受益。”荣誉仅仅是社会对医务人员辛勤劳动的一种奖励，医务人员应该把已取得的荣誉当作自己劳动取得成绩的反映和标志，当作一种鼓励和鞭策的动力，勉励自己加倍努力，为人民的健康事业做出新的贡献。在荣誉面前，切不可目空一切，居功自傲。当受到贬责时，也要头脑清醒，分析问题发生的原因，吸取教训，振作精神，取他人之长，补自身之短，加强学习，认真实践，使自己得到提高。

（三）荣誉的作用

1. 是激励医务人员不断进取的精神力量　医务人员只有树立正确的荣誉观，才会把履行医学道德原则、规范变成内心信念和要求，并通过相应的医学道德行为表现出来，从而转化为一种力量，这种力量将催人奋进。

2. 对医务人员的行为起评价作用　荣誉实际上就是一种评价。社会舆论对医务人员行为的评价是一种无形的力量，从这种评价得到肯定与奖励，可促使医务人员继续努力，保持荣誉，更好地为患者服务。这种荣誉感一旦成为广大医务人员的共同愿望，对开创医疗工作新局面，对医务人员的精神文明建设，将产生巨大力量。

七、审慎

（一）审慎的含义

审慎即周密而谨慎。医学道德的审慎是指医务人员在医疗护理行为前的周密思考与行为过程中的谨慎、认真、细心的一种道德作风。审慎既体现着医务人员的内心信念和道德水准，又反映了医务人员对患者、对集体、对社会履行义务时所表现的高度责任感，对实践医学道德原则和规范的要求具有重要意义。

（二）审慎的基本内容

1. 体现在医学实践的各个环节　医务人员在工作中要认真负责，聚精会神，一丝不苟，自觉做到慎之又慎，这是必须具备的职业道德素质。即使在无人监督的情况下，同样要严肃认真地按规章制度和操作规程进行工作，从而确保患者的安全和治疗效果，防止差错、事故。遇到复杂病情或紧急急救时，能既敏捷又准确，既果断又周密。

2. 审慎是建立在较强的业务能力和技术水平以及良好的心理素质的基础之上　医务人员必须不断地学习专业知识，及时掌握医学科学新知识、新进展，对技术精益求精。同时，要加强心理素质的自我培养，逐步养成敏锐的观察力、灵活的思维能力、坚定的意志和平稳的情绪。

3. 体现在处理人际关系中　医务人员无论与患者、患者家属，还是与本科、本院的工作人员，或在社会人际间交往，都应表现文明礼貌，言语、行为举止要得体、大方、庄重。与患者或其家属沟通时，要注意语言修养和科学性、严谨性，不该讲的事情就不应该随意乱讲，不能因言语、行为的不慎给患者心理上造成任何不愉快、不安全感的影响。

（三）审慎的作用

1. 有利于医务人员养成良好的工作作风　医务人员在审慎的自律过程中可以不断地加强责任感，锻炼自己的工作作风。

2. 有利于医务人员自觉钻研业务　医务人员应苦练基本功，从而不断提高业务素质。

3. 有利于医务人员在工作中严格要求自己　即以医学道德原则、规范修身养性，不断提高自己的精神境界、道德水平，逐步达到"慎独"的境界，真正做到全心全意为人民的健康服务。

八、诚信

（一）诚信的含义及其作用

所谓诚信是指诚实、守诺、践约、无欺，诚信是中华民族的传统美德。在现代社会中，诚信具有更为重要的价值。它是个体道德的基石，是维持社会主义市场经济秩序的道德核心，是社会秩序良性运行的基础，是社会主义荣辱观的一个重要内容。弘扬诚信对于加强社会主义精神文明建设、构建社会主义和谐社会具有重要的意义和作用。

医德诚信是医学道德范畴的主要内容之一，是医务人员必须遵守的基本准则。医德诚信有助于减少医患纠纷、构建和谐的医患关系，有助于树立医务人员良好的社会形象，有助于卫生事业的可持续发展，有助于维护人类的健康。古今中外许多著名医学家都自觉地遵守以诚信为基本信条。

（二）诚信的基本内容

1. 服务诚信　这就要求倡导一切以人为本、以患者为中心的人性化服务，具体体现在服务态度、服务理念和服务环境方面。在服务态度方面，医务人员要关爱、尊重患者，热情服务，对患者一视同仁。在服务理念方面，医务人员要树立为患者提供"温馨、便捷、优质"的服务理念。在服务环境方面，要加强行风建设。

2. 质量诚信　患者在求医过程中，是把整个生命托付给了医生，医务人员应该努力钻研业务，通过各种途径、多种形式的学习，不断更新知识，提高技能。应具有很强的责任感和敬业精神，依法执业，保障医疗质量安全有效。工作马虎、责任心不强或物理检查不细、观察病情不及时导致的诊断不明或失误，因配错药、打错针、发错药、输错血导致的治疗失误，因不具备手术的技术和硬性条件截留患者出现手术失误或在基本常规手术中出现问题等，都是违反医德诚信要求的。

3. 价格诚信　我国现在还处于社会主义初级阶段，大多数人的收入水平不高，医务人员在给患者进行诊断和治疗的过程中，应该坚持合理的检查、用药和收费原则，既达到诊疗的目的，又为患者节约诊疗费用。医德诚信反对那种乱收费、乱检查、开大处方、滥用药的不道德行为。

第四章

医患关系伦理道德

导学

1. 掌握医患双方的权利和义务;社会主义医患关系的特征及道德要求。
2. 熟悉医患关系概述内容;医患关系的伦理学基础。

医患关系是一种社会关系,是医者与患者双方在医疗活动过程中所建立的一种人际关系。随着社会的发展,人们的物质生活、文化水平及道德观和价值观的变化、法律意识的不断提高,医患关系已从主动—被动模式逐步向医患协商、互相尊重的模式转变。学习和研究医患关系的道德体系,对于医患双方的交往甚至医患冲突的人际事件进行预判,采取有效地调控和疏导措施,保障医患双方的身心健康,促进我国医疗卫生事业的改革和发展,具有十分重大的意义。

第一节　医患关系概述

自从医学产生和医生作为一种职业形成以来,就存在医生与患者的关系。实际上,医患关系是一种复杂和多层次的人际关系,其性质是由患者的社会地位与所患疾病、对医疗服务的需求程度和医生的社会地位与医术状况等方面决定的,尤其是医患两者的社会地位起着主要作用。

医务人员与患者作为医疗过程中的重要医患关系,是一种在医疗实践过程中产生的特定关系。因此,把握好医患关系的和谐之道,有利于建立和发展新型的医患关系,提高医务人员医疗服务的质量,促进患者的康复。

一、医患关系的含义、性质与基本特征

(一)医患关系的含义

患者在医疗过程中与医疗单位之间产生的特定医治关系,称为医患关系。广义的“医”是指各类医务工作者、卫生管理人员及医疗卫生机构、医学教育工作者,狭义的“医”是指医疗机构中的医务人员。广义的“患”是指除“医”以外的求医的社会人群,狭义的“患”是指患者和家属及相关单位利益人。

(二)医患关系的性质

1. 医患关系是契约关系　从法律的角度看,医患关系是建立在平等基础上的具有医疗契

约性质的关系。医方和患方是服务与被服务的契约关系，即医务人员以救死扶伤、防病治病为己任，国家赋予了医务人员某种权利(对疾病诊治权和特殊干涉权等)并要求医务人员以医疗技术为患者提供服务；患者出于信任或与医务人员充分协商，接受医务人员的服务。医方在为患方提供服务的过程中，双方应在法律认可的范围内进行平等协商，由此构成了契约关系。虽然医患关系具有契约性，但是更适合从伦理学角度展开对医患关系的研究探讨。

2. 医患关系是信托关系　从伦理关系上说，医患关系是一种信托关系，它指的是医务人员和医疗机构因为受到患者的信任、委托，以保障患者的健康利益不受损害并且有所促进，从而与患者形成的一种关系。在这种关系中，患方出于对医务人员的充分信任将自己生命和健康交付给了医务人员，医方接受并承载着患方的信托，以此维护患者的生命健康。因此，医务人员应尊重患方的医疗权利，平等待患，一视同仁，为患者提供公平的医疗服务；患方为了诊治疾病而信任医方，应尊重医方的劳动，密切配合诊治，共同完成维护健康的任务。

（三）医患关系的基本特征

1. 医患双方诊疗的选择性　在医疗实践中，选择合适的医务人员或医疗单位就医是患者的权利，患者可以在众多的对象当中自由选择。医务人员和医疗单位事先将自己的诊治范围、医疗特色及相关问题公布于众，本身就是一种对诊疗对象或治疗疾病范围的选择。同时，医患双方可以选择适当的就医方式或诊治模式，以达到诊治的目的。

2. “子系统”与“母系统”的互为流动性和开放性　诊疗活动是一个医患互动的过程，系“子系统”，又与社会整体即“母系统”构成了子、母系统的辩证关系，具有互动的流动性和开放性。作为子系统的医患互动过程服从于社会系统的调控和制约，作为母系统的社会系统支撑着子系统医患互动过程的活动。子系统离开了母系统的支持，医患互动的过程就失去了前提，两者交互就无法进行，而缺少了子系统依从母系统的支撑是虚无缥缈的东西。因此，对医患关系的分析既要立足于社会整体系统，又要面向医患互动的过程。

3. 医患双方互动的多层次性　医患需求的多层次性以及疾病的复杂性决定了医患交往具有多层次性的特点。医务人员不仅要关注患者的躯体性疾病，也要重视患者的心理、社会性疾病，要把病与人统一起来，不能只看病不见人。这就要求患者对医生不仅要主诉病情，也要说明与疾病有关的一切心理、社会问题。医生对患者不仅要交谈，而且要交心，从而可以摆脱当前医患关系物化的困境，实现医患之间的多层次互动。

4. 医患双方的互补性和协调性　医患关系正是对“供求关系、生死关系、有无关系”的具体反映，医生只有在诊治疾病的过程中才能实现自身的价值，才能确证其存在的必要，才能使自身的医技水平不断提高。患者只有积极求医，与医生真诚协作，才可能摆脱病魔，恢复健康。因此，互补性和协调性是医患双方都应珍惜的重要方面。

二、不同医学模式下的医患关系

医学模式是指人类在认识自身健康与防治疾病过程中对医学问题的整体思维方法。在人类的历史进程中，医学模式经历了多次转变，使得医患之间的关系随着医学模式的演进而发生变迁。

（一）神灵主义医学模式下的医患关系

远古时期，人类的智力和认知能力有限，对生老病死等难以解释的现象感到不可思议，于是将它们归于超自然神力的影响。当时的医生还没有成为专门的职业，医生的早期形象即是神的形象，通过占卜、祈祷的方式为人治病。因此，医患之间的关系是神与人的关系。

（二）自然哲学医学模式下的医患关系

中古时期，随着生产力的发展和社会的进步及医药经验的积累，人们逐渐发现疾病并非神秘莫测，而是有一定的规律可循，肤浅地认识到心理及自然环境对健康和疾病的影响，形成了朴素的整体医学观。这一时期，自然哲学成为人类认知世界和自身的主要依据，对医学走上科学道路发挥了重要的铺垫作用。

这一时期的医学开始出现了专职医生，并以各种形式建立了较为详尽的医德规范，形成了较为理想的医患关系，主要表现在以下三个方面。

1. 交往直接，医患相对稳定　由于还没有形成严密的医学分科，整个诊疗过程都由医生直接进行的，一般不借助器械设备，无第三者参与。患者把自己的生命和健康托付给医生，而医生承担起诊治患者的全部医疗责任，形成了相对单一和稳定的医患关系。

2. 注重交流，医患合作密切　《素问，汤液醪醴论篇》有“病为本，工为标，标本不得，邪气不服”的论述，认为医生的治疗必须得到患者的配合。希波克拉底也指出，“了解什么样的人得了病，比了解一个人得了什么病更重要”，认为医生要主动关心和了解患者的整体情况，比仅知道病情更重要。

3. 以仁为怀，医患相处和谐　在我国，儒家的“仁爱”思想成为处理医患关系的指导思想，要求医生以仁为怀，把“治病救人”作为己任。这一时期医德高尚的医生较为注重对患者的人文关怀，赢得患者的信任和尊重，医患关系较为和谐。

（三）生物医学模式下的医患关系

从 18—19 世纪，随着细胞学说、进化论、能量守恒定律的发现以及细菌学的发展，人类对健康和疾病有了较为正确的理解，认为疾病是可以用生物学的变量来测定的，从而形成了生物医学模式，医学研究真正步入科学的轨道。但生物医学模式忽略了对患者的人文关怀，使医患关系呈现出倒退的趋势，主要表现在以下三个方面。

1. 医患交往的稳定性下降　随着现代生物技术的飞速发展使得医院的分科越来越精细，分工越来越严格，患者的身体被划分成许多部分，每一部分均由特定的专科医生负责。以往医患之间一对一的关系不复存在，出现了一医对多患或一患对多医的多层关系，医患交往的稳定性大大降低，导致了医患关系的淡化和疏远。

2. 医患关系物化的趋势　随着诊断工具和“修补工具”的不断完善，医生们越来越依赖各种理化设备和检查报告来诊断疾病，热衷于运用各种高新技术进行治疗，使医患之间的关系从“人—人”的密切关系变成了“人—物—人”的间接关系，双方的心理距离加大，情感交流减少。

3. 患者与疾病分离的倾向　为了找出病因，医生往往把某种疾病的特定因素从患者整体中分离出来，单纯从生物学角度研究病因。把医疗服务片面地理解为药物、手术或其他技术手段的实施，而忽略了对人的情感、社会、环境等人文因素的关注。

（四）生物—心理—社会医学模式下的医患关系

20 世纪 50 年代至今，心脑血管疾病和恶性肿瘤等慢性病成为威胁人类健康的重要因素，社会心理和环境因素的作用日益突显，人们的健康观随之发生了变化，认为“健康不仅是没有疾病或虚弱，而是躯体上、心理上和社会适应上的完好状态”。1977 年美国学者恩格尔・哈特提出了生物—心理—社会医学模式的概念，认为人的心理与生理、精神与躯体、机体内外环境是一个完整的统一体，体现了技术主义与人文关怀的统一，对医疗卫生事业的各个方面及医患关系均产生了重大影响，主要表现在以下四个方面。

1. 医患关系的人文性　这一模式体现了患者不再是被分割的机体组织、送检物、病原体或数据，而是一个有尊严和情感需求的完整的人。在诊疗过程中，给予患者更多的人文关怀，理解和重视患者的心理需求。患者眼里的医生也不再是冷冰冰的技术使用者和设备操作者，而是有血有肉和富有同情心的人，从而有助于医患关系从戒备、对峙走向理解、和谐。

2. 医患关系的平等性　这一模式强调医患双方在诊疗过程中的共同参与和协商，因而医患之间是平等的关系，双方都有独立的人格。在诊疗中，医者应尊重患者的生命、人格和自主权利，平等地对待每一位患者，以赤诚之心换取患者的信任和理解；患者应尊重和维护医者的地位、权威和尊严，平等地崇敬每一位医者，以良好的心态去配合医者进行治疗，恢复健康。从而建立平等、互敬的医患关系。

3. 医患关系的双向合作性　患者不再是被动接受，而是享有知晓病情、参与整个医疗过程的权利，医生不再是单向行使医疗权，而是热情主动与患者沟通，运用科学的医术、友善的心态和轻柔的动作履行整个医疗过程的责任，从而使医患关系由单向治疗转为双向合作。

4. 医患关系的多元性　生物—心理—社会医学模式扩大了医学的职能和范围，使医学的主导从患者扩大到健康人，服务的内容从生理服务扩大到心理服务，从单纯的治疗扩大到预防、康复、保健等；使医学的被导从医生个人扩大到医院乃至医疗卫生机构，工作的目标从救死扶伤、防病治病扩大到健康人民、健康中国，从单人的诊治扩大到发展卫生事业等。这一切都推动着医患关系向多元化的方向发展，促使医患关系的领域进一步增加。

三、影响医患关系的主要因素

在医疗活动中，医患双方的目标是一致的，然而医患双方本身又是一个对立统一的矛盾事物，这个矛盾事物包含着医患双方的主观美好愿望与医学客观现实的不一致性、医者工作实际情况与患者理想化的要求不相符合等多重矛盾。究其原因主要来自医者、患者、医院经营管理和社会等四个方面的影响。

（一）医者方面

医患关系和谐度的强弱主要取决于医者的医德境界、医学观念、心理状态等方面。

1. 医德境界　医患关系的好坏在很大程度上取决于医务人员医德境界的高低。具有良好医德的医务人员能够全心全意为患者服务，时时处处地把患者利益放在首位，对患者负责。这不仅体现在思想道德的高尚，更重要的是具有崇高医德境界的医务人员能够刻苦钻研医学科学技术，忠于职守，保证和提高医疗质量，取得患者的充分信任，使患者积极主动地配合治疗。反之，如果医务人员的工作责任心不强，对患者态度冷淡，不关心患者的痛苦，或者把医术当作商品搞交易，收受财物，或者对患者的接诊或抢救不及时而延误了治疗时机，造成不良后果，进而导致医患关系紧张。

2. 医学观念　医务人员用什么样的观点和方法去研究、处理人类健康与疾病的问题，决定着医务工作者对人的生命、生理、病理、预防、治疗及康复等问题的基本医学观念。传统的生物医学模式观念认为，患者是单纯生物属性的人，疾病仅是生物学因素侵犯机体的结果。因此，不注重与患者的感情交流，不注意调动患者与疾病斗争的内在潜能，认识不到心理、社会因素对疾病的影响，容易造成医患之间的误解，甚至产生矛盾。现代的生物—心理—社会医学模式观念认为，医学不仅涉及生物科学，而且与人的思维活动、心理过程和社会环境均有密切关系，既考虑生物学因素，又重视社会心理因素，注重与患者的情感交流，充分发挥患者的主动性，有利于加深医患感情，密切医患关系。

3. 心理状态　心理是感觉、知觉、记忆、思维、情感、意志和气质、能力、性格等心理现象的总称。随着医学模式的转变，人们逐渐认识到心理因素对建立良好医患关系的重要意义。医患之间的心理相互作用，常以潜在的方式相互感染，在不自觉的状态下支配着医患双方的行为。医者的年龄和阅历不同，所受的教育和训练程度不一，思想观念和道德修养的差异，影响着医者与患者交流的心理状态。影响医患关系的不良心理表现有以下三个方面。

(1) 恩赐心理：即把诊治疾患视为对患者的恩赐。把患者的就医行为看作是患者有难"求"医生，认为医患之间不是服务与被服务的关系，从而导致医患关系的不平等、不和谐。

(2) 权威心理：医者把自己看成是医学知识的垄断者，患者应当绝对服从医生，只需要按照医生的安排按时吃药打针就可以完成治疗任务，不允许患者提出任何疑义，听不进患者对病情的反馈，把患者对医疗工作中的一些建议或意见视为对自己的不尊重、不信任，把患者置于消极被动接受治疗的地位，不认可自己处于为患者服务的地位，不认可患者在医疗过程中的主体地位，从而导致患者对医者敬而远之，破坏了和谐的医患关系。

(3) 单纯谋生心理：有部分医务人员把医学职业单纯地作为谋生手段，对患者缺乏关心、爱心、同情心，唯利是图，以次充好，抬高药价，甚至弄虚作假，夸大病情，做一些不必要的检查，欺骗患者及其家属，损害患者的利益，直接影响医患关系。

4. 自控能力　医务人员的自制力影响着医患关系的协调。如果医务人员不能有效管理自己的情绪，把生活中的不良情绪带到诊疗工作中，有可能会影响医患关系的和谐。且医务人员在面对患者的无理要求或出言不逊、恶语伤人，甚至动手打人的情况下，要有高度的自制力，避免与患者发生争执与冲突。因此，要求医务人员能够理智地控制自己的情绪，保持冷静，待情绪稳定后再做解释工作。这样的"冷处理"有助于缓和紧张气氛，改善医患关系。

5. 医疗行为　医疗效果的不理想、不完满的状态，泛指医疗质量低，主要包括医疗意外、医疗差错和医疗事故。医疗行为失当所造成的缺陷，则是在某些疾病的治疗过程中，尽管医务人员认真负责，但由于病情非常复杂而诊断处理不当，或病情急剧变化，出现意想不到的情况，甚至导致残疾、死亡，从而引起患者或社会公众的不满，最后造成医疗纠纷而诉诸法律。

（二）患者方面

患者的心理与道德修养等因素对医患关系的影响，主要表现在以下四个方面。

1. 期望心理偏高　表现为患者常常因条件限制或个人意愿得不到实现而产生不满足心理。一是患者的要求合理，但由于条件限制，不能满足其合理要求而引起矛盾。如因床位紧张，患者不能及时住院；患者要求服用某种特效药物，但医院没有此种药物；患者要求进行某种精密仪器的特殊检查，但医院无法解决等。虽然医务人员耐心解释，但患者仍不能谅解，从而产生矛盾。二是患者要求既不合理又无法满足而引起矛盾，如因交通事故所致住院的患者，小病大养，病愈不出院；有的患者要求医者给其开营养补品，出具假证明、假处方等。当院方无法满足这些不合理的要求时，就会遭到无理取闹，严重损害医患关系。

2. 怀疑心态偏重　表现为有些患者只相信高年资的医生和自己熟识的医生，对其他医务人员不信任，采取回避的态度。有的患者怀疑医生诊断处理的正确性，因而产生抵触执行医嘱的行为，不积极配合治疗，甚至影响医疗活动的正常进行。有的患者不能如实地向医生反映病情或隐私，造成诊疗措施不到位，直接影响医疗效果。

3. 道德修养偏低　患者的道德修养水平也会对医患关系产生一定的影响，其主要表现为以下方面。

(1) 患者不尊重医务人员，错误地认为“我交钱看病，医务人员应该随时听我使唤”，轻则刁难、谩骂，重则无理取闹、大打出手，严重损害医务人员的尊严和人格，影响医患之间的正常关系。

(2) 不遵守医院的规章制度，扰乱正常的医疗秩序。如不服从医务人员的安排，就诊不挂号、不排队或强令医务人员为其做某项检查，或点名要药，甚至个别患者损坏医院的公共设备。

4. 曲解医疗争议　表现为患者或家属对医务人员采用的诊治手段和治疗效果有争议而引起矛盾。如有的患者对医务人员提出的检查要求不同意，有的对某项治疗有异议，有的对某些失认症或意外情况不理解，认为这是医务人员的过失。有的危重、疑难杂病，虽经全力抢救，仍然不能挽救患者生命，最后得不到患者亲属的理解。有的患者动辄以医疗事故要挟医疗单位和医务人员，或借此拖欠医疗费用等，扰乱了医院的正常秩序，进而激化医患关系。

(三) 医院经营管理方面

医院经营管理方面的原因，严格地说也是医务人员方面的原因。

1. 经营思想不正

(1) 斜道创益：指管理者在医疗实践活动中，过多地强调经济效益，自行增加收费项目，任意提高收费标准，忽略社会效益，以此增加医院收入，给患者及其家属和单位增加不必要的经济负担。

(2) 急功近利：表现为以短期内实现较好经济效益为目标，以赚钱营利为上策，甚至把创收的指标下达各个科室，诱发和迫使各科室唯心地去赚钱，导致“三乱(乱检查、乱用药、乱收费)”现象发生，缺乏长远计划。

(3) 服务定位偏向：如为厂家充当药品或医疗器械的推销员，搞所谓的创收，忽略医疗工作原则，影响医患关系的协调发展。

2. 管理措施不力　管理主要是指面向医院内部的一些活动，它的主要功能或作用是按照医院特有的医疗制度对员工的思想和行为进行计划、组织、管辖和协调控制的一系列活动。

(1) 管理规章不完善：医院管理中，缺乏切实可行的规章制度，或者制度不健全，导致管理环节出现漏洞，使医患双方特别是对医务人员失去了一定的约束力，造成工作秩序混乱，给患者就诊造成不便，甚至出现漏诊、漏治或延误治疗等。

(2)科室布局不合理：如科室布局以疾病为中心，医疗服务流程缺乏科学性、合理性和系统性的设置，降低医院运行效率，造成患者候诊时间延长或不能及时诊治或有病找不到医务人员等。

(3) 医疗服务质量低：如分工过细、环节过多，可能会导致医疗服务程序烦琐、复杂，不仅降低了工作效率，而且增加了患者的负担。因此，医疗服务过程的质量同样会影响医患关系。

(四) 社会因素方面

1. 卫生法规不健全　长期以来，我国先后制定和颁布了一系列卫生法规，对于提高人民的健康水平、维护医疗卫生秩序起到了积极的作用，且卫生法规是各级卫生机构一切工作必须遵循的法律依据。随着社会的进步、医学科学的发展和社会主义市场经济体制的建立，目前还存在卫生立法相对缓慢、法规宣传不到位及与市场经济体制发展的需要不匹配等问题，导致部分人的法制观念淡薄，扰乱医疗秩序，严重影响了医患关系。

2. 市场经济负面扰 市场经济体制的建立和发展，将价值规律引入医院的运行机制中。由于多种因素的影响，医务人员的劳动付出与收入不相等，直接影响了医务人员的工作热情和服务态度，对社会上出现的分配不合理、工资收入偏低等现象没有正确的认识，单纯追求金钱和名利，以开大处方、用昂贵药品等手段谋求多营利、多赚钱，从而影响医患关系。

3. 移风易俗变速慢 在部分医者和患者中，由于受旧意识和旧观念作怪，存在着一些不良陋习，如找熟人、开后门、拉关系、互相利用等。看病挂号、按序就医本是合情合理的事情，但在医疗活动中，常常遇到不少患者找熟人、拉关系提前看病，提前做某些检查，提前住院，提前做某些手术等，影响了正常的医疗秩序，导致其他患者不满。还有一些有社会地位的患者总是想方设法表明自己的身份，以引起医务人员对他们的重视和特别照顾；个别医德修养差的医务人员也想乘机了解患者的地位，以便互相利用，图办事方便，对那些有利可图或有地位的患者与“普通患者”不能一视同仁对待，也直接或间接地影响了医患关系。

四、中医学对医患关系的影响

（一）中国医患关系的类型

根据医患之间的不同情况，中国医患关系的模式可分为以下类型。

1. 父子型 中国传统家国一体和伦理本位的社会模式，决定了父爱主义思想在数千年的传统医学中占据着医疗行为的主导地位。如《孟子·尽心上》曰“亲亲，仁也，敬长，义也”，就是传统伦理对道德的理解。父子型的医患关系表现为医生对患者如父亲般的关爱，以及患者对医生的信任与依赖之情，正如喻嘉言《医门法律·问病论》所言“仁人君子，必笃于情”。

2. 平等型 中国古代医生多重视患者的隐私，以平等的姿态行医，以期获取患者信息。如《医门法律》记载：“古人闭户塞牖，系之病者，数问病情，以从其意，诚以得其欢心。则问者不觉烦，病者不觉厌，庶可详求本末，而治无误也。”平等型医患关系表现在医家与患者为了治愈疾病这一共同目标，互相信任、配合，平等交往。

3. 共同参与型 当代的中医医患关系主要是医患共同参与类型的互动伙伴关系，这就决定了医生应该更加重视医患关系，更加重视医患沟通在诊断、治疗和预防保健中的作用。

（二）中医学对中国医患关系的影响

1. 整体观念 中医学特别强调整体观，认为人体自身内部是一个有机的整体，以五行生克制化而相互制约，协调平衡，保持人体健康。整体观也认为，人体与外界是一个有机整体，互相联系，互相影响。同理，医患双方也是紧密相连，融为一体，相互联系，相互影响，共同抗御疾病，并贯穿于整个医疗过程的始终。若将两者割裂开来，甚至对立起来，医患关系就会出现问题。

2. 阴阳平衡 《易经》曰：“一阴一阳之谓道。”《素问·生气通天论篇》云：“阴平阳秘，精神乃治。”中医学特别重视人体的阴阳平衡与协调和谐，以维持正常生活而促进健康。阴阳犹如医患矛盾双方，两者必须协调平衡，才会和谐而不至于出现问题。阴阳有对立制约、互根互用、阴阳互藏、消长平衡、互相转化等关系，医患双方也会有对立统一、互相依存、此消彼长甚至互换角色等情况发生。医患双方应保持一种动态平衡才能构建医患和谐，而和谐医患关系的构建，必须以医方为主导。医方要以高尚的医德、精湛的医术、周到的服务、优雅的环境来营造一种良好的就医氛围，为患者提供完整且高质量的医疗服务。

3. 因人制宜 中医学特别强调，无论养生、治病，均是一人一策，其充分体现了因人制宜、以人为本的原则。中医学这种治病思想用来改善医患关系也同样适用，正如世界上没有两片完全相同的叶子，同样也没有两个完全相同的患者。那种千篇一律、缺乏人文关怀、只看病不看人的医疗方式，令患者心生不满。因而，中医学因人制宜的原则适合时代的发展和患者的需求，以人为本、因人而异、尊重患者，对构建和谐的医患关系至关重要。

第二节　医患双方的权利和义务

医患权利与义务是既对立统一又相辅相成的关系，医生与患者所享有的权利和负有的义务是由社会角色所决定的。首先，医患的权利与义务是统一的。医生在医疗活动中行使权利时必须履行一定的义务，患者也同样如此。如果单纯强调权利而不履行义务，或者单纯强调义务而忽视其权利，都是不公正、不允许的。只有在行使权利的同时履行相应的义务，才是合理的。医患双方的权利与义务的统一在于各自在享有权利的同时必须履行所负有的义务，而不是将权利与义务分离。其次，医生的权利与患者的义务基本是一致的。在医疗过程中，患者在履行义务的同时也赋予了医生的权利。患者积极履行义务，不仅有利于及时诊治，维护自己的健康利益，而且也有利于医生行使权利，提高医疗质量。患者只有真正履行义务，重视建立良好的医患关系，才有助于医疗工作顺利进行。再次，医生义务与患者权利是基本一致的，患者的基本权利就是医生的义务。医生面对任何患者都应提供医疗服务，尊重患者的人格和尊严，维护患者健康的基本权利，提供必要的信息，取得患者的知情同意和承认患者有监督自己医疗权利实现的权利等。患者所享有的权利实际上反映了医生在医疗过程中所负有的义务，因此，患者的医疗权即是医生的诊治义务；患者的疾病认知和知情同意权也是医生解释、说明的义务；患者的隐私保护权也是医生不能把患者的个人和家庭等情况向外人泄露的义务。

一、患者的权利

1. 平等的医疗权　平等的医疗权有以下两种含义：一是指患者都应该得到及时的治疗，医务人员不得拒绝患者的医疗要求。是否承认和尊重患者这一权利，是衡量医务人员医德水平高低的一个重要标准。任何无视患者医疗权利、将患者拒之门外、延误抢救时机、造成患者残疾或死亡的行为，是不道德的，甚至是犯罪的。二是指任何人享受医疗服务的权利是平等的。在医疗服务面前，患者在人格上是平等的，医务人员不能因为患者的地位、收入等不同而区别对待，对患者的疏冷和歧视，是对患者权利的蔑视。

2. 知情同意权　通常情况下，患者要求知晓自己病情的严重程度、治疗措施和疾病预后的情况，这是患者的权利。医务人员在不影响治疗效果和不引起患者心理刺激的前提下，应以患者能理解的语言告知患者实情，以利于患者配合进行治疗，使患者获得实情是尊重患者自主权利的一个方面。所谓知情同意权是指因病情需要实施复杂、危险的医疗处理、试验性治疗，或把患者作为人体实验的受试对象时，不管是否为了患者的利益，医务人员都必须在事先详细说明的情况下，鼓励患者及其家属提出他们所想问的任何问题，并清楚地、诚实地回答他们，待患者或其家属签署书面同意书后方能实行这些医疗处理或试验。这种权利即为知情同意权，如未取得患者知情同意即实行复杂、危险的医疗处理或人体实验，尽管医务人员的动机是好的，但仍要负道德和法律责任。

3. 隐私权 患者对自己生理的、心理的及其他与疾病相关的个人秘密和隐私有保密的权利。在诊治过程中，患者有权要求医务人员为之保密。医务人员在诊疗护理过程中，为了工作的需要知晓患者的相关秘密和隐私，绝不能向他人泄露张扬，也不能把有关的医疗文书（病历等）随意转给与诊治患者疾病无直接关系的其他医务人员。否则，不仅要受到道德的谴责，情节严重者还要负法律责任。

4. 监督权 患者在求医过程中，由健康主体变为医疗客体，医务人员成为掌握患者健康的医疗主体。为了防止医务人员滥用权力，患者具有监督权。凡医务人员拒绝抢救患者的生命或有妨碍患者医疗权利实现的错误做法时，患者有权向上级有关部门反映情况，并通过社会舆论提出批评或谴责，要求医疗单位或医务人员改正自己的错误，解决有关问题。医务人员和医疗卫生单位不可将患者这种监督和要求不加分析地一概加以否定，不能在出现医疗差错及事故之后，推卸责任、掩盖问题、蒙骗患者及其家属；更不能因患者行使监督权利，对医务人员的不道德行为提出批评意见，就利用医疗权利打击报复。

5. 疾病认知权 患者除意识不清或昏迷状态外，通常都希望能了解自己所患疾病的性质、严重程度、治疗安排和预后情况。医务人员应在不损害患者健康利益和不影响治疗的前提下，尽可能提供有关疾病的信息。

6. 享有合理限度的医疗自由权 ① 有权选择医疗机构，自主选择医生；② 除法律、法规规定的传染病实施强制治疗以外，患者有权决定接受或不接受任何一项医疗服务；③ 在不违反法律、法规的前提下，患者有出院及要求转院的权利；④ 有权决定其遗体或器官如何使用，如果患者死亡后，其近亲属有行使此项权利。

7. 免除一定的社会责任权 疾病或多或少地影响患者的正常生理功能，从而使其承担的社会责任和义务能力有所减弱。因此，患者在获得医疗机构的证明书后，有权依据病情的性质、程度和对功能影响情况，暂时或长期、主动或被动地免除相应的社会义务，免除或减轻一定的社会责任，有权获得休息和享受有关的福利。

8. 要求赔偿权 因医务人员违反规章制度、诊疗护理操作常规等构成失职行为或技术过失，直接造成患者死亡、残疾或组织器官损伤导致功能障碍等严重不良后果，被认定为医疗事故的，患者及其家属有权提出经济补偿及精神赔偿的要求，并有权追究相关人员的责任。

二、患者的义务

患者在享有上述权利的同时，必须履行一定的义务，保障医疗工作的正常开展，以对自身负责、对他人和社会负责。

1. 保持和恢复健康 人一旦患病，其承担的社会责任和义务的能力将减弱，会给家庭和社会增加负担，个人也因此受到损失。努力减少这种损失，是每一社会公民不可推卸的责任。现代医学证明，许多疾病的产生和发展与人们的生活方式、生活习惯有直接关系。如吸烟、酗酒、暴饮暴食、生活无规律等，都是导致疾病发生或影响健康的重要因素。因此，不仅要积极治疗疾病，更要防患于未然，养成良好的生活方式，合理膳食，注意锻炼身体，增强抗病能力，这种义务和责任是包括患者在内的全体公民必须履行的。

2. 积极配合诊疗 患者有知情同意的权利，也有在医生指导下对治疗做出负责的决定并积极配合医生认真履行诊治决定的义务。患者应自觉遵守医嘱，主动接受各种必要的治疗，积极配合医务人员进行科学的处理。如果患者在治疗过程中，未经医务人员允许，擅自中止治疗，不按医嘱规定服药或随便浪费药品，这是对自己、对社会不负责任的不道德之举。

3. 承担医药费用　我国目前处于社会主义初级阶段，国家经济条件有限，不可能全部承担每个公民的医药费用。每个社会公民在患病时都有义务承担一定的医药费用，以支持医疗卫生事业的发展，不允许发生拒付医药费用的行为。

4. 避免将疾病传播他人　患病不单纯是个人的事，它往往与社会其他成员的健康有着密切的关联，如通过水平传播的传染病和通过垂直传播的遗传病等。对此，患者应认识到主动接受治疗、防止疾病的传播和蔓延，是其应尽的义务，并能理解隔离等治疗措施，积极配合治疗。

5. 尊重医务人员及其劳动　医务人员担负着救死扶伤的重任，为患者的治疗和康复付出了辛勤的劳动，理应受到患者和社会的尊重，对医务人员人格和劳动的尊重是患者的义务。然而，在临床医疗活动中，有的患者为谋求某种私利或利益，提出不合理的要求，当遭到医务人员拒绝时，即对医务人员提出种种非难，甚至谩骂、诽谤、殴打，这是道德和法律所不容许的。

6. 支持医学科学的研究和发展　医学科学的发展，离不开医学科学的研究。医务人员对疾病的预防、治疗及疾病的发生、发展进行科学研究，需要患者的密切配合。如新医药技术、设备的临床人体试验，需要患者作为受试对象；对未能明确诊断而死亡的患者进行病理解剖，需要患者家属的支持；医学教育时医学生的教学见习和临床实习，需要患者的信任、理解和支持。这些工作都是发展医学科学的需要，是造福人类的事业，患者有义务支持。

三、医务人员的权利

1. 医学诊查权　在医疗的全过程中，每一项医疗行为和医疗方案的决定，如对疾病诊断采用的措施、选择治疗方法等都属于医生权利范围，由医生自主决定。当然患者和家属可以参与讨论并提出意见，但不能代替医生做出决定。医生的诊治权利是不受外界任何因素干扰的，即使来自社会或者其他原因的干预，医生也有权根据患者疾病的情况自主地进行判断和处理，排除一切非医学的种种因素影响。这是维护患者的生命和健康的需要，而不是出于任何个人的目的。因此，医生的诊查权必须受到保护，这是医学职业所决定的。

医学检查和诊治是医生执业首要的基本权利。医生需要通过医学诊查，了解患者出现了哪些病理、生理的变化，以此做出诊断，拟定相应的治疗方案，实施有效的治疗。正确的诊查取决于医患双方，患者必须要如实地、毫不隐瞒地告知医生自身的家族病史、个人疾病史、有无遗传病等，医生通过各种检查方法，对患者的症状、体征经过必要的物理学、化学、生物学、解剖学及生理学等诸多查验后做出分析判定，制订治疗方案。隐瞒病史将可能导致分析判断的错误，影响正确制订治疗方案，对此必须强调医生对疾病查验的知情权。当然，错误的诊断也可能来自医生的粗心大意和过于自信，缺乏细致入微的查验，导致治疗方案的错误，对此必须制定规范且严格的诊查措施。

2. 疾病调查权　这是指医生为了明确诊断，向患者进行询问、调查。调查病情的起因、进展、过程、身体现状、生活习惯等，有无不良行为，有无既往病史、家族史、遗传史等。由于医患的特殊关系，在医生进行调查时，患者必须将自身隐秘之事告知医生。对此，医生有依法保密的义务，不允许以医疗之外无关的目的，向他人泄露患者的隐私。

3. 医学处置权　也是医学处理权，是医生在执业过程中享有的一项基本权利。这一权利是医生以保证患者恢复健康或有利于疾病好转为前提，根据医学科学的原理，针对患者的疾病，提出医学的处置方法和处置措施。如进行哪些检查，采用何种治疗手段，是否需要住院，是否施行手术,使用什么药物,进行何种护理,怎样控制病情的发展与恶化等。

4. 宣告患者的死亡权　患者的死亡是一个生物学过程,医生须按照中国认定的死亡标准做出死亡判断。对死亡的认定是一个纯医学判断,不能加入其他价值判断。对危重和晚期癌症患者,尽管患者身心极度痛苦,又缺乏有效的医疗手段,也应竭力减轻患者的痛苦,给予患者临终关怀。

5. 对患者的隔离权　为了保护社会人群的健康利益和维护社会的稳定,医生有权对某些传染病患者和发作期的精神病患者等实行隔离治疗,以免对他人造成疾病的传染或伤害,危害他人的健康。但医生的这一权利只能在为了维护他人健康和有利于社会稳定的情况下实施,而绝不能出于其他目的。

6. 医生的干涉权　又称医生的特殊权,是指在特定的情况下,限制患者自主权利以达到对患者应尽责任的目的。这一权利只有在患者自主原则与生命价值原则、有利无害原则、社会公益原则等发生根本冲突时使用,才是正确的、道德的,其应用范围有以下方面。

(1) 若拒绝治疗给患者带来严重后果或不可挽回的损失时,医生在认真解释的前提下有权进行干涉,如晚期肿瘤患者或危重症患者,或有些自杀未遂者。还有,对具有较强传染性的传染病患者拒绝相关隔离治疗措施,医生可依据有关法律规定及公益原则,运用其特殊干涉权,对患者采取强制治疗措施。

(2) 进行人体实验性治疗时,如有些实验性治疗会对一些患者导致不良后果,虽然患者对实验性治疗已表示知情同意,但如果患者是出于某种目的要求进行实验性治疗的,医生必须行使特殊的干涉权保护患者的健康利益。

(3) 有些患者出于某种目的而来医院诊治,如要求提供不符合事实的病情介绍和证明,提出一些与病情不符合的要求,医生在了解情况、全面分析和认识疾病的基础上可以行使干涉权,否则会侵犯患者的权利,造成医患关系的冲突。

(4) 在认知疾病预后时,患者有疾病认知权利,医生应认真负责地给予解释和说明。但是当患者了解诊治情况及预后有可能影响治疗过程或效果,甚至对患者造成不良后果时,医生不得不隐瞒病情真相,这时医生干涉权的使用是必须的,也是道德的。

四、医务人员的义务

(一) 医生对患者的义务

医生的义务是指医生应尽的责任。由于医学科学的特殊性,其义务的特点是依靠医务人员内心的信念,无条件地忠实于患者的健康利益,对患者的生命负责,不能伤害患者。医生对患者的义务有以下方面。

1. 承担诊治　医生必须用其所掌握的全部医学知识和治疗手段,尽最大努力为患者服务,这是医疗职业特点所决定的。医生所做的一切必须以患者的健康为前提,任何非医学理由,都不能成为推卸、限制或中断对患者治疗义务的理由。1949 年,世界医学会通过的《日内瓦协议法》明确规定:“在我的职责和我的患者之间不允许把对宗教、国籍、种族、政党和社会党派考虑掺杂进去。”因此,医生不能因观点不同、个人问题以及其他理由,推卸为患者诊治的义务。

2. 解除病痛　患者的痛苦包括躯体性和精神性的痛苦。医生要用药物、手术等医疗手段努力控制躯体上的痛苦,还要以同情心理解和体贴患者,做好心理疏导,消除患者心理上的痛苦。

3. 解释、说明　医生有义务向患者说明病情、诊断、治疗、预后等有关医疗情况。特别是在诊治措施存在或可能给患者带来不利的影响时，医生更应向患者做充分解释与说明。这不仅是为了取得与患者的合作使医疗工作正常开展，更重要的是对患者自主权的尊重。但解释与说明的目的是为了让患者了解有关情况，而不是去增加患者的思想负担。

4. 医疗保密　医疗保密工作一般包括两个方面：一是为患者保守秘密，在诊疗过程中，由于了解病情的需要，患者常常向医务人员提供各种隐私，对此既不能随意泄露，更不能作为谈笑资料加以宣扬，应该做到守口如瓶。二是对患者保密，在特殊情况下，为了使医疗工作顺利开展，有利于患者的治疗，对某些患者的病情及预后需要保密；有些检查是为了社会的需要，也应加以保密，如对孕妇进行B超检查时，不能向孕妇透露胎儿的性别，这既是医务人员应履行的义务，又是拒绝孕妇和家属不合理要求的权利。

（二）医生对社会的义务

现代医学伦理学中，医生义务的概念是传统义务概念的延伸和发展，强调医务人员对患者尽义务的同时，必须对社会尽义务。医生对社会的义务有以下方面。

1. 面向社会的预防保健　要主动宣传普及医药卫生知识，提高人们自我保健和预防疾病的能力，支持和参与卫生防疫和环境治理活动，对整个人类社会的健康承担起义务。

2. 提高人类生命质量　建立社区医疗服务网络体系，为社区群众提供医疗保健、医学遗传咨询、家庭病床等服务；积极参加优生优育、计划免疫和提高人类健康素质的工作；重视老年人的保健和亚健康的诊治；开展认识生命与死亡的教育工作，促进社会的文明和进步。

3. 参加社会现场急救　对突发性的自然灾害以及工伤、车祸等意外事故，医务人员应立即奔赴现场，尽力抢救，以社会利益和人民的生命安危为重，绝不能推卸、躲避和耽误现场急救工作。一旦遇到传染病流行，要不怕牺牲，服从组织安排，奋勇奔赴疫区，积极投身防治现场和医疗第一线，努力工作。医务人员肩负着稳定社会秩序、保护人民生命安全的义务。

（三）发展医学科学事业的义务

要使医学科学事业不断发展，提高临床诊治水平，增强人体健康素质，需要医务人员刻苦钻研新理论、新技术、新操作，具有一种献身和求实的精神。医学科学的发展，关系到人的生、老、病、死，是一项非常艰巨的事业，医务人员应以执着的精神，贡献自己毕生的精力。

一般来说，医生对患者和社会的义务是统一的。但是，由于利益的基点和指向不同，常存在着矛盾和冲突。如优生中的个人生育权与生命质量论的冲突、稀有医药资源的分配等，当产生矛盾时，医生必须首先进行多元利益的对比分析和优化选择，确保根本利益不受损害，多方利益合理兼顾。如若不顾一切满足患者，则会严重损害社会利益，此时要以社会利益为重，说服患者使个人利益能服从社会利益，努力将两者统一起来。

第三节　医患关系的伦理学基础

医患关系是伴随着医疗服务而诞生的，医疗服务的质量和水平是衡量医患关系的晴雨表。大医精诚、杏林春暖、橘井泉香，一代代名医留给后人无数佳话。

一、医患关系的伦理特征

医患关系首先是一种人与人之间的关系，医患关系的伦理性是医患关系最基本的内涵。

1. 一致性和相容性　首先，医患双方的目标是一致的，都是为了战胜疾病。患者求医，医生施治，医生和患者是良好的协同体。其次，医患双方的利益是相互依存的。没有患者，医生即失去存在的价值；而离开了医生，患者的健康也无法得到保障。再次，医疗的过程是相互的，医患双方的互动、互利、互助，共同促进了医学科学的进步。

2. 失衡性和矛盾性　医患双方人格平等，患者有权利参与和决定自身的医疗活动，但由于医学的专业性和权威性，双方地位并不平衡，医生往往处于主导的、支配的、决定的地位，而患者处于被动的、依赖的、受人支配的地位。加之医患双方信息不对称及对医学专业认知上的差异等，均可能造成医患关系的矛盾冲突。

二、医患沟通的伦理原则

1. 人本原则　现代社会的发展以人为核心，以满足人的需求为价值取向。医学之父希波克拉底说："关心患者比关心疾病本身更重要。"南丁格尔说："护士的工作对象不是冷冰的石块、木头和纸片，而是有热血的生命的人类。"以人为本的理念反映在医疗领域中就是一切以患者为中心，强化医务人员的责任意识，在救治中尽最大努力，选择最佳诊疗方案，把对患者的可控伤害降到最低。

2. 诚信原则　诚信是社会赖以生存和发展的基石，也是医患沟通的基础和根本。当前存在的一些现象如过度医疗、滥施检查、盲目手术、夸大病情、违规收费、虚假广告等现象，严重降低了患者对医务人员的信任度，增加了医患沟通的难度。因此，医务人员要加强对患者的人文关怀，主动真诚地赢得患者的信任；作为患者也应真诚地信赖医生，这既是对医生的尊重，又是确保医疗质量的需要。

3. 平等原则　人格平等是医患双方沟通的前提。传统的医患关系以医生为主导，使得医务人员对患者存在优越感，严重影响医患之间的良好沟通。实践证明，随着医学模式的转变，平等合作的医患关系越来越得到认可和推广。

4. 公正原则　在医疗服务中应公平、公正地对待每位患者。以医疗资源分配中的公平优先、兼顾效益为基本原则，根据患者的病情需要合理地分配与使用医疗资源。

三、医患沟通的伦理规范

1. 救死扶伤，忠于职守　救死扶伤是医者的神圣天职和最高宗旨，忠于职守是医者应有的敬业精神和职业操守。救死扶伤、忠于职守是医者正确对待医学事业的基本准则，是医疗卫生事业和人民健康利益的根本保证。它要求医务人员正确认识医学职业的人道性和神圣性，从而培养医务人员的职业责任心和敬业、勤业精神。

2. 钻研医术，精益求精　这是医务人员在学风方面必须遵循的伦理准则。它要求医务人员充分发扬科学的求实精神、进取精神、创新精神，学好学精业务本领，做好本职工作。医务人员的精湛医术、优质服务及安全可靠的医疗质量，是良好医患沟通的前提和保障。

3. 平等交往，一视同仁　平等交往是指医患双方平等相处，一视同仁是指医务人员平等对待患者，患者在权利、利益、人格上享有平等权。医务人员在诊疗中应做到不论患者年龄、性别、种族、国别、地位高低、权力大小、知识深浅、关系亲疏，都要平等相待，尽职尽责。以平等的态度，尊重并尽一切努力满足患者的正当合理要求。

4. 举止端庄，语言文明　医务人员的言谈举止，都会对患者的情绪、心理状态产生影响，从而影响患者对医务人员的信任度。古希腊名医希波克拉底就说过："医生有两件东西可以治病，一是语言，二是药物。"举止端庄要求医务人员仪表谈吐要合乎文明礼貌，在与患者的交往中态度温和、礼貌、亲切、适度。语言文明，要求使用文明用语。医务人员的语言，一是要讲求科学性，做到规范表述、通俗易懂、实事求是；二是要注意艺术性，言语的方式、内容场景要因人而异。如对性格内向的患者多用同情体贴的话语，对重危患者多用鼓励和解释的语言；用礼貌性的语言维护患者的自尊，用保密性的语言保护患者的隐私。

5. 知情同意，保守医密　知情同意是指患者对自己的医疗状况拥有知情权和选择权。它要求医务人员详细而真实地向患者告知有关诊断结论、病情预后、治疗目的及方法，可供选择的治疗方案及其利弊、费用开支等，让患者在不受任何干涉、暗示引诱的情况下，自主地选择诊疗方案。临床上的手术谈话、签字制度等就是这项伦理规范的实践应用。保守医密是传统的医德规范，在医疗实践中出于保护性医疗要求，允许医生说些"善意的谎言"。例如，一些心理承受能力较差的患者若知道自己病情的真相，往往会心理压力过大，丧失治疗信心。对这样的患者，在其家属知晓病情的前提下实行保密是有益的。另外，医务人员对有关患者的隐私如生理缺陷、不良生活方式、不道德行为等，在不损害社会公众利益的前提下，应为患者严守秘密。

第四节　社会主义医患关系的特征及道德要求

随着社会主义市场经济体制的建立，人们的道德价值观念发生了深刻的变化。如何适应现代经济生活的深刻变革和现代医学模式的转变，构建社会主义新型的医患关系显得尤为重要。

一、社会主义医患关系的特征

从现实的医学理论和医学实践角度出发，社会主义医患关系的最主要特征是契约关系或合同关系与信任，主要表现在以下方面。

1. 医患关系是一种契约关系或合同关系　契约是平等主体之间订立的有关民事权利与民事义务关系的协议。在协议中医患当事人的法律地位是平等的，都具有独立的人格，没有高低、从属之分。医患相互间应平等相待，双方都应该尊重对方的人格和权利。患者由于各种原因，在生理、心理等方面承受病痛，到医院把健康和生命托付于医务人员，医生在接受患者委托后，应做到真诚相待并努力减轻患者的身心痛苦。

2. 信任是医患关系的支柱　要做到互相信任，医生取信于患者是主要的。医生应提高自身道德修养和医疗水平，热情真诚地对待患者，取信于患者。而患者对医生也应以诚相待，认真执行各项医嘱，并与医务人员建立良好的医患关系，这样才能有利于医疗工作开展，取得良好的诊疗效果。

二、新型医患关系的道德要求

根据我国生产力水平及社会生产关系的客观要求，我们应以社会主义医德的基本原则为指导，以法律为准绳，关注医患关系民主化、法制化、物化的“三化”发展趋势，践行“三化”发展趋势的道德要求。

（一）医患关系民主化趋势及其道德要求

1. 医患关系民主化趋势

（1）民主是现代理念，是社会及其文明程度提升的产物：社会民主进程反映在医患关系中，主要体现为患方的自主意识逐渐形成并不断强化，医方也在不断培育尊重、维护患者自主性、自主权的现代意识和行为准则，医患交往模式同时由传统的“父子型”向“朋友型”转换。医患关系在伦理层面的“信托—契约—合作”框架，表征着医患关系民主化趋势的道德本质，既是社会发展的标志，也是医学进步的标志。

（2）医患关系的民主化趋势空前增强：在我国，伴随着社会主义市场经济的发展、医疗保障制度的完善以及健康教育和健康促进的发展，目前医患关系的民主化趋势空前增强，“指导—合作型”“共同参与型”医患关系正逐步成为医患关系的主流，患者的素质不断提高，平等、民主、维权意识不断上升，医疗保健需求不断增长（多元化、全方位、多层次、高标准）。这些必然对医务人员提出更高的道德要求。

2. 医患关系民主化趋势的道德要求

（1）以人为本，恪守职业道德：① 民主不仅仅是一种良好的医疗作风，更深层次的含义是医务人员对患者的尊重和关怀，以人为本，提供人性化服务；② 为充分体现医学道德应有的境界，医务人员必须恪守职业道德准则，实事求是。

（2）平等待患，一视同仁：① 平等待患不仅是医务人员的一种美德和境界，更深层次的本质是以人为本和对患者自主性、人格尊严的尊重、维护及其伦理诉求；② 现代的民主理念，必然要求医患平等交往，要求医务人员一视同仁地对待有千差万别的患者。

因此，要真正做到平等待患、一视同仁，医务人员就必须从培养独立人格、民主理念入手，养成现代医学伦理素质，通过身体力行去把道德要求变为现实。

（二）医患关系法制化趋势及其道德要求

1. 医患关系法制化趋势

（1）世界范围内，医患关系的法制化趋势：此趋势启动于 20 世纪中叶，现仍在不断加强，应给以充分的关注和研究。

（2）我国医患关系法制化的要求与发展：① 加强法制建设是我国医患关系发展的必然要求；② 法制建设的推进为构建新型医患关系提供了一个底线伦理框架。

（3）国内外医患关系法制化趋势的出现，是医学与社会协同进步、交互作用的产物：现代社会是法制社会，人际关系的法制化模式，为社会秩序的正常化提供了基本保障。社会关系的这种性质和特点，不可能不进入医患关系。更为重要的是，医患双方越来越追求社会公平、有序交往，这为医患关系法制化趋势的出现提供了直接的生长点。

2. 医患关系法制化的道德要求

（1）依法治医与以德治医相结合：医患关系法制化既反映医学道德进步的要求，又对医学道德进步具有保障和促进作用，并为依法治医和以德治医的相互结合提供了依据。

（2）医务人员更高的职业道德要求：① 对现代医学伦理理念、基本准则应该有全面的、深刻的理解，并且应该认真、负责地践行；② 应该创造性地解决某些“两难选择”问题，化解多元价值冲突，充分体现社会公正；③ 应该进行全方位的医德修养，集医学道德理论素质、情感素质与智慧素质于一身。

（三）医患关系物化趋势及其道德要求

1. 医患关系物化趋势

(1) 医患关系的物化趋势：在现代医患关系中，以物化形态出现的科学技术设备、手段、因素，不仅越来越多，而且作用越来越突出。它们作为一种必要的中介物，频繁地出现在医患交往中，使医患关系形成了一种“人（患者）—机（物）—人（医务人员）”的交往模式。

(2) 医患关系物化趋势的双重伦理效应：① 正效应。随着实验医学的兴起和科学技术的进步，诊疗设备的大量投入使用，使医生的诊断越来越快速、准确，治疗越来越及时、有效。物化手段的合理运用可以最大限度地减轻患者的损伤和痛苦，减轻医务人员的劳动强度，使医学人性化服务惠及各方。② 负效应。一方面使医务人员产生依赖现代医疗仪器的心理。不少医生错误地认为，先进的医疗仪器完全可以代替对患者必要的问诊、细致的体格检查以及追根究底的临床思维。这样将使医患之间必要的感情交流大大减少，出现医学服务“非人化”的趋势。另一方面是“看病贵”。引起看病贵的主要原因是高新仪器增多，检查项目成本高、费用大；个别医生单纯追求利益，不管患者的病情是否需要，大开检查单。

物化趋势使原本关系十分密切的医患之间出现隔阂，使医患双方在感情、思想上的交流淡化，使医务人员重病不重人，使患者与疾病、社会的人与自然的人、有思想情感的人与生理的人被割裂开来成为可能，医患之间的伦理属性及空间被严重挤压、萎缩。

2. 医患关系物化趋势的道德要求　① 医务人员要加强职业道德修养，在应用先进技术时应主动关心患者，尊重患者，融洽与患者之间的关系。② 医务人员要合理地应用医疗仪器设备，必须考虑适应证，必须考虑是否符合病情需要，必须考虑可供选择的医疗仪器设备应有的使用次序，必须考虑患者及其家庭的经济承受能力；而绝不能代替医患之间的必要交流（如询问病史等），绝不能代替临床体格检查，绝不能代替临床思维推理，绝不能代替医德责任心。总之，在习近平新时代中国特色社会主义思想的指引下，坚持开展以人为本、以德治国的精神文明建设，密切关注医患关系“三化”的发展趋势，努力践行“三化”发展趋势的道德要求，我国新型的社会主义医患关系一定更加完善、更加美好起来。

第五章

预防医学与环境保护的伦理道德

导学

1. 掌握环境保护伦理。
2. 熟悉预防医学伦理。

预防医学与环境保护是事关人民身心健康与生活质量的社会主义卫生事业的重要组成部分，在现代工农业生产发展和社会人口持续增长中，发生或正在发生重大变化，面临研究的课题越来越多，任务极其繁重。与此同时，其道德问题也日益突显，深刻认识预防医学与环境保护道德的重要性，调整好诸多道德关系，对贯彻落实国家“预防为主”的卫生工作方针，防病治病，保护和改善人民赖以生存的环境，实现经济和社会可持续发展，造福子孙后代迫在眉睫，任重道远。

第一节　预防医学伦理

作为一门综合性学科的预防医学，它是以社会人群为工作对象，以预防为主作为工作指导方针，以“环境—人群—健康”为工作模式，综合运用现代科学技术和方法，研究社会人群健康和疾病发生、发展、转归的本质与规律，探讨内外环境以及社会活动对人类健康和疾病的影响，保护和促进人群身心健康，预防疾病和失能，延长寿命，提高人群生命质量。它针对造成疾病流行的诸多潜在因素，采取积极有效的措施，治理、改善和优化人类的自然、社会环境，从而发挥出巨大的社会和经济效益，体现着社会道德的进步。预防医学道德作为制约人们信念和行为规范的力量，融入在预防医学的主体活动中。预防医学工作者必须遵循医德基本原则和规范，为实现预防医学的职业目标而努力。

一、预防医学的策略及作用

（一）预防医学的三级预防策略

预防、控制、消灭疾病和促进人群健康是预防医学的目的。这就必须根据疾病发生、发展的规律及决定健康因素的特点，制定全面覆盖疾病发生前、中、后的分级干预策略，即三级预防策略。第一级预防又称病因预防，是在人群的健康期即采取措施，预防疾病因子作用于人体的根本性预防。第二级预防又称“三早”预防，是在疾病的临床前期做好早期发现、早期诊断、早期治疗的预防，控制疾病的发展和恶化。这种预防还要在“三早”的基础上，做好早期报告、早期隔离工作，亦称“五早”预防。第三级预防即临床期预防，是采取及时合理的治疗措施，防止病情恶化、致残，减少疾病的病死率，延长患者寿命。

（二）预防医学的地位和作用

在我国医疗卫生事业中具有重要战略地位的卫生健康工作方针是“预防为主”。预防医学的根本宗旨是：积极开展预防工作，防止疾病发生，控制疾病蔓延，降低病死率，减轻并发症、后遗症，提高人群的健康水平。与临床医学相比较，预防医学更符合人类健康利益的要求，是代表医学发展的方向，具有更直接、更积极、更现实、更经济的意义。

1. 预防工作关系到国家的经济建设能否顺利进行　按照新时代中国特色社会主义发展的战略安排，到本世纪中叶要把我国建设成为富强、民主、文明、和谐、美丽的社会主义现代化强国。实现这一目标必须加快经济建设步伐，科技进步和经济社会发展最重要的资源是人才。搞社会主义经济建设，需要大批身体健康的劳动者。从对社会作用看，预防疾病比治疗疾病更重要。预防一个人不生病所需的费用，比治疗一个患者所需的费用要少得多，两者相比，相差几倍，甚至几十倍、上百倍。加强预防工作，被保护的劳动力所创造的和由此产生经济效益是不可估量的。要把预防工作放在促进国家经济建设的战略高度上去认识，认真学习、掌握预防医学知识，更好地为社会主义经济建设服务，这就是对于预防医学工作者的要求。

2. 预防工作关系到人民的身体健康和社会生活秩序的稳定　世界卫生组织制定“人人享有卫生保健”的全球战略目标，这既是医务人员奋斗的方向，也是广大人民群众根本利益的体现。预防工作必须本着重在建设、贵在坚持的原则，防患于未然，任何疏忽大意，都可能给人民群众健康带来不可弥补的危害，给社会造成不良影响，甚至使人们的正常生活秩序陷入混乱，根据世界卫生组织网站数据显示，自 2020 年 1 月起至 2022 年 5 月 27 日 23 时 52 分（北京时间），全球累计确诊新型冠状病毒肺炎病例 525 467 084 例，累计死亡病例 6 285 171 例。新型冠状病毒肺炎疫情是百年来全球发生的最严重的传染病大流行，也是我国遭遇的传播速度最快、感染范围最广、防控难度最大的重大突发公共卫生事件。病毒突袭而至，疫情来势汹汹，人民生命安全和身体健康面临严重威胁。

3. 预防工作关系到全民族生命质量的提高和子孙后代的幸福　传染病发病率的多少，人民健康水平的高低，人均寿命的长短，直接关系着一个国家全民族的生命质量。目前，我国共有 40 种法定传染病，其中八成已经攻克，除了登革热、狂犬病这些古老的传染病，正在肆虐的多是一些新发的流行病如新型冠状病毒肺炎，由于病毒不断变异等原因，至今还未研制出高效的疫苗或药物，科学家们对它们的研究还在艰苦地进行中。近年来，某些寄生虫病在我国南方有局部流行，职业病和中毒事件屡有发生，被称作“21 世纪瘟疫”的艾滋病和其他性传播疾病也有上升趋势，再加上我国的经济基础薄弱，预防工作的任务还很艰巨。这就要求预防人员必须以严肃认真的态度，面对社会现实，以高度负责的精神，兢兢业业地做好预防和控制工作，为提高人民健康素质，为造福子孙后代，为国家民族的强盛，做出自己的贡献。

二、预防医学道德的含义及特征

（一）预防医学道德的含义

在预防医学职业活动中，调整预防医学工作者与人群、环境、社会以及预防医学工作者之间关系的行为准则和规范，称为预防医学道德，其随着人类的进步和预防医学的发展、完善而不断发展。

预防医学道德的发展，经过漫长的历史过程。古代生产力水平和人类认识水平低下，不能正确地解释疾病的产生和迅速传播而带来的灾难，往往归于神灵的惩罚。在人类与自然界抗争和与疾病斗争的过程中，逐步认识到疾病和健康与周围环境因素有密切关系，认识了防病的重要性，积累了很多防病经验，创造了很多卫生措施。预防医学的思想在我国有悠久的历史，中医学最早的经典著作《黄帝内经》就提出“圣人不治已病治未病”的思想。古希腊医学奠基人希波克拉底也强调，医生应当关心健康人，主张在治疗上注意患者的个性特征、环境因素和生活方式对疾病的影响，他还亲自参加了雅典瘟疫大流行的扑灭运动。这是医学伦理学史上早期的预防医学道德思想的反映。18 世纪初，英国医生爱丁伯将用于加强对传染病患者进行检疫、防止公众得病的措施称为“政策医学”。20 世纪 50 年代，人类在战胜鼠疫、天花、霍乱等流行病后，逐步认识到个人、家庭和社会环境对疾病控制的作用及影响，一门以研究疾病预防的性质、任务、方法和规律的专门学科——预防医学被正式提出。

随着社会生产和科学技术的发展，人类对致病因素的认识，逐渐扩大到整个生活环境和生产环境各个环节。纵观世界各国情况，近百年来，预防医学经历了从预防传染病到预防心血管疾病、恶性肿瘤、意外死亡为主要对象的变革，这一变革说明预防保健工作的重点必然从自然环境转到社会环境中来。与此相联系，预防医学以及相关的伦理道德观念被提到了重要位置，预防医学的道德问题，无论在深度和广度上，均越来越深刻地凸显了它的重要性和迫切性，从而引起了世界的广泛关注。

（二）预防医学道德的特征

1. 预防医学道德责任的社会性　它的工作范围极其广泛，包括农村与城镇、高山与平原、江河与海洋等领域，各行各业、男女老少都与预防工作紧密相联。预防医学道德的核心是对全社会负责，它以社会、人群为出发点，探索和研究各种疾病在人群中的流行过程和分布规律，掌握环境对人群健康影响的因素，从而采取各种相应措施，改善卫生状况，增进人民健康。它要求不断提高环境质量和卫生保健服务质量，要求群体保健并积极面向健康。这就决定了预防医学工作者要认真履行自己的社会职责，牢固树立起对人民的健康负责和对社会负责的道德观念，以维护广大人民群众利益为出发点，把社会效益放在首位，正确处理各种关系，包括预防人员与受保护群体之间的关系、被监督单位和个人之间的关系、临床医务人员之间以及预防人员之间的关系等。要时刻牢记预防工作的宗旨是保护整个社会人群的利益，坚持个人利益服从集体和国家利益、局部利益服从整体利益、眼前利益服从长远利益的原则，不计个人得失，坚定不移地做好预防工作，致力把隔离患者、封锁疫区、卫生监督、消除环境中的诸多有害因素消灭于预防工作的全过程。疫情就是命令，防控就是责任，中国人民在抗击新型冠状病毒肺炎疫情期间，坚持人民至上、生命至上，以敢于斗争、敢于胜利的大无畏气概，铸就了生命至上、举国同心、舍生忘死、尊重科学、命运与共的伟大抗疫精神。

2. 预防医学道德责任对象的群众性　预防医学工作者的工作对象主要是健康的社会人群或健康带菌者，也兼顾对某些传染病、地方病、流行病调查及实施隔离、消毒检疫过程的患者，而不是专门面对个体患者。预防工作的内容与人们的工作、生活环境密切相联，但人们通常难以理解预防医学工作者的工作价值。例如，在对水源、生活区居住条件、粪便、垃圾等进行规范管理，可能有人感到不便甚至有不满情绪。这就要求预防医学工作者对自己工作的前瞻性和道德责任对象的群众性特点有充分的认识，加强道德修养，增强对社会、对人类负责的道德责任感，采取各项有力措施，宣传教育群众，争取群众的密切合作，使他们自觉参与预防活动，形成群防群治的优势，实现控制疾病，由治好病到不得病，由不得病到健康长寿，为达到提高整个民族健康水平的目的而努力工作。

3. 预防医学道德责任效果的长期性和间接性　预防医学的工作对象是社会整体人群，是以根除社会人群中的各种疾病因素为根本任务，预防工作效益是长远的、潜在的，有些疾病的防治结果甚至长时期内也难以表现出来。这是预防医学与临床医学的区别所在，临床医生通过治疗患者，使患者转危为安，所产生的社会效益立竿见影，很快就到社会的承认。而预防医学工作者对于诸如天花等传染病的有效控制，需经几个世纪的努力，才最后实现。因此，就使一些人轻视预防工作、忽视预防工作的意义，造成预防工作困难重重。面对这种情况，必须引导群众自觉形成良好的卫生习惯，树立讲卫生的观念，认识预防工作的重要性和迫切性，使其主动参与、支持预防工作，促进预防工作的顺利开展。预防工作者应该具有良好的品行德性，坚持不懈地履行自己的社会职责和道德义务，积极开展卫生宣传教育。

4. 医学道德行为的合作性　预防医学具有时间紧、任务重、要求高、难度大的特点，工作中既要研究自然环境中水、土、空气等与人体疾病的关系，也要研究社会环境中政治、经济、文化等因素对人类健康的影响；既要关心群众的日常生活，又要管好人们的生老病死。它不仅与患者接触，还要与健康人群、社会团体、行政部门等广泛交往，是一个系统工程。因此，预防工作要在社会“大卫生”观念的指导下，加强与社会各方面的联系，互通情况，密切协作，真正达到保护群众健康的目的。首先，预防医学工作者要善于协同，树立大局观念，主动向有关部门反映情况，征求群众意见，提出建议，争取他们的配合与协助，保证预防工作的全面落实。其次，有关部门和单位也应把自己履行卫生法律法规职责或义务的情况，包括经验教训、存在问题、改进措施等，及时反馈给卫生健康部门或疾病预防控制机构，以便不断改进工作。随着医学科学的发展和社会的进步，预防医学所面临的研究课题越来越多，内容也更加复杂，要求预防人员加强学习、善于协同，不断研究新情况、解决新问题，采取生物、心理、社会以及行为和生活方式的综合防治措施，不断开拓创新预防医学的工作内容。

三、预防医学道德的原则

1. 预防为主的原则　预防工作者必须树立群众观点，深入到社会人群中去，自觉把广大人民群众的利益放在首位，使“预防为主”的方针落到实处，这既是“预防为主”的原则规范，也是预防医学的一项重要道德原则。“预防为主”体现了我国预防医学道德的最重要特点：它面向未来，着眼现实，注重预防，防治结合，从整体的高度、从社会与人类发展的利益上来认识和规划防治疾病、保护人民健康的工作。“预防为主”的方针，正视和强调自然与社会的统一，把移风易俗、除害灭病与社会的进步和国家的富强联系起来，这对于社会主义物质文明和精神文明建设的深入发展必将起到积极的促进作用。因此，预防为主的原则既是预防部门，也是整个医药卫生系统、全体医务人员及广大群众必须贯彻执行的原则。

在“预防为主”原则的贯彻落实中，全国范围内开展了除害灭病爱国卫生运动，使城乡卫生面貌发生了根本变化。1980 年，世界卫生组织宣布天花被人类消灭。我国基本消灭了血吸虫病、脊髓灰质炎，有效预防控制鼠疫、霍乱等传染病的暴发和流行。一般传染病、地方病、寄生虫病的发病率和病死率也有了大幅度的下降。在环境卫生、劳动卫生、食品卫生和海关检疫等方面也取得了辉煌的成就。根据国家卫生健康委员会《2019 年我国卫生健康事业发展统计公报》,我国居民人均预期寿命由中华人民共和国成立前的35岁提高到2019年的77.3岁水平,人民的健康水平和身体素质都有了很大提高。长期以来的卫生工作实践充分证明,“预防为主”能够保护广大人民群众的切身利益,完全符合医疗卫生工作的客观规律和要求,是做好卫生工作的重要依据。

2. 对社会负责的原则　预防工作者一方面必须密切联系群众,依靠全社会的支持;另一方面在预防工作中要调整处理好各种利益关系,特别是对社会负责、坚持公益,这既是预防医学的道德原则,也是预防医学的道德特点决定的。对社会负责,既是对国家的命运负责,也是对人民的健康负责。作为预防医学工作者无论何种情况下,都要坚持对社会负责的原则,自觉承担“人类生命工程师”的社会道德责任,协调好预防医学工作者与社会人群的关系,做到预防工作与群众工作相结合;协调好预防工作和社会工作的关系,做到移风易俗、除害灭病与发展生产力、建设现代化强国相结合;协调好预防医学工作者与临床工作者的关系,做到防治并重,预防与治疗相结合。预防医学工作者既要坚持这一原则又要宣传这一原则,以使广大群众能够自觉配合做好预防工作,让他们能从社会道德责任感的高度上来深刻认识预防工作的意义。

3. 秉公执法的原则　卫生监督机构和有关预防医学工作者应坚持的一项特殊道德原则,就是贯彻落实各项卫生法律法规,做到秉公执法。严格执行卫生法律法规,反映了人民群众的根本利益。但是,在实际工作中,衡量预防医学工作者医德水平高低的重要标志,往往是在面对各种各样的矛盾,是秉公执法,还是徇私枉法。因此,预防医学工作者必须坚持以法规、制度和条例为准绳,不畏权势,不徇私情,不谋私利,坚持原则,秉公办事,忠实履行自己的神圣职责。坚持全心全意维护人民健康的根本利益,针对违法的单位或个人,要依照卫生法规正确处理。

四、预防医学道德的要求

1. 坚持群众受益,甘于奉献　与临床医学工作者相比,预防医学工作者所从事工作的根本宗旨是“维护和改善人们的生产、生活环境安全,保护全体社会成员的身心健康”,以“群众受益”为根本出发点,因此工作的难度更大、对人们整体健康的意义更为深远。预防医学工作者要热爱本职工作,全心全意为人民的健康服务。要认清预防医学在当今社会和医学发展中的重要地位、作用。美国爱因斯坦医学院麦克斯门教授在他的著作《后医师时代——20世纪的医学》中,预言21世纪的医生将主要从事卫生保健工作,将改变现在对临床医生的概念。因此,在一定程度上说,医学的未来属于预防医学。预防医学道德要求预防医学工作者深刻认识预防医学工作是造福于人类的崇高职业,树立光荣感和使命感,不因社会的偏见以及其他不正之风而放弃自己的工作追求。同时,预防医学工作范围很广,条件艰苦,任务繁重,直接接触病源,被传染致病的风险很高。要求预防医学工作者除加强隔离消毒和做好自身防护外,还要有不图名、不为利的博大胸怀,树立不怕困难、甘于奉献、埋头实干、勇于牺牲的精神,争做一名名副其实的、无愧于人民健康的忠诚卫士。

2. 实事求是,预防为主　预防医学工作者要从实际对象出发,探求事物的内部联系及其发展的规律性,认识事物的本质,实事求是。这既是科学的思想方法,也是一切工作的原则和方法。预防医学工作是采取各种积极有效的措施维护和改善环境,消灭可能引起疾病的各种因素。充分发挥预防为主的作用,更需要实事求是地调查研究,以事实为依据,开展实务工作,杜绝工作漏洞，否则将给人民群众带来不应有的灾难。预防医学工作者必须坚持实事求是的科学态度，严肃认真的工作作风，全身心地对待预防工作，来不得半点的虚假和敷衍。预防医学工作者要根据预防医学的规律及各类疾病的发生、发展和转归的规律，进行科学预防，科学求实，杜绝任何违背科学的形式主义。预防医学工作者在职责范围内必须做好监督、监测、分析、预测，发现疫情要依据法律法规如实、及时上报有关部门，并实事求是地深入研究，采取相应的隔离和治疗措施防止疾病的传播。在任何情况下，预防医学工作者都要用科学态度和医德良心去履行预防医学的本职工作。

3. 晓之以理，主动服务　预防工作的重要内容，在于深入开展和广泛宣传卫生教育。预防医学工作者首先要大力宣传党和国家的卫生工作方针、法规、政策以及不同时期的卫生中心任务，营造人人重视预防、投身防疫的社会环境氛围。其次，要宣传医药卫生知识及其作用，与人民群众一起做好预防保健工作。预防医学工作者还要本着对人民健康高度负责的精神，取得人民群众的理解和支持，把各种隐患消灭于萌芽状态；要主动热情地深入群众，自觉上门服务，团结一切可以团结的力量，赢得社会各界群体的支持与配合，拓展卫生监测和监督工作的范围；要耐心细致开展群众思想工作，从广泛宣传、深入动员入手。

4. 严谨求实，秉公执法　预防医学的服务对象直接面向社会群体，兼顾单个患者，具有广泛性、群体性的特点。工作的好坏，既是关系到单个人的健康和生命安危，更是关系到千百万群众的健康和生命安危，关系到社会的稳定与正常的生产工作秩序和国家的信誉。这就要求预防医学工作者必须严谨求实对人民的健康、对人民赖以生存的环境负责。如因工作疏忽而发生差错，其后果比临床医务人员在发生某些医疗差错所造成的损失更为严重。所以，预防医学工作者要有高度的责任感，依照法定职权和法定程序，秉公执法，把秉公执法或履行法定义务当作自己的神圣职责。一方面，在执法中所采取的措施和手段要严守卫生法律规定，不得超越法律底线，违法犯法。另一方面，要敢于抵制不正之风，不徇私枉法。对于企图用不当手段逃避监督，甚至以言代法、以权代法的单位或个人，预防工作者要勇于面对，维护卫生法律的尊严，坚持正义、无私无畏、秉公执法。

5. 团结协作，服务社会　预防工作任务艰巨、工作量大、涉及面广。在实际工作中，既需要被保护人群、被监督单位、被监督人的通力合作，又需要各部门、各单位的相互支持，还需要预防工作者和临床医务工作者以及有关技术人员的密切协同。为了提高预防工作的质量，预防医学工作者应该树立整体观念，正确处理方方面面的关系，做到顾全大局，服从整体，分工合作，协调行动。同时，要有足够的耐心和韧性，不厌其烦地向社会宣传预防工作的重要性和紧迫性，广泛深入地开展健康教育，引导人们居安思危，朝着建设一个常备不懈、人人预防、美好舒适的社会环境而努力。

五、预防医学一些领域中的道德

（一）传染病防治的道德

1. 传染病防治的意义　在旧中国，传染病对劳动人民所造成的危害是不可言喻的，毛泽东《送瘟神》诗中所描写的"万户萧疏鬼唱歌"的凄惨景象就是当时社会的真实写照。中华人民共和国成立以前，我国有鼠疫大流行，记载的死于该病的人数达到 240 万之多。中华人民共和国成立以后，国家把传染病作为防治重点，从人民群众的健康出发，采取积极稳妥的有效措施，认真抓好传染病的防治工作。经过长期的努力，鼠疫、天花、霍乱等传染病得到有效控制。但目前由于工业发展、交通发达、人口流动和对外交流活动不断增多，我国的传染病危害出现了持续变化的趋势，如病毒性肝炎、流行性出血热、艾滋病、非典型性肺炎等时有暴发、流行。

2019 年 12 月 31 日，首例新型冠状病毒肺炎患者在武汉发现后，疫情迅速蔓延，短期内武汉市、湖北省分别形成了疫情重灾区和高危险区，并迅速流行到全国绝大部分省、市、自治区。尽管新型冠状病毒肺炎疫情肆虐，但在党中央、国务院的英明领导下，在我国知名医学科学家、医学专家的指导下，广大医务工作者和人民群众团结奋战、英勇抗击下，仅用不到 3 个月的时间，就很快控制了疫情。然而，夺取抗疫斗争最后胜利的时间还漫长，我们还必须与疫情进行持久的较量。因此，预防工作者要本着既对患者个体负责，更要对社会负责的精神，采取积极措施，切断传染途径，保护易感人群，这对于保持社会安定、促进和谐社会发展的意义极其重大。

2. 对传染病防治的道德要求

（1）积极预防，确保人民群众安全：传染病的发生有很强的偶然性和突发性特点。这就要求预防医学工作者做到常备不懈，招之即来，来之能战。要开展健康教育、爱国卫生运动，对重要卫生单位有切实可行的预防保障制度；要本着对人民健康高度负责的态度，慎重周密地依据传染病的流行病学特征，确定免疫对象，做好人工免疫和计划免疫，有计划地保护易感人群；要积极地预防，依据国家的卫生法规，认真做好城乡卫生工作，如改水改厕、公害处理、环境保护以及免疫、国境检疫等工作，切实保障人民群众的健康和安全。

（2）依法防疫，履行职责：传染病的防治是一项带有强制性措施的工作，由于疾病暴发、流行或传染性等特点，涉及社会防治和社会安定等问题。所以，预防医学人员应承担更重要的道德责任和法律责任。

预防医学工作者和所有的医务人员都应当认真贯彻《中华人民共和国传染病防治法》（以下简称《传染病防治法》），做好法定传染性疾病的监测工作。卫生防疫部门要执行相关的规定，认真履行防疫职责，深入传染病发生地进行调查或采取防疫措施，以最快速度、最有效的手段做好疫情的控制，防止疫情的扩散。预防医学工作人员要以高度的道德责任感和强烈的社会公益观，正确依法和严格执法，严肃认真地对待疫情，切实履行自身的防治职责。

（3）尊重和维护患者人格和权利：由于传染病的传染特点，在预防医学活动中预防医学人员要体现出对患者人格的尊重，对患者权利的维护。在烈性传染病面前，要从社会人群利益出发处理好个人利益和大多数患者利益间的关系，在维护患者利益的情况下，做好隔离、消毒和积极防治工作。面对被隔离的患者出现的心理问题，要态度和蔼，尊重患者，关心患者，耐心说服，以解除患者的心理压力和不良情绪，帮助患者树立战胜疾病的信心和勇气。对一些涉及个人隐私的传染性疾病，要从维护患者利益出发，严格保密，维护患者的保密权利。

（4）无私无畏，勇于创新：无私无畏应是从事预防医学和传染病防治的工作人员所具有的道德情操。经常与患者接触，需要深入疫病流行区工作，可能接触一些传染病的带菌者或细菌、病毒，危害大，风险高。这就要求预防保健工作者做到无私无畏，尽职尽责，正确对待与传染病患者的接触，认真做好消毒隔离和自身防护工作，防止交叉感染。处理好污水和污染物品，切断传染病的传播途径，做到保证自己和他人免受传染。要不怕苦、不怕累、不怕传染，体现预防医学工作者高尚的思想品质和道德情操，全心全意为人民的卫生事业创造佳绩。2003 年，广州医学院第一附属医院呼吸疾病研究所所长、中国工程院院士钟南山在非典型肺炎暴发的危难时刻，挺身而出，要求将最重的患者送到研究所，短短几天，大量危重患者从各医院转来。钟南山院士身先士卒，带领医务人员夜以继日抢救患者，创下危重患者抢救成功率达87%的好成绩，并对非典型肺炎的防治总结了“三早一合理”(早发现、早隔离、早治疗，合理使用激素)的经验，得到世界卫生组织的肯定与好评。2020年伊始，在新型冠状病毒肺炎疫情袭击武汉、蔓延湖北、流行全国最危急关头，84岁高龄的“最美逆行者”钟南山院士作为国家卫生健康委员会高级别专家组组长，仍不辞辛劳，带领他的团队奔赴抗疫最前线，通过深入调查、分析和判断，为国家和人民做出了最宝贵的建言献策。“肯定人传人”“不恐惧”“高重视”“少出门”“少聚会”“戴口罩”“封城”等，就是他及其团队的警句。钟南山为党和国家乃是世界人民战疫胜利立下了不朽的功勋，2020年8月11日，习近平签署主席令，授予钟南山“共和国勋章”。钟南山的无私无畏、勇于创新的精神，永远值得每个预防医学人员学习。

（二）劳动卫生与职业病防治的道德

1. 劳动卫生与职业病防治的意义　劳动卫生是指劳动者在生产劳动过程中与生产过程和生产环境有关的卫生问题，主要研究生产过程、劳动组织和外界环境劳动条件的卫生问题及其对人体健康的影响。根据《中华人民共和国职业病防治法》(以下简称《职业病防治法》)的定义，“职业病是指企业、事业单位和个体经济组织等用人单位的劳动者在职业活动中，因接触粉尘、放射性物质和其他有毒、有害因素而引起的疾病”。职业病的防治是从医疗预防角度研究职业病的发生条件、发病原理、诊断及治疗、预防的医学问题。劳动卫生与职业病防治是密切关联的两门学科。重视劳动卫生可以预防职业病的发生，为预防职业病创造良好的基础，而加强职业病的防治又可以提高劳动卫生水平，两者相互联系，相互补充，共同对于劳动生产和职工健康水平以及促进“两个文明”建设有着重要的影响作用。

2. 劳动卫生与职业病防治的医德要求

(1) 以法律为依据：劳动卫生与职业病防治工作的重要依据是《中华人民共和国劳动法》(以下简称《劳动法》)和《职业病防治法》，“预防为主，防治结合”是我国预防医学的根本方针。这些使劳动保护、职业病防治从法律上得以保障，预防保健人员要认真贯彻执行，严格按照卫生标准办事，为保护生产力和提高生产率率先做出贡献。同时，为适应市场经济和工业大生产的需要，要深入实际，对一些职业病防护措施不得力或不健全的企业和单位加强定期健康检查，开展职业病防治活动。预防保健人员首要的道德职责是贯彻《劳动法》和卫生法规，赢得社会各方面力量的支持，持续深入开展群众性的卫生工作。

(2) 积极开展卫生监督、监测：这是卫生监督员等有关预防医学工作者的主要职责。在监督、监测工作中，不管是许可审查或是经常性监督、监测，劳动卫生医生要时刻牢记保护工人或农民工健康的根本宗旨，严禁违背职业道德和良心、怠慢和放纵损害劳动者健康的行为。要以工人或农民工健康利益为己任，从生产过程的角度出发，对有害的生产因素细致地监测，具体分成三大类：① 生产过程中产生的有害因素，如化学、粉尘、有毒物质、放射性物质等；② 劳动过程中的有害因素，如使用不合理的工具等；③ 生产过程中的环境污染等。对监测出的问题应向劳动部门、工会组织、卫生部门等提出建议和改进措施，并与之密切配合，督促检查落实，妥善解决问题，使劳动条件符合卫生学要求，切忌违背工人或农民工利益、对存在问题姑息迁就，坚决抵制以权谋私、受贿索贿风气。严防超越职业道德底线，甚至违法犯罪行为的发生。

(3) 探索和研究防治中的新问题：随着医学科学的进步和社会的发展，我国的劳动卫生与职业病防治工作已取得了巨大的成就，但与现代化建设需要仍有差距。有些厂矿企业，特别是乡镇企业，忽视劳动条件的改善，职业病患者人数渐有增加。据报道，目前全国有毒有害企业约超 1 600 万家，受到职业病危害人数约超 2 亿。因此，除了各级政府主要承担重视改善劳动条件、加强劳动保护措施外，所有从事劳动卫生与职业病防治人员应积极投身到防治和研究工作中去。当前，劳动卫生与职业病防治面临许多新的、未知的问题，有待于我们去探索、研究、解决，如职业病发展趋势、各种职业病的发生机制等。预防保健人员要忠诚于劳动卫生与职业病防治事业，坚持以人为本，刻苦钻研，勇于创新，不断拓宽研究领域，为打造适应卫生要求的生产、作业环境，提升工人或农民工的健康水平和生产率，为保护全社会所有人群的健康而贡献力量。

（三）食品安全监督的道德要求

随着社会进步和人民生活水平的提高，人们对食品安全(包括食品卫生)要求越来越高，食品卫生管理也显得更为重要，负责食品卫生防疫的预防医学工作者所承担的道德责任也日益繁重。

1. 履行责任，普及宣传《中华人民共和国食品安全法》(以下简称《食品安全法》)知识　俗话说“民以食为天”“食以安为先”，我们必须重视食品安全卫生，以保障人民群众的身体健康。但是，食品污染会影响人们的健康，尤其对食品污染的慢性危害，并不是所有人都能充分认识的。负责食品卫生防疫工作的人员必须明确自己的职责和义务，通过自己的职业行为体现食品卫生监督防疫人员的道德素养和道德情操。要通过宣传教育，向社会人群普及宣传《食品安全法》，宣传食品卫生和营养的知识，进行食品卫生评价，定期公布食品卫生情况，提高人民群众对食品卫生的认识，动员群众人人讲卫生，防止“病从口入”，形成全社会关心食品卫生的共识，创造良好的社会食品卫生环境。同时，要经常监督、检查和指导有关单位的饮食卫生，提升饮食行业、食品生产及销售部门对食品污染危害的意识，自觉遵守有关法律和职业道德规范，自觉消除污染食品生产和出售的不良现象。

2. 忠于职守，严格执法　要忠于职守，坚持原则，不畏艰险，担当责任，不怕打击报复。食品管理人员和预防保健人员在贯彻落实国家《食品安全法》中，必须在法律和道德两个方面严格执行监控。要把好各种卫生审查关，尤其对新建、改建、扩建的食品经营企业的选址、设计等；要确保投产食品符合无毒、无害要求，达到各项技术指标和规定的营养指标；要坚决禁止副食品商店、菜场、食品加工厂和食品商贩生产、销售霉烂变质或有毒食品。食品管理人员和预防保健人员对不符合《食品安全法》要求的单位或个人，不发给卫生许可证；对不讲职业道德，违反《食品安全法》的单位或个人，要给予严肃的批评教育，限期停业整顿或给予罚款，情节恶劣并造成严重后果的，要追究其法律责任。食品管理人员和预防保健人员在执法中，要以人民群众健康利益为重，绝不徇私枉法，决不以权谋私，更不能贪赃舞弊，凡是危害人民健康的行为，都是与职业道德相违背的，甚至触犯法律的行为。

3. 现场处理，保护群众　食品卫生防疫人员深入现场处理食品有关事件，是一项经常性的工作。面对食物中毒或其他食品危害健康的事件，首要的是保护好现场，采取有效的控制措施，保护好群众，尽最大可能减少对人民群众的危害。及时组织就医，留取样本，联系公安、司法等相关部门，现场记录、录像、录音，履行食品卫生监督行政检查手续等，为下一步处理打下基础。

第二节　环境保护伦理

环境污染特别是自然生态系统的破坏，不仅危害人民的健康，而且将会危及人类子孙后代的繁衍和发展。因此，增强环境保护意识，明确环境保护的道德原则，是预防医学工作者义不容辞的社会道德责任。

一、环境保护道德

1. 环境保护道德概述　所谓环境，是指为人类提供生存和发展的空间及资源的自然环境与社会环境，是直接或间接地影响人类生活与发展的各种自然和社会因素的总和，与人类的疾病和健康以及人口素质关系极为密切。

所谓环境保护，是指运用现代环境科学理论和方法、技术，采取行政的、法律的、经济的、科学技术的等多方面措施，合理开发利用自然资源，防止和治理环境污染、破坏，综合整治环境，保护人体健康，促进社会经济与环境协调持续发展的总和。这一概念明确了环境保护的指导理论、目的、内容和应采取的措施，尤其是将合理开发利用自然资源纳入环境保护。这就要求人们在合理利用自然资源的同时，深入认识并掌握环境污染和生态破坏的根源与危害，有计划地保护环境，防止环境质量恶化，控制环境污染和生态破坏，保护人体健康，保持生态平衡，保障人类社会的持续发展。

所谓环境保护道德，是指人类在开发及利用和保护环境中，为保护人类的环境质量和生态平衡、为维护人类的健康和社会的发展而应遵循的社会道德。如果人类违反环境保护道德，造成环境破坏和污染，就会给人类的生存与发展带来不良影响和损害，甚至毁灭人类。因此，预防医学道德中很重要的一个内容，就是环境保护道德。

2. 生态环境的危机　所谓环境污染，是指由于人为的因素造成环境的物理状态或化学组成发生变化，致使环境质量恶化，扰乱生态系统和人们的正常生产、生活条件的状况，可给人类的生存及其他生物的正常生存造成了各种影响和破坏。引起环境污染的主要物质因素是人类活动所产生的各种有害废弃物，其中主要是工业生产的"三废"(即废气、废水、废物)，环境污染通常包括大气污染、水体污染、土壤污染、生物污染以及噪声污染、热污染、放射性污染、电磁污染等。

人类活动直接作用于自然界所引起的破坏，如乱砍滥伐造成森林面积减少、超载放牧引起草原退化、大面积垦殖导致土壤沙化、乱捕滥杀导致物种灭绝，破坏植被引发水土流失等，称生态破坏或者生态环境破坏。

目前，环境污染和生态破坏，严重威胁着人体健康及人类的生存和发展，成为全世界极为关注的问题。预防医学工作者必须从人类自身和未来出发，在处理人与自然环境的关系中坚持价值原则。既要把自然环境对整个人类的眼前利益和长远利益的结合作为衡量价值的尺度，又要对人们促进人与自然和谐发展的活动做出价值判断，义不容辞地担负起保护环境的道德责任。

二、环境保护的道德原则

遵守自然生态平衡规律，预见环境变化可能给人类带来的后果，体现了人类对自然生态环境的利用、改造。这就要求人们在处理有关生态环境关系时，既要注意当前现实的需要和可能，又要放眼未来，为子孙后代留下一个良好的生态环境，以利于人类继续生存和发展。人类必须遵循以下的环境保护道德原则。

1. 尊重自然的道德原则　自然生态环境有其固有的特性和规律性，人类和所有生物一样与之共存共生。人类对自然生态环境的尊敬、保护，是人类对自己负责任的具体体现。人类在认识、开发、利用自然环境的同时，要尊重和保护自然环境，尊重自然环境的价值。破坏了自然生态平衡规律，人类必将受到大自然的惩罚。地球上每个国家、每个系统部门、每个单位和每个个人都不得污染环境，破坏和浪费资源。那些只强求自然环境为己服务，不尊重自然环境规律的行为，是不合乎道德的，也是法律禁止的。

2. 整体综合的道德原则　人类与大自然生态环境共同构成一个开放式的动态平衡系统，在这个大系统中每个子系统的变化，必将引起其他相关系统以至整个自然生态系统结构和功能的变化。为此，需要人们有一个清醒的认识。人类的活动是在系统内进行的，政府和预防医学人员在保护环境的过程中要树立整体综合的观念，从全局出发，从人类现在及将来的利益出发，遵循有关法令和规则，处理好局部与整体、眼前与长远的关系，协调好人与自然的关系，维持好生态系统动态与静态的平衡，为人类可持续发展贡献力量。

3. 同步效应的道德原则　环境保护和经济发展是互相对立又互相联系的辩证关系。如果把发展与环境对立起来，忽视环境效益，片面追求经济效益，这就背离了生态环境保护道德原则，必然有悖于自然界的发展规律。因此，要求生态环境工作者与政府有关部门及人民群众必须重视环境保护伦理道德的要求，在具体工作中树立同步效应观点，在发展经济的同时必须兼顾环境保护，在基本建设中落实开发和环境保护相结合，以促进经济效益、社会效益和环境效益合理、和谐、健康的发展。

4. 面向未来的道德原则　环境保护不仅与现代社会发展关系密切，而且关系到人类未来的生存。预防医学工作者要时刻会同政府和社会有关部门提高环境保护的道德意识，本着对当代人负责、对后代负责、对全人类的现在和未来负责的态度，要立足当前、放眼未来，要从人民健康、民族振兴、国家富强的战略高度出发，采取一切可能的手段，增强人们环境保护意识，动员一切环境保护力量，保护人类自己生存的美好家园，形成全方位的环保态势。

三、环境保护工作中的道德要求

作为为人民身心健康服务为己任的预防医学工作者，要对全社会、全民族的环境保护承担道德责任。在工作中要坚持用习近平新时代中国特色社会主义思想以人为本的理念，自觉履行以下道德要求。

1. 提高全民族环境保护意识　在生活中，由于种种原因，人们对环境保护与人的关系认识欠缺，不少单位和个人的环境保护意识淡薄，只顾眼前的经济利益，缺乏辩证地看待人与自然的关系，缺乏考虑由于生产所带来的环境恶化可能招致的自然界对人类健康和生存的报复，只知道向环境索取，却无意还给环境和人的尊严，严重割裂、污染和破坏了自然生态环境与人的关系。

环境保护是我国的基本国策，为使环境保护真正成为全民族的事业，预防医学工作者要提高认识，积极开展广泛的宣传教育活动，教育人们在尊重自然环境利益的前提下，在尊重个人或群体正当利益的同时，也要尊重他人或其他群体的正当利益免受侵犯。增强人民群众的环境保护意识和环境道德观念，深刻认识保护环境有利于维护人民健康、维护全人类利益，造福子孙后代，使人人热爱大自然，创造人与自然的和谐环境。

2. 自觉遵守和严格执行环境保护法　预防医学工作者、环境保护工作人员要以身作则，努力学习和贯彻国家的相关法律法规，尤其是学习、贯彻《中华人民共和国环境保护法》等，对工作中涉及的各种生物、化学、物理原料以及疫苗的生产、运输、接种，传染病菌种的存放，实验动物的保护、处理，都必须严格按有关环境保护法律和卫生法规加以解决、处理。在污水排放、烟囱排烟、废渣治理等过程中，要切实采取各种环境保护措施。同时，对生产性污染、放射性污染、生活污染、大气污染、食品污染等情况以及对人类健康有危害的情况，要按照法律规定，进行严厉处罚。然而，环境污染对人类生存造成的危害，大多有潜在时期，容易被人忽视，最终造成慢性毒害。为此，预防医学工作者要定期对有关企业进行预防性的监测，尽早防止和及时治理，有效地遏制"先生产后治理"这类行为的发生。特别是与人有重要关系的水体污染、土壤污染、大气污染等都要认真依法监督，限期处理和处罚。对污染物超标的单位，要敢于冲破阻力，公正执法，不徇私情，以消除污染，为人民的健康保驾护航。

3. 努力开展防治环境污染的科学研究　预防医学工作者必须刻苦学习专业技术，深入研究环境与人类健康的关系，探索环境因素致病的规律及其防治措施，与有关部门一起，做好调查研究及环境质量的医学评价和环境监测等。环保工作人员要在开展现场调查、实验研究和临床实践的基础上，认真完善卫生标准，为卫生监测和环境质量标准提供科学依据；要以对人民和国家高度负责的精神，切实做好新建、扩建和改建企业的卫生环境审查；执行国家的有关标准，尽早保证企业投产前采取相应的防治措施，以减少工业"三废"的污染，重视标本兼治的研究；对境外向我国输入"洋垃圾"，要深入研究对策并采取相应措施。

第六章
临床诊治伦理道德

导学

1. 掌握临床诊断中的伦理。
2. 熟悉临床治疗和有关专科诊治中的伦理。
3. 了解临床诊治伦理的含义、特点和原则。

临床诊治伦理是医务人员在临床诊疗工作中必须遵循的道德原则。在临床诊治过程中，医务人员的专业技术水平和道德素养，直接关系到能否以正确的诊断和治疗，为患者解除病痛，促进患者早日康复。因此，临床医务人员，不仅应具备精湛的医疗技术水平，还要根据临床表现、临床检查、诊治等特点，自觉遵守临床诊治的道德原则和道德要求。

第一节　临床诊治伦理的含义、特点和原则

在临床诊治工作中，医务人员的道德水平直接影响选择正确的诊断、治疗手段及制定符合患者利益的最佳诊治方案。医务人员在诊治工作中，除应遵守医德基本原则和规范外，还必须根据诊治工作的特点，遵守相应的具体道德要求。

一、临床诊治伦理的含义、特点

（一）临床诊治伦理的含义

临床诊治伦理是指在临床实践中协调患者与医务人员、患者与医院各级各类人员、患者与社会、患者与家庭关系的行为规范的总和。它是医学伦理学的一般原则和规范在临床实践中的具体运用，是公平合理地调整医患利益关系的基本准则。良好的临床诊治伦理，是诊治实施的重要保证。

（二）临床诊治伦理的特点

1. 既要关注疾病，又要重视患者　在生物医学模式的指导下，医务人员对疾病开展了大量的实验研究，从而促进了医学技术的迅速发展和医务人员诊治水平的提高，改善和提高了人们健康水平，使平均寿命延长。但是，生物医学模式只关注患者的局部病灶而忽视了人的整体，只重视疾病的病理而忽视了患者的心理和社会因素，促使了医务人员技术主义的滋长而忽视了与患者情感沟通和交流。现代医学模式要求医务人员在诊治疾病时应以患者为中心，既关注疾病又重视患者的整体。为此，医务人员必须更新知识，培养和提高人际沟通能力，不断加

强医德修养，适应现代医学模式的要求。

2. 既要发挥医务人员的主导性，又要调动患者的主体性　在诊治疾病的过程中，医务人员处于主导地位，患者是服务的主体，只有两者密切配合才能取得良好的诊治效果。医务人员拥有诊治疾病的知识，具有解决患者问题的能力和经验，因此既要发挥其主导作用，又要避免把患者置于消极被动的地位，应引导患者主动配合和支持，共同完成诊治工作，以防发生误诊、漏诊和差错事故，从而引起医患纠纷。

3. 既要维护患者的利益，又要兼顾社会公益　患者利益至上，一切为了患者的利益，是医务人员诊治疾病的出发点和归宿点，是取得良好诊治效果的重要保证。因此，医务人员在诊治疾病过程中：① 要尊重患者的知情同意和知情选择权利，并在科学和条件允许的范围内尽力保证患者自主性的实现。当患者选择对自身弊多利少的诊治方案时，医务人员应该出于高度负责的精神，耐心说服患者选择弊少利多的诊治方案。② 要坚持一视同仁地对待各种患者，特别是对精神疾病患者、残疾患者、老年患者、婴幼儿患者等应给予更多的同情心和关爱，并以自己的深厚感情来温暖患者心灵。③ 发现有损害患者利益的现象要敢于指正与批评，以保护患者的生命和健康。

一般来说，在诊治过程中患者的利益和社会公益是一致的，但两者在特殊情况下也会两全其难，如有限卫生资源的分配、传染病的隔离等。在卫生资源短缺的情况下，先满足谁？满足某个患者会不会危及广大患者的利益？医务人员要正确掌握这种分配权力。同时，要说服那些为了社会公益而必须牺牲个人利益的患者或其家属，并使患者的利益损失降低到最低限度。还有对传染病患者的隔离，也会使个体的活动受到限制。这些矛盾的妥善解决都是对社会公益负责的表现。所以，从整体上讲，某些患者个体利益得不到满足是为了社会公益，这是符合道德要求的。

4. 既要开展躯体疾病服务，又要开展心理和社会服务　在疾病的诊断过程中，既要注意生物因素的作用，也不能忽视心理、社会因素对疾病的影响；既要做出躯体疾病的诊断，又要注意心理、社会因素的诊断。在疾病治疗过程中，既要注意药物、手术、营养等方面的治疗，又要重视心理治疗和社会支持。总之，在诊治疾病的过程中，医务人员应提供全面服务。为此，医院必须深化改革，医院和病房的规章制度要更多地考虑患者的需要，方便患者，减轻患者的负担，提高工作效率等，做到更及时、准确、安全、有效地诊治疾病，促进患者尽快全面康复。

二、临床诊治的道德原则

临床各专业的实践活动主要包括诊断与治疗相互统一的过程，诊断是医生对患者所患疾病的认识和做出的判断，而治疗则是在诊断的基础上采取减轻患者痛苦和促进患者康复的措施。在诊治过程中，医德与医术一样应贯穿始终。医务人员在临床诊治工作中要认真贯彻以下六项医学道德原则。

（一）患者健康利益第一原则

患者健康利益第一原则是临床诊治工作中最基本的原则。以人为本，以患者为中心，努力使患者早日恢复健康，是临床工作的出发点和归宿。所以，医务人员在诊治工作中必须做到一切为了患者，一切方便患者，一切服务于患者，始终把患者的利益放在首位。首先，在临床诊治工作中要维护患者的医疗权利。我国法律规定，公民享有生命与健康的权利。任何患者都有享受医疗的权利，医务人员不得以任何借口拒绝患者的合理医疗要求。其次，在临床诊治过程中,要一视同仁地对待每个患者。无论是什么患者,都要平等相待,给予同样的关心体贴。再次,在诊治过程中,对有损害患者利益和不尊重患者的现象要敢于抵制、批评,以保护患者的生命和健康。

（二）最优化原则

最优化原则作为临床诊治的最普遍、最基本的伦理原则,是指在选择和实施诊治方案时,尽可能用最小代价取得最大效果,使诊治达到最佳程度。最优化原则的伦理意义在于为医师树立一个医学—伦理价值目标,强调培养医师动机—效果、目的—手段、科学理性—人文理性协调的高度统一。现代临床诊治观念和主体素质,指导医师追求诊治的完美境界。中国医学伦理学界对最优化原则有狭义和广义两种理解、界定。

1. 狭义最优化原则　把视野严格限定在生物医学模式内,其要求为:① 尽最大努力争取效果最好,即医师体现出自己最高的综合素质,选择实施临床证明为最佳的诊治手段并达到当时当地医学实际发展的最高水平。② 尽最大努力确保诊疗安全度最高,即以科学的损伤观为指导,千方百计杜绝责任性伤害,防范意外伤害,控制必然性伤害。③ 尽最大努力实现患者痛苦最小,即对一般患者应在确保诊断和同样疗效的前提下,精心选择运用痛苦最轻的诊治手段;而对晚期癌症等特殊患者,减轻或消除疼痛往往放在第一位考虑。④ 尽最大努力达到耗费最小,即在确保诊治需要和效果的前提下,选择资源消耗少、患者经济负担轻的诊治手段,做到"少花钱看好病"。

2. 广义最优化原则　把视野确定于生物—心理—社会医学模式。其要求为:① 整体优化。即诊治中坚持患者与生态环境的整体观、患者个体的整体观和疾病的整体观,主张对疾病诊治要从活生生的患者出发,充分考虑致病的综合因素、治病的综合手段、影响的综合后果,力求诊治的整体优化。② 最大善果。即在若干非负性后果的备选医疗方案中,选择最大正向价值的医疗方案,在若干善果中争取最大善果,其具体指标是疗效最佳、康复最快、痛苦最小、危险最少、费用最低。③ 最小恶果。即在损害不可避免时,把此种负性后果控制在最小范围和最低程度。当损害只涉及患者时,力求以最小损伤求得最佳治疗效果。④ 最小代价。当损害涉及患者、他人、社会多方利益时,以优先考虑患者兼顾社会公益为原则,力求以最小代价求得最佳效果。

最优化是一个动态发展的概念,不同的医学发展水平,不同的社会历史背景,不同文化、价值认同的人,对医疗最优化的判断往往大相径庭。同样是治疗扁桃体炎,20世纪五六十年代认为手术摘除可取得最好效果,而今天则证明摘除扁桃体可导致免疫功能的下降。而贫民和巨富对医疗最优化的认可,偏僻山区医疗的最优化与大城市医疗的最优化,也都有区别。这是我们在评判医疗最优化时必须注意的,目前的一些医疗纠纷往往因忽视这一点而引起。

（三）知情同意原则

知情同意原则是指医务人员要为患者配合诊治提供足够信息(如诊治方案、预后及可能出现的危害等),让患者在权衡利弊后,对医务人员所拟订的方案做出同意或否定的决定。在得到患者明确同意后,才能确定和实施诊治方案。卫生部1981年10月18日制定的《医院工作人员守则和道德要求》中要求:医生应该尊重患者的人格、意志和权利。凡对患者进行检查、治疗和研究,都应事先对患者解释清楚(包括预期检查效果、可能发生的危险和采取的防护措施等),征得患者或其亲属同意和自愿,不能把自己的决定强加于患者。在患者或其亲属拒绝医生的正确意见时，要耐心说服动员，除特殊情况（如紧急抢救、患者神志不清、无家属到场等）外，一般不应由医生单方面决定采取某种诊治措施。在医疗工作中，医务人员还要正确对待代理知情同意问题。代理知情同意的合理性和必要性取决于下列条件之一：患者与代理人意见完全一致，代理人受患者委托代行知情同意权；特殊患者（如婴幼儿患者、智障患者、精神疾病患者、休克患者等）因本人不能行使知情同意权，而由其家属或其他合适的代理人代行此权。在我国，知情同意权代理被选择的先后顺序为家属、亲属、单位同事、负责医生以外的其他医务人员。代理人必须有行为能力，能够理智判断问题，与患者无利益或情感上的冲突，能够真正代表患者的利益。

（四）身心统一原则

身心统一原则是指医务人员在诊治过程中把患者作为一个身心统一的整体。因为患者是生理、病理、心理的统一体，现代医学模式要求医务人员在诊治工作中由“以疾病为中心”转向“以患者为中心”。医务人员在诊治疾病的过程中，要做到既关注疾病又重视患者，既要开展躯体疾病服务又要开展心理服务。为此，医务人员除掌握医学专业知识外，还需要学习医学伦理学、医学心理学和医学社会学等多方面的知识，并掌握对疾病的心理和社会分析方法，以促进患者的身心整体康复。

（五）生命神圣与生命质量及生命价值统一原则

长期以来，人们传统的观念是把生命神圣绝对化，即认为生命具有至高无上的价值。在这种观念的支配下，医务人员总是不惜代价地诊治患者，不顾及患者的生命质量和生命价值。当今，人们认识到生命质量和生命价值关系到家庭幸福、民族兴衰和人类的命运。为此，医务人员在诊治过程中，在尊重患者的生命神圣的前提下，必须同时兼顾到患者的生命质量和生命价值，坚持这三者相结合的辩证统一原则。

（六）协同一致原则

协同一致原则是指在诊治过程中医务人员之间、专业相互之间和科室相互之间的有关临床各科室、各类医务人员必须通力协作、密切配合和团结一致，共同为患者的康复而努力。由于现代医学发展迅速，医疗技术的专业化越来越高，不同科室或同一科室的专业分工越来越细，但患者作为一个整体，需要各学科和各专业之间的医务人员互相配合，才能使患者达到最佳疗效。因此，要避免和防止医务人员之间出现互不通气、互相推诿和互相拆台的现象，以免给患者的诊治带来困难和不良后果。

第二节　临床诊断中的伦理

临床诊断是预防、治疗疾病并判断预后的前提，是医生通过采集病史、体格检查、实验室检查和辅助检查，结合临床表现和临床特征，对患者做出概括性的判断，如较简单的疾病经询问病史和体格检查即可确诊，但较为复杂的疾病则需要医生与医技人员密切协作，进行必要的实验室检查和辅助检查才能确诊。有些疑难疾病还要经过试验性治疗和手术探查才能进一步确诊。临床诊断的突出特点与道德要求，贯穿于询问病史、体格检查、实验室检查和辅助检查的各个环节的始终。

一、临床诊断道德的含义

临床诊断道德是指在确定疾病的原因、性质、程度的过程中，医务人员应该依据的道德原则。包括选择适当的检查方法，减少有可能存在的负面影响，最大限度地保护患者的利益和权利等。

医学发展数千年形成的传统检查方法，主要依靠人类先天拥有的感觉器官和感觉能力，如中西医的各种传统检查方式。在诊断过程中应循序渐进、体贴温柔，尽可能减少不利情境对患者影响，也要做好与患者面对面的沟通，以取得良好的检查效果。随着科学技术的发展，现代医学的检查手段出现质的飞跃，极大地提高了诊断的准确性和速度。但是各种检查仪器在获取患者相关资料的同时，也可能会造成患者身体一定程度的损伤和心理压力。同时，医务人员越来越依赖于仪器，不再重视可以直接与患者交流的传统诊断形式，会导致出现医患关系物化的倾向，损害医患之间的良好沟通交流，这势必降低了患者的信任度。

需要强调的是，我们应高度重视临床诊断中所表现的相关道德要求。即医务人员要养成良好的工作习惯和态度；医务人员自觉地在传统检查方法和有损伤的技术检查之间寻求平衡，自觉地养成良好的沟通习惯以关注患者；医务人员在利用现代医学的检查手段时要自觉地管控技术检查中的不道德行为。

二、临床诊断道德的基本特点

在医疗工作中，临床诊断思维是医生运用医学理论和经验对于疾病的认识过程。通过各方面的了解，对患者疾病的病因、发病机制做出分类鉴别，以此作为制定治疗方案的有效方法和必须途径。临床诊断道德有以下基本特点。

1. 对象的复杂性　临床医学的认识对象是一个个具体的人。人体本身就是世界上复杂的有机整体，而人类疾病同样也是极其复杂多样，加上个体间的差异，使得病理变化、临床表现千变万化，这种认识对象的复杂性决定了临床医生对疾病的认识是极其复杂而又曲折的过程。临床认识对象的复杂性还表现在其认识对象是有思维、有行为的人，具有思维能动性，在许多情况下会有意无意地参与临床检查诊断思维活动，这就使病史及临床症状这一客观内容加入了患者的主观因素。如果患者的主观因素是正确的，则有利于临床诊断；反之，则会干扰临床医生的诊断思维。因此，临床医生在临床思维和诊断过程中，既要充分发挥患者的主观能动性，又要排除患者对临床思维和诊断的干扰，使自己的思维尽量符合患者的客观表现，主观和客观的一致才能得出正确的诊断。

2. 时间的紧迫性　危重症急诊患者，必须在很短的时间内做出诊断，并给予及时抢救。否则，会危及患者生命。这就要求医生在短时间内对疾病做出较为正确的诊断和及时合理的治疗。对于急诊患者来说，由于时间刻不容缓，不容许医生慢条斯理地询问病史、从容不迫地查体、按部就班地进行全面的相关检查。而是要求医生简短地问病史，大致查体，有针对性地做一两项即刻能得到结果的实验室检查，得出初步诊断，甚至是只根据患者的生命体征就进行合理的抢救措施。这除要求具有广博的专业知识和丰富的临床经验外，还要求具有迅速把握疾病整体特征的能力和抓住疾病关键体征的能力。

3. 资料的欠缺性　临床资料调查的内容极其广泛，项目繁多，在调查时可能会遇到各种限制和困难，有人甚至把临床思维说成是“用不充分的资料做出充分的决定的过程”。这种说法虽然未必恰当，但一定程度上反映了临床工作的特殊性。疾病是一个特别的自然历程，临床上不可能等待这一历程的充分表现,否则当这一历程完全表现时,患者或许已濒临死亡。正是由于时间上的紧迫性,才决定了临床诊断常常需要在不充分的资料上做出判断。

三、临床诊断的道德要求

临床诊断是一个过程,其道德要求体现在整个检查诊断流程的各个方面,具体包括以下三个方面的内容。

(一)询问病史的道德要求

病史是疾病诊断的主要依据,合乎道德的方式有利于取得准确的病史资料,医务人员应该注意以下问题。

1. 举止端庄,态度和蔼　在医疗活动中,患者首先感受到的是医务人员的仪表、举止、态度等外在表现。因此,医务人员应以端庄的举止、和蔼的态度、整洁的衣着、饱满的情绪出现在患者面前,这样可以使患者产生依赖感和亲切感,使紧张的心情得以缓解,有利于叙述病情或与疾病有关的隐私,从而获得详细、可靠的病史资料。反之,若医务人员举止轻浮,态度傲慢,容易使患者产生不安全感、不信任感或心理压抑情绪,不愿意畅所欲言,从而难以获得需要的资料,影响对疾病的诊断,甚至造成漏诊或误诊。

2. 全神贯注,语言得当　询问病史时,医务人员应精神集中、态度亲切冷静,使患者乐于接受询问,以便迅速、准确地掌握病情。相反,医生询问病史时无精打采,他事干扰过多和漫无边际的反复提问,可使患者产生不良情绪;有的医务人员说话生硬、缺乏耐心,导致患者反感;询问病史时,医务人员的语言应通俗易懂,不宜过多使用专业性太强的医学术语,使患者难以理解等。这些情况都会影响病史资料的收集,有时甚至引发医患纠纷。

3. 耐心倾听,正确引导　患者是疾病的亲身体验者,他们的主诉常常能真实地反映疾病演变过程的因果关系,提供认识疾病的特征性资料。不仅如此,某些疾病发生时患者主观感受先于生理检验指标的变化。因此,患者诉说的主观体验,对于早期诊断很有意义。医务人员应耐心倾听,并随时点头以示领悟,不要轻易打断患者的陈述或显得不耐烦。有些资料虽是生活经历,但从中可能分析出患者的心理、社会因素与疾病的关系;有些患者为忧虑或隐私困扰,通过宣泄,既可缓解紧张情绪又有利于找到疾病的原因。但是,询问病史时往往时间有限,如果患者诉说离题太远,医生可以引导患者转到对疾病陈述上来或抓住关键的问题询问,避免机械地听和记。同时,医生应避免暗示或诱导患者提供希望出现的资料,否则将使问诊走向歧路,造成误诊或漏诊。

4. 辨别资料,去伪存真　医生对询问病史过程中收集的资料,要边问、边思考、边分析。询问病史的过程实际上是一个去粗取精、去伪存真、由此及彼、由表及里的分析思考过程,医生对所收集到的资料要善于辨别和思考。

(二)体格检查的道德要求

体格检查是医生运用自己的感官(眼、耳、鼻、手)或借助于简单的诊断工具(如听诊器、血压计、体温表、叩诊锤等)对患者身体进行检查的方法,是诊断的重要环节。在询问病史的基础上,进行有目的的系统体检,既可证实病史资料,又可发现尚未表现出明显症状的体征,这对做出正确诊断非常重要。在体检中,医生应遵循以下道德要求。

1. 全面检查,认真细致　医生在体检中,应按一定的先后顺序逐一地进行系统检查,不放过任何疑点,尤其是重点部位要反复进行检查。因为患者的病情总是在不断地变化和发展,必要的重复检查可以帮助医生及时发现体征的变化及新体征的出现，以便补充、修正诊断，采取相应的治疗措施。对于模棱两可的体征，应该请上级医生核查，以免因经验和技术不足造成漏诊。对于急重、危重患者，有时为了不延误抢救时机，可以扼要择重检查，但也应做到尽职尽责、一丝不苟，待病情好转以后，再进行补充检查。切忌由于医生的主观片面、粗枝大叶、草率行事造成误诊或漏诊。

2. 关心体贴，减少痛苦　患者疾病缠身、心烦体虚和焦虑恐惧，需要医生关心体贴、减少痛苦。因此，医生在体检中，要根据病情选择舒适的体位，注意寒冷季节的保暖，对痛苦较大的患者应边检查边安慰。同时，检查时动作要敏捷、手法要轻柔，敏感的部位可用语言转移患者的注意力，不要长时间检查一个部位和让患者频繁改变体位，更不能粗暴操作增加患者的痛苦。

3. 尊重患者，心正无私　这就是要求医生在体格检查中端正心态，根据专业界限依次暴露和检查所需的部位，医生在检查异性、畸形患者时要持尊重态度。如男性医生检查女性患者时，一定要有第三者在场。给畸形或有生理缺陷的患者体检时，不能有任何歧视或感叹的话语或表情，并要注意保护患者隐私。对不合作或拒绝检查的患者，应做好说服工作后再行检查。医生如果强行检查不愿合作的患者，既不符合医学道德要求，也是法律所禁止的。

（三）辅助检查的道德要求

辅助检查是诊断疾病的重要组成部分，包括实验室检查和特殊检查。现代科学技术的发展促使应用医学技术工程异军突起，扩大了人们的视野，提高了人们认识疾病的能力。如内镜检查可以发现胃肠黏膜病变，并可以取样病检进行定性诊断；CT、磁共振、超声设备的应用，可以早期、准确、有效地发现占位性病变的部位、大小、形态等。同时，辅助检查也可以发现一些亚临床疾病的存在，如甲种胎儿蛋白的测定，可以在临床症状出现前较早地发现肝癌的存在。

但是，辅助检查绝不能滥用，更不能夸大其检查结果对临床诊断的决定性意义。因为，疾病是一个连续变化的过程，辅助检查往往是间断进行的，它只能反映疾病某一瞬间的状态，不能对患者进行整体观察。因此，在辅助检查过程中一定要考虑它的局限性，应结合病史和体征综合分析，才能得出正确的结论。辅助检查中，临床医生应遵循以下道德要求。

1. 慎重考虑，确定项目　正确合理地选择辅助检查项目是最基本的道德要求。根据问诊、体格检查、慎重的理性思维而产生的推断是正确选择辅助检查项目的主要依据，不得开展与病史或体征无关的辅助检查，更不能应患者的要求做无关的检查。在确保辅助检查的针对性和有效性的前提下，根据由易到难的原则，尽可能减轻患者痛苦及经济负担。若简单检查能解决问题，就不应做复杂的检查和有损伤的检查；一两项检查能说明问题的，就不应做多项检查。既要避免怕麻烦、图省事而不做收费便宜的如大小便等辅助检查的失职行为，又要避免出于经济利益的考虑而进行与疾病无关的检查。

2. 知情同意，尽职尽责　在确定辅助检查的项目后，医生应向患者或家属讲清楚检查的目的和意义，在其理解并表示同意后再行检查，特别是对一些比较复杂、费用昂贵或危险性较大的检查，更应该得到患者的理解和同意。有些患者对某些检查，如腰椎穿刺、骨髓穿刺、内镜等，因惧怕痛苦而加以拒绝。但如果这些检查是必须的，医生应耐心细致地向患者解释和规劝，以便能够尽早地确定诊断和治疗方案，绝不能害怕麻烦而任其自然，对患者不负责任。

3. 综合分析，防止片面　辅助检查是临床诊断的辅助手段，其结果也只是参考性的。医生必须将辅助检查的结果与病史、体格检查、临床表现、临床特征等综合分析，才能做出正确诊断。如果片面夸大辅助检查在诊断中的价值,可能会发生诊断错误。

第三节　临床治疗中的伦理

临床治疗是进行临床活动的第二步。在正确诊断的基础上,正确的治疗方案是帮助患者解除疾病、恢复身体与心理健康的关键环节。临床上治疗效果如何,一方面依靠医疗技术行为的合理性,另一方面依靠医务人员道德行为的合理性,才能实现医疗目的,使疗效达到最佳效果。因此,医务人员应遵守各种治疗中的医德要求,不断提高医疗技术水平,以便使各项治疗措施取得最佳效果。

临床疾病的治疗包括药物治疗、手术治疗、危重患者抢救、心理治疗和辅助治疗、康复治疗等。

一、药物治疗的道德要求

药物是医务人员治疗疾病的重要手段,它不仅能控制疾病的发生和发展,而且能调整人体的抗病能力。然而,任何药物都有双重效应,既有治疗作用,又有轻重不等的不良反应。即使是维生素、氧气这些身体必需的物质,如果过量使用也会引起疾病,危害健康。因此,医务人员在药物治疗中应该遵守道德要求,充分发挥药物的治疗作用,防止用药不当或用药错误给患者带来危害。在药物治疗中,临床医生应遵循以下道德要求。

1. 努力钻研药理,小心谨慎用药　医务人员必须加强药理知识的学习,熟悉各种药物的性能、适应证和不良反应,以便能准确运用。在临床治疗时,医务人员应根据患者的个体差异和疾病的种类、病程的不同,使用不同的药物和剂量,将药物的使用控制在安全有效的范围。对诊断不明的患者切忌滥用药物,以免掩盖症状,延误病情。在不得已使用毒性较大的药物时,应严密观察和询问患者的主观感觉,并定期检查,一旦发现异常症状,立即停用该药并采取相应措施。临床用药时医生既要考虑患者的暂时利益,挽救他们的生命,恢复他们的健康,又要注意到患者的长远利益,以提高他们的健康水平,确保生命质量。

2. 坚持秉公处方,力求智开药源　处方权是指注册执业医生具有开具处方药品的权利。医生在治疗疾病时应秉公处方,根据病情的需要开药,决不可滥用手中的权力,以药谋私,收受贿赂。医生能否正确行使药物的分配权,是衡量医务人员医德水平的重要标志。在当前和今后相当长的时间内,由于卫生经费紧缺、医药资源不足,医生在开处方时,必须正视医药卫生现实中的矛盾,从全体人民群众防病治病的需要出发,坚持不开人情方、大处方,能用廉价药治好的,就不开贵重药。不能单纯为了追求经济利益而随便开进口药、滋补药以及与治疗无关的药物。对昂贵、紧俏的药品要严格管理,使有限的医药资源发挥最大的治疗价值。

3. 关注心理效应,提高药物疗效　临床用药时,除了考虑药物的药理作用外,还要重视其心理效应。医务人员应注意自己的言行举止与道德情操,给予患者良好印象,取得患者信任,让患者在良好的心境下接受治疗。药物的心理效应还与药物的药色、药味、商标、生产厂家、品牌的声誉等因素有关,这些因素能影响患者对药物的信任,也是发挥心理效应的重要方面。

4. 执行查对制度,严防事故发生　药剂人员接到医生的处方后,应认真审查,如发现处方中的药物不当或有误,应及时与医生联系并更正。如果处方正确,对配好的药物还要经过“四查十对"(查处方,对科别、姓名、年龄;查药品,对药名、剂型、规格、数量;查配伍禁忌,对药品形状、用法用量;查用药合理性,对临床诊断),确保无误后,方能发给患者,并向其说明使用方法。对于住院患者,护士在执行医嘱时,要坚持"三查七对"(三查:摆药后查,服药、注射处置时查,服药、注射处置后查;七对:对床号、对姓名、对药名、对剂量、对浓度、对时间、对用法)制度。总之,用药治疗必须认真细致,小心谨慎,以防用药差错事故的发生。

二、手术治疗的道德要求

手术治疗是近代医学发展的最重要成就之一。手术治疗既是有效的治疗手段,又是具有一定危险性的治疗措施,存在一定的损伤性,需要特殊的技术和很强的团队协助性。因此,外科医生所面临的道德约束比一般的医生更多,也更严格。

(一)选择手术治疗的道德要求

由于手术治疗的特殊性,故决定是否实施手术需要参与外科手术的各类各级医务人员遵循以下特殊的道德原则。

1. 确定手术是必须的　在手术前医务人员必须确定手术在当时的医疗条件下对患者是最理想的治疗方法,凡有其他治疗方法优于手术治疗、可做可不做的手术或患者病情需要手术但不具备手术条件都不应实施手术治疗。不严格掌握手术适应证,甚至想通过手术来"练习手艺",都是违背患者根本利益和道德要求的。

2. 手术方案是最佳的　手术方案的选择(包括麻醉方式的选择)必须安全有效。医生应本着对患者高度负责的精神,从患者的利益出发,全面考虑患者的病情、手术的预期疗效和可能产生的远期影响(如手术后并发症),全面分析,反复比较,选择最为安全可靠、对患者损伤最小、痛苦最少而又能最大限度实现手术目的的最佳治疗方案。

3. 必须做到知情同意　手术一旦确定,医务人员必须客观地向患者及其家属(或监护人)介绍手术的必要性、手术方式、可能发生的不良情况或意外等,让其充分理解并自主地做出手术与否的决定。在知情同意的前提下,履行书面签字手续。知情同意是医务人员对患者或其家属自主权利的尊重,也表明患者及其家属对医务人员的信任和对手术风险的理解、承担。医务人员不能在患者或其家属尚未知情同意的情况下,擅自对患者进行手术;也不能因个人的目的诱导患者接受手术。但是,对昏迷等患者在其家属无法联系的情况下,医务人员出于高度责任感,在没有患者或其家属知情同意下进行手术是符合医德要求的。

(二)对手术执行者的道德要求

1. 不滥施或争抢手术　施行手术必须是治疗疾病的需要,医生绝不能为了操练手艺动员或迫使不该施行手术治疗的患者进行手术,增加患者的痛苦;医生也不能不顾自己的技术水平和患者的利益而争抢自己不能胜任的手术,这些都是不道德的医疗行为。

2. 不垄断或推卸手术　为了维护自己的权威和声望,以保证手术质量为由,有意垄断一些难度相对较大的手术,对一些关键性的技术和经验进行保密,以达到技术控制的目的,这不仅阻碍了人才的培养,而且对医疗事业的发展也极为不利。有的医生把某些自己能做但存在一定风险的手术推给他人去做,甚至推给不宜做该手术的医生去做,以回避风险;有的医生对技术操作简单的手术推诿,找理由躲避手术,这些推卸手术的行为和做法都是缺乏医德、对患者不负责任的表现。

3. 不忘术后诊查处理　手术医生不能忽视术后对患者的诊查和处理,因为患者的许多重要病情变化，如出血、血栓、局部积液、感染化脓以及其他一些并发症常常都在术后发生，只有重视术后诊查，及时发现问题并妥善处理，才能保证手术的真正成功。有的手术医生错误地认为手术结束即万事大吉，忽视术后观察、处理，致使引起严重的后果。

三、危重患者抢救的道德要求

危重患者的抢救是临床治疗的一项重点工作，也是现代医学研究的一个重要课题。危重患者抢救的效果如何，不仅取决于抢救人员的抢救技术，而且与抢救人员的道德水平有着极为密切的关系。

1. 争分夺秒，不失时机　危重患者病情紧急、变化很快，如心脏骤停、脑出血等，医务人员必须要有“时间就是生命”的观念，争分夺秒、全力以赴地奋力抢救。如果延误时间，错失抢救时机，即会造成生命危险。

2. 勇担风险，果断抢救　危重患者病情紧急且复杂，常常伴有一定的风险。医务人员在风险面前需要十分慎重，尽量选择安全有效、风险小、损伤小的医疗方案。但也要有勇于承担风险精神，某些危重患者不及时抢救即有生命危险，抢救虽有一定的风险，但也存在一线希望，这种情况下医务人员要积极采取措施，敏捷、果断地进行抢救，否则就会贻误治疗时机。

3. 协同配合，吃苦耐劳　危重患者病情复杂，诊疗困难，抢救中往往需要多个专业科室的团结协作。凡遇需要多个专业科室抢救疾病时，应由首诊科室负责，其他有关的科室随叫随到，协同配合，互相支持。专业科室应派知识面广、技术高、临床经验丰富的人员参加抢救工作。此外，危重患者有时需夜以继日地长时间抢救，医务人员要具有吃苦耐劳、连续作战的精神，始终如一地救死扶伤。

四、心理治疗和辅助治疗的道德要求

心理治疗又称精神治疗，是用心理学的理论和技术治疗患者情绪障碍与矫正行为的方法。心理治疗不但是心理性疾病的主要疗法，也是对躯体疾病综合治疗中的一种辅助治疗，它适应现代医学模式要求，有利于患者的整体康复。在心理治疗中，医务人员应遵循以下道德要求。

1. 运用心理知识，耐心开导患者　心理治疗有独特的理论体系和治疗技巧，运用心理学的理论和方法，通过医患语言和非语言的沟通，改变患者的认知、情绪和行为，以达到消除症状、防治疾病并改善社会生活能力、提高生活质量的目的。因此，医务人员只有掌握了心理治疗的知识，才能在诊治中取得较好的效果。如果只依靠一些常识，如给普通人做思想工作那样的施以鼓励和安慰，是把心理治疗简单化，不仅达不到治疗的效果，甚至会误导患者。这是有违道德要求的。

2. 感受患者痛苦，治疗态度诚恳　需要心理治疗的患者在心理上都有种种难以摆脱的不适和困扰。因此，医务人员对患者态度要诚恳，要耐心倾听患者的诉说，理解患者的感受和情感，认真分析患者倾诉苦恼的来龙去脉，在此基础上找出其症结所在，通过耐心地解释和鼓励，使患者改变原来的态度和看法，逐渐接受现实和摆脱困境，培养新的适应能力，从而达到帮助患者治疗的目的。如果医务人员对患者冷淡、态度粗暴、语言不当，不仅会加重患者痛苦，而且可能会产生医源性心理障碍。

3. 情绪健康稳定，真挚影响患者　在心理治疗时，医务人员的自身基本观点和态度必须健康、正常，要有愉快、稳定的情绪，这样才能真挚影响和帮助患者，以达到改善患者情绪的目的。

反之，如果医务人员的观点错误、态度生硬、缺乏同情心，有可能促使患者病情加重。因此，从事心理治疗的医务人员要具有健康、稳定的心理状态，否则不宜或暂时不宜从事心理治疗工作。

4. 尊重患者隐私，保守患者秘密　患者向心理医生倾诉的资料，特别是秘密或隐私，不能随便张扬，甚至对患者的父母、配偶也要保密，否则会失去患者的信任，使心理治疗难以继续下去。但医务人员发现患者有自伤或伤害他人的念头时，可以告知其家人或他人。这是出于保护患者或他人生命的目的，是符合道德要求的。

五、康复治疗的道德要求

康复治疗是康复医学的重要内容，其服务对象主要是各种因伤、病导致人体功能障碍或丧失的各种残疾人。它通过物理疗法、言语矫治、心理治疗等功能恢复训练的方法和康复工程等代偿或重建的技术，使残疾人的功能恢复到最大限度，提高其生活质量。在康复治疗中，医务人员应遵循以下道德要求。

1. 理解与同情　不论是先天或后天疾病或外伤等导致的功能障碍或功能丧失，都会给患者带来很大程度甚至终身的损失，他们除了躯体的创伤，还伴有孤独、自卑、悲观失望等心理的痛苦。因此，在康复治疗时，医务人员要理解、同情和尊重他们，要用高尚的道德情操去唤起患者战胜疾病的乐观情绪，并充分发挥机体的潜能，使之能有效地适应外界环境。

2. 关怀与帮助　残疾人由于行动不便，有的生活难以自理。因此，在康复治疗时，医务人员要关心和鼓励他们，增强他们重返社会的信心与毅力，使他们从被动治疗转为主动治疗，以达到康复治疗的目的。

3. 广联与协作　人体功能的康复，需要多学科的知识和多学科的医务人员、工程技术人员、社会工作者、特殊教育工作者等人员的共同参与和努力。因此，在康复治疗时，康复科医务人员除必须扩大自身的知识面外，还要广泛联系各种相关人员，加强沟通与协作，避免发生沟通不畅。出现矛盾要及时解决，共同为达到患者的康复目标而尽心尽力。

第四节　有关专科诊治中的伦理

临床相关专科诊治，主要包括急诊、口腔科、医技科室等。

一、急诊诊治中的道德要求

由于外伤、车祸、灾害、急性疾病的情况时有发生，急救医学作为一门新兴的学科已逐步建立和不断加强。急救患者因病情紧急、危重，急需在最短的时间内以最有效的措施防止患者机体遭受更为严重的损害，缓解急性发作的症状，即时解除患者的痛苦。急症患者的抢救成功率不仅取决于参加抢救医务人员的专业水平，还取决于医务人员高尚的医德水平。

1. 充分的急救准备　急诊的特点就是病情紧急，因此，急救医疗部门及其人员随时都应做好急救准备。医疗仪器、器械、药品等均应配备齐全，专人负责。不能出现急救情况时，器械、药品不齐全而延误抢救时机的情况。担负急救任务的医务人员必须具有扎实过硬的技术技能，对静脉穿刺、气管插管、心内注射、心脏复苏、急症开胸等技术都应熟练牢固地掌握；急救医务人员绝不能有丝毫麻痹懈怠的思想，必须坚守岗位，不能擅离职守，做好急救的各种准备工作，养成细致、敏捷、果断的作风，以便应付各种突发的病变，保证患者的抢救成功。

2. 高度的责任担当　急诊抢救工作以“急”为特征，因为急症、重症、险症患者的病情瞬息万变，预后难测，若不迅速急救，就会危及患者生命或造成严重后遗症，如脑出血、脑外伤、心肌梗死、气管异物等急症的抢救，必须分秒必争、全力以赴、高度担责。医务工作者必须牢固树立“时间就是生命”的观念，立即行动，救患者于危急之中；遇到急救任务应毫不考虑个人利益、得失。患得患失、犹豫不决，或借口推辞、敷衍应付，以致延误良机，都是极不道德的行为。抢救的目的是挽救患者生命，因此绝不能做样子、走过场，或把患者当作活标本“练手艺”。

3. 严谨的工作作风　急症抢救工作不仅要求医务人员对患者要满腔热忱，而且还要有严肃的科学态度和求实精神，严格遵守抢救的各种规章制度和操作规程，在抢救时急而不慌，忙而不乱，一切诊查和治疗均根据病情的需要而有条不紊地进行。同时，在抢救时要谨慎小心，切忌疏忽大意。对患者各种症状的发现和判断要敏锐、准确，不放过任何一个可疑症状，发现问题后要一丝不苟地妥善解决。

二、口腔科诊治中的道德要求

临床口腔医学主要包括口腔内科学、口腔矫形学及口腔颌面外科学。口腔学与内科、外科、骨科、儿科等学科，既有很多较为明显的区别，又有紧密的相互联系，具有脑力与体力结合程度高、知识技术密集型强、诊治和审美标准高的工作特点。所以，口腔科医务人员不仅要自觉遵守共同道德要求，还应具有口腔医疗需要的良好医德素养。

1. 勇于和善于实践　临床医学有很强的实践性，口腔科工作的特点决定了它对实践的要求更高，口腔医生要具有丰富的实践经验，就要在长期的临床诊治工作中锻炼、培养专业的技能和一双精巧的手。具体地说，在给患者治疗时，要严格按照操作程序要求进行，集中精力，专心致志，并根据患者的体位而不断变换自己的姿势，以精准操作。因此，要发扬不怕苦、不怕累的精神，大胆实践，这是口腔医务人员的成才之路，也是对口腔医务人员的道德要求。

2. 掌握新理论技术　从事口腔临床工作的医务人员，必须努力掌握多方面知识和技术，如材料科学、无机化学、制剂学、药理学、口腔微生物学等，并要熟练掌握诊治口腔疾病中的每一项特定的技术。特别是随着医学科学迅速发展，需要口腔科医务人员勤奋钻研业务知识，努力掌握新理论和新技术，及时了解国内外口腔医学新的进展，结合实际引进先进技术并加以创新。例如，如何从诸多材料中进行选择，以求最佳疗效？在正畸治疗中选择的金属材料要符合治疗最优化原则等。为此，要求口腔科医务人员要勤奋学习，刻苦钻研，不要满足于现状，才能更好地掌握新知识和新技术，做到知识广博，医术精湛。这是新时期对口腔科医务人员的职业道德要求。

3. 从安全美观上发力　口腔内科的龋齿病、牙周病在口腔疾病中占大多数，由于治疗中多数使用牙钻等器械，这都会给患者带来不同程度的疼痛、震感和机械噪声，使患者产生一定的恐惧心理和不安全感。针对这一情况，口腔科医务人员对患者首先要具有同情心，态度和蔼，进行耐心解释，以消除患者的紧张情绪和恐惧心理。在治疗时，要严格执行消毒制度和操作规程，避免造成感染和任何医疗差错、事故的发生。另外，口腔颌面是人体最明显的部位，人的仪表、风度、举止等，很多与面容有关，面貌的美观与颌面的协调有着密切相关。因此，口腔医生除能够及时有效解除病痛外，还须考虑患者的美观要求，满足患者审美的心理要求。这是口腔科医务人员的双重任务，也是口腔医务人员的道德责任。

三、医技科室工作中的道德要求

随着医学科学的发展、先进仪器的研制、先进技术的采用，医技科室的工作已成为临床诊疗工作的重要组成部分，它在疾病的诊断、病因的确定、病情的判断和疗效的观察等方面均有着不可替代的作用。所以，掌握医技道德是提高临床诊疗质量的保证。

1. 切实做到对患者有利原则　对疾病的诊断，无论是哪一个系统的，都应以病史和物理检查为基础，在此基础上再考虑有无必要进行技术诊断，以及怎样有选择、有步骤地进行技术诊断，不能撒网式的盲目检查，更不能为追求经济利益或其他个人目的而让患者做不必要的检查，应选择无害、价廉的检查，切实做到安全无害、痛苦最小、耗费最低。

2. 诊断结果可靠性原则　技术诊断结果的正确与否，对临床的进一步诊治有重大影响。在临床诊疗实践中，由于技术诊断不认真，检查结果不可靠，从而影响患者治疗的例子屡见不鲜。因此，从事技术诊断的医务工作者必须以认真负责的态度对待每一项检查，力求结果可靠。结果的可靠性除受设备的性能、操作者的业务水平、病变的复杂程度等多种因素影响外，在一定程度上还受到医务人员医德医风的影响，因为是否严格执行规章制度和操作规程，是否保证仪器设备处于最佳状态，都关系到检查的可靠性。从事技术诊断的工作人员应努力保证结果的可靠性，不能有“大概”“差不多”的马虎作风，更不能有弄虚作假、欺骗患者的行为。

3. 须重视安全防护原则　有些技术诊断检查，对患者虽然必要，但如果操作者缺乏安全防护的意识，不能降低检查的副作用，就有可能给患者和其他人群的健康造成不利影响。因此，要求技术诊断科室及其医务人员必须把应用、防护、环境保护等环节统一起来。

第七章

特定人群诊治伦理道德

导学

1. 掌握性病、精神疾病、传染病诊治中的道德要求。
2. 熟悉妇产科、儿科、老年患者诊治中及残疾人保健康复的道德要求。
3. 了解特定人群的特点。

特定人群是指处于特定的环境中，容易受到各种有害因素的侵袭，导致患病且患病后具有特定的生理和心理特点的某些人群。医务人员在对待特定人群时，必须高度遵守医学道德的基本原则和一般医德规范。与此同时，还要根据其特点，高度遵循相关特定的医德规范。这是特定人群的特殊性生理和心理及其疾病的特殊性的客观要求。

第一节　特定病种患者诊治中的伦理

深刻了解特殊诊疗道德准则，对维护患者的利益、协调医患关系意义十分重大。这是由于特定病种患者的特殊性使得医务人员诊治工作量加大而且复杂，技术难度要求更高，责任心要求更强等因素所决定的。

一、性病诊治中的伦理

性传播疾病简称性病，常见有艾滋病、淋病、梅毒、软下疳、性病性淋巴肉芽肿、非淋菌性尿道炎、尖锐湿疣、生殖器疱疹，主要传播方式是通过性行为或类似性行为接触。性病是一类比较特殊的疾病，不仅牵涉患者个人及其家属的隐私，而且容易对社会的公共健康带来极大的危害。

（一）性病患者的特点

1. 性病是一种传染性强、对社会危害极大的疾病　性病主要是通过不洁的性行为传播，病原体都具有很强的传染性，有些性病一旦染上是难以治愈的。有相当一部分的性病患者症状较轻或没有任何明显的症状，但却可以通过各种性病传播途径传给其他健康人，给家庭和社会带来严重危害。

2. 性病患者有其自身的心理独特性　性问题是一个比较敏感的话题，性病的感染大多数与不道德行为有关，为社会主流价值观所不容。只要感染上性病，往往就被贴上各种不光彩的标签，容易遭受舆论的谴责与歧视，甚至产生严重的情感危机，导致家庭破裂。所以，性病患者普遍具有焦虑、孤僻、多疑、内疚和自责等心理特性，害怕自己病情泄露，从而形成一种自我保护的状态。更有甚者因烦躁引起生活态度消极，自暴自弃，从而做出极端的行为，如轻生或者报复社会，伤害他人。

3. 讳疾忌医，权益保护和治疗保障实现难　尽管我国已出台相关保护艾滋病感染者和患者权益的政策，但是现今社会上对性病患者的歧视还是相当严重，多数患者在社会上得不到基本的尊重，权益受到限制，基本丧失就业机会。为了躲避各种不公的遭遇，不少患者不敢去正规医疗机构就诊，或者根本就没去就诊，这造成疫情的漏报、低报，不利于国家对病情的及时控制，同时加大了疫情在社会上蔓延的概率。有的患者虽然去正规医院就诊，但是在医生询问病史时闪烁其词，有意回避或隐瞒相关信息，妨碍了医生对于病源信息的准确掌握，导致患者的权益保护和治疗保障难以实现。

（二）性病诊治中的道德要求

性病的产生多数与不洁的性行为相关，性关系又是人们隐私的核心。在性病诊治工作中，有些医务人员对性病患者存在鄙夷的观念，随意泄露患者隐私，给患者增加精神负担。于是，很多患者讳疾忌医，不愿到正规医疗机构就诊，宁愿求助于“江湖郎中”。结果，不仅患者缺少正规治疗，贻误病情，而且性病防治工作中的传染源因为失去有效控制而趁机泛滥。因此，面对性病患者和感染者时，医务人员在遵循一般的医德要求的同时，必须遵循以下的伦理道德。

1. 尊重患者人格，不歧视　很多性病患者是在不知情的情况下被感染，其自身并无主动过错，是无辜的受害者。只是社会公众对疾病的认识缺乏与恐惧心理，多数人选择对他们歧视、疏远。而作为患者“守护神”的医务人员，既然具备专业的职业素养与操守，就要平等对待每位患者，利用人文关怀缓解患者的恐惧心理。要热情大方地对待患者，不要闪躲与回避，考虑到这类患者的敏感性，更需要以极大的耐心与关怀去消除他们的心理顾虑。医务人员本着对患者、对社会负责的态度，要对他们一视同仁，要尊重他们的人格，不歧视，既要让这些患者积极配合治疗，还要热心帮助其排除心理障碍。

2. 重视守护患者隐私权　不少性病患者不愿意到正规医疗机构就诊主要是担心自己的病情被泄露，因为这类病情是需要医疗机构进行记录和上报的，患者害怕自己的信息被曝光而影响正常生活。其实我国的政策、法规诸如《艾滋病防治条例》(2006 年 1 月 29 日国务院发布，2019 年 3 月 2 日修改)第三十九条就明确规定：“未经本人或者其监护人同意，任何单位或者个人不得公开艾滋病病毒感染者、艾滋病患者及其家属的姓名、住址、工作单位、肖像、病史资料以及其他可能推断出其具体身份的信息。”在性病诊治中，医务人员处于主动，患者处于被动、依从的地位。医务人员心理是平静的，患者则处于疑惑、恐惧等状态中，医务人员要注意保护患者的名誉和隐私，耐心解说相关的政策，让患者解除心理忧虑。

3. 施行优质的医疗服务　人们习惯于将性病患者及病毒感染者分为两大类：一类是“无辜的受害者”，如因卖血、输血等方式染上艾滋病病毒的人；另一类是因吸毒和性乱染上病毒的人。在现实生活中，人们往往会对前一类人表示同情和帮助，对后一类人则表示歧视和憎恨，这种态度是不合适的。作为医务人员，这些都是需要帮助的人，无论这些患者的价值观和生活方式如何，疾病的性质和感染的原因如何，都应该一视同仁，不应掺杂其他感情因素，要尊重他们的人格，并尽自己的努力提供高质量的治疗和护理。

4. 加强性病防治宣传教育　主要是进行性病传播和防治的教育，如各地方应该按照《艾滋病防治条例》第二章“宣传教育”中阐述的各种教育方案进行艾滋病防治相关知识的宣传和教育：① 正视病情防治悲观的教育。教育的内容要给感染者树立生活的希望和信心，使其了解潜伏期可达10年以上(从感染到死亡一般2～20年不等)，只要坚持及时就医，遵守医嘱，定期复查，就有可能长期保持健康，延迟发病。② 防止艾滋病病毒传播的法制教育。③ 进一步保护配偶或性伴侣不受艾滋病病毒感染的教育。④ 动员配偶或性伴侣接受艾滋病病毒抗体检测及家属不歧视并照顾好艾滋病病毒感染者和患者的教育。⑤ 女性艾滋病病毒感染者应避免怀孕，已经怀孕的坚持用药，生产后不用母乳喂养以免垂直传播的教育。⑥ 正确对待可能来自各方面歧视的教育。我国《民法典》第1053条规定："一方患有重大疾病的，应当在结婚登记前如实告知另一方；不如实告知的，另一方可以向人民法院请求撤销婚姻。"这一新规对婚姻双方隐私权与知情权的教育起了有效保障。

5. 及时报告疫情严防传染　为了对社会公众的健康负责，医务人员发现性病病情后，应按规定申报要求填写传染病报告卡，做好传染源和疫情的网络直报工作。

二、精神疾病诊治中的伦理

精神疾病是指在各种生物、心理、社会环境因素的影响下，大脑功能活动发生紊乱，导致认识、情感、意志和行为等精神活动不同程度障碍的疾病。患者往往表现出自知力下降，感知觉、意识、情感或定向力等方面功能的异常。

现在人们对精神医学的认识范畴大有拓宽，主要分为五类。① 重性精神病：即狭义的"精神病"。这是一类由于人体内外各种原因，引起大脑功能严重障碍，表现出思维、情感、行为的紊乱，精神活动不能正确反映客观现实，不能很好地适应外界环境；不能正常地生活、学习和工作，有时具有危害社会、他人和自身的行为，对自己的精神障碍缺乏自知力。② 轻性精神病：这是由于各种原因主要是社会、心理因素引起的神经精神活动过程(兴奋和抑制)的平衡失调，并未严重到精神活动紊乱，对社会和自身没有危害性，并且具有自知力。③ 精神发育迟滞：这是由于先天或后天大脑组织受损、发育障碍，主要表现为不同程度的智能低下。严重者称白痴，中度者称痴愚，轻度者称愚鲁。④ 人格异常：这是在先天遗传背景的基础上或在后天的环境、教育和疾病的影响下的人格发育畸形，偏离正常。主要表现为性格的极端性、情绪的极不稳定性、意志行为的破坏性和不可克制性。⑤ 心身疾病：又称心理生理障碍，这是由于社会、心理因素作为重要病因而导致的躯体疾病。

近年来，我国精神疾病发病率呈现上升趋势，截至2021年，我国的重性精神病患者约有1 600万，绝大多数患者散落在家庭、社会，也有很多人流浪街头。每年重性精神病患者发生严重肇事肇祸的约有1万人次，并且有着高致残率、高复发率、高自杀率的特征。成人精神障碍的总体患病率为17%，且不包括儿童精神障碍及睡眠障碍；抑郁症、焦虑障碍、老年痴呆、酒精滥用均明显增加。精神疾病所造成的负担很重，对社会造成极大威胁。在全球范围内仅次于心血管疾病和癌症，排在第三位。精神疾病对青少年及年轻成人如15～30岁个体所带来的负担尤其突出，而这一年龄群体正是社会建设的生力军。因此，精神疾病对患者本人及整个社会都有深度的影响，应进一步保障智障和精神障碍患者的康复服务。

(一) 精神疾病的特殊性

1. 精神疾病患者表现怪僻　精神疾病患者大多数不知道自己正在患某种精神疾病，他们由于大脑功能紊乱，常缺乏自知力和反省能力，因而对诊断和治疗非常反感，甚至拒绝。还有些精神病患者易发生自伤、毁物、伤人等行为，因缺乏自制力，不能很好地控制自己的思想感情与行为，其行为具有不可预测性，因而人们一般对精神疾病患者也存在疏远和歧视的情况。但是精神疾病患者作为一类特殊的患者，在当前社会属于弱势群体，应当受到社会更多的关注和关爱。

精神疾病患者常在病前遭受各种不良因素的刺激而起病，这些患者需要医务工作者在给予治疗的同时，还要对其心理做长期耐心的辅助治疗工作。精神疾病患者还缺乏自我保护能力，在某些危险因素面前，不能自我保护或躲避，有的患者甚至不能自己照料生活，对其患病期间的妥善照顾和精心护理都离不开亲人及医务工作者。

2. 对精神疾病患者的特殊照顾　精神疾病患者常招致别人的不理解和歧视，缘于他们的异常言行，因而在社会上常被围观、戏弄、侮辱、疏远甚至被打骂。有些人将精神病患者当成“异类”，有时可能采取不人道的手段控制他们，如长期关禁，用足镣手铐限制他们的活动，用恐吓、威胁、饥饿、喂食污物等办法来管束他们，使精神病患者身心遭受的磨难更雪上加霜。

精神疾病患者在社会属于弱势群体，根据其病因的特殊性，在治疗中需要得到更多的、特殊的人文关怀，这要求医务人员要具备足够的耐心，对于患者的言行无礼、粗暴等表现，不能斥责和歧视、厌恶，或拿患者的病态表现当作谈笑话题，侮辱人格。应当以礼相待，体贴患者，要让患者放下戒心配合治疗，给予患者悉心的照顾，用更多的时间开导患者，多与他们沟通。

3. 精神疾病诊治的特殊性　精神疾病需要收集的病史有别于一般疾病的病史。由于精神疾病患者不能正确表达自己的病情和要求，客观表征也不明显，在疾病判断上受主观因素影响比较大，且很大程度上需要亲友提供的相关病史以及病情描述才能对其病情判定。所以，收集患者的有关资料对医务人员来说是一项非常慎重的工作，需要客观的病史资料和细致的了解观察，做出正确的诊断。因为一旦精神病的诊断确定(特别是精神分裂症、情感性精神病、精神发育不全、病态人格等)，将决定患者能否在恋爱、婚姻、家庭、社会等方面正常生活，或是否应该承担法律责任。

对精神疾病的治疗主要包括电疗、药物治疗、精神外科治疗和心理治疗等，有些会使患者有不适感或有一定的副作用。因此，在确定治疗方案时，医务人员应该根据患者的具体情况，认真考虑，慎重选择。尤其精神疾病患者在发病期间没有自知力和自制力，常需要在相对封闭的看管条件下进行治疗，管理项目多，治疗又带有一定的强迫性。所以，更需要医务人员具有高度的职业道德素养和负责精神。

医务人员的动机是否从有利于患者恢复健康出发，其效果是否确实能够治愈或改善精神疾病患者的病态状况，这是评价精神疾病患者治疗手段好坏的唯一医德角度。因此，精神科医务人员在针对每位患者病情选择治疗手段时，应该选择疗效最佳、副作用最小的治疗方案，力争治愈或缓解病情，最大限度地解除患者的痛苦，帮助他们摆脱精神病态、恢复正常人的生活，使患者重返生活、社会岗位。

(二) 精神疾病诊治中的道德原则

过去，精神疾病患者一直被认为是“魔鬼附体”“神的惩罚”，因而遭到歧视、打骂、侮辱、虐待、遗弃或任其自生自灭，这是医学技术落后和人们对精神疾病理解错误的缘故。直到今天，少数落后地区和部分人群中还遗留着类似的错误观点。在西方，第一个倡导要以人道主义来对待精神疾病患者的是法国医生皮内尔(Philip Pinel)。皮内尔说：“精神疾病患者绝不是罪人，绝不应该惩罚他们，而必须给以人道的待遇。”西方有人称此举是“精神病的第一次革命”。此后，随着社会的进步和医学的发展，如何对待精神疾病患者的道德问题也逐渐引起人们的重视。1977年第六届世界精神病学大会一致通过的《夏威夷宣言》指出:"精神科医生应遵循公认的科学、道德和社会公益原则,尽最大努力为患者的切身利益服务……必须考虑患者的切身利益。"从此,《夏威夷宣言》就一直作为西方医学界对待精神疾病患者的道德准则。我国在1949年之后对待精神疾病患者逐渐采取人道主义的态度,1958年在南京召开的第一次精神病防治工作会议上,涉及若干道德原则的《重性精神疾病管理治疗工作规范》正式通过。

(三)精神疾病诊治中的道德要求

1. 尊重人格,体贴患者　精神疾病患者的精神伤残后果比躯体伤残更为悲惨。由于病态意识的支配,导致行为紊乱和冲动,不仅无法学习和工作,生活不能自理,而且影响家庭和他人的安宁。作为精神科医务人员首先要有高尚的人道主义情怀,不能有任何歧视和耻笑。要尊重患者的人格尊严,把患者当作人而且是需要照顾的人给予关怀、帮助和体贴,真诚地为患者提供优质的医疗服务。当遇到患者因发病而产生冲突时,要同情患者,以高尚的道德情操服务患者。做到克制忍让,打不还手,骂不还口。

2. 细心诊断,合理治疗　精神科医务人员要避免错误地给患者戴上"精神病"的帽子,使患者无故承受各种精神压力和接受无谓的治疗。在对精神病诊断时,必须慎之又慎,认真仔细地进行检查,完整地收集与患者有关的病史、病情资料、检查结果,获取足够充分的诊断信息后才能确诊。而精神疾病治疗方法上都或多或少带有一定的强制性,有些也存在一定副作用。因此,从伦理学角度讲,对患者的治疗必须权衡治疗前后的利弊得失,高度遵守因人制宜、因病制宜、综合治疗、持续治疗的原则。

3. 加强防护,保障安全　为了避免发生意外,医务人员在必要时可采取强迫治疗或行为控制等措施,约束有些精神疾病患者难以控制自己的行为,尤其是时常冲动伴有暴力行为的狂躁型患者。这样做,无论对患者或对他人、社会都是有利的,因而也是道德的。但要确保精神疾病患者的人身安全,这与《夏威夷宣言》关于"除非患者因病重不能表达自己的意愿,或对旁人构成严重威胁。在此情况下,可以也应该以强迫治疗,但必须考虑患者的切身利益"的精神是相统一的。

4. 接纳信任,严守医密　精神疾病患者发病诱因大多是精神因素,在诊疗过程中均要求患者或家属最大可能地将病情、家族史、心理感受、想法等如实告知医护人员。医护人员基于患方的信任,对诊治需要而获悉的患者所有隐私都有保密的责任和义务。要严格执行医德守密规定,对于患者的病情表现、病史资料,以及生活或隐情,要严格保密,不能随意泄露。注意不让任何无关人员随便调阅患者的病史记录资料,也不要随意谈论患者的病情。同时,对患者也要绝对保密,以免造成不必要的纠缠,伤害个人的合法权益。

5. 尊重知情,保护权利　由于精神疾病患者的特殊性,人们往往容易忽略患者的知情同意权,认为患者无法正确表达自己就不需要落实知情同意权的想法是错误的。精神疾病患者应与其他疾病患者一样享有知情同意权,即使患者无法表达意愿也须征得其监护人的同意。《夏威夷宣言》指出:"只要有可能,医务人员在采取诊治措施之前,应该征得患者或其亲属的同意。除在因病重不能表达自己的意愿,或对他人构成严重威胁外,不能对患者进行违反其本人意愿的治疗。"作为医护人员必须尊重患者的权利并考虑患者的切身利益,知情同意原则需要坚持社会公益与保护患者自身利益相结合的原则,在不侵害他人或公共利益的情况下,以保护患者权利为最大利益。

三、传染病诊治中的伦理

传染病是指由病原微生物感染人体后产生的有传染性、在一定条件下可以造成流行的疾病，能够经过各种途径在人与人之间或人与动物之间相互传播并广泛流行，会对人群健康产生严重危害。

传染科是对传染性疾病进行诊断和治疗的临床科室。由于传染病传播面广、传播速度快、对社会人群危害大，与外界相对隔离的传染科对维持社会卫生保健的稳定也有着重要的作用。

（一）传染病的特点

1. 传染性 特异的病原体，如病毒、细菌、寄生虫等引起的各种传染病可通过一定的途径传染给他人，并可以迅速蔓延，在人群中流行，对人的生命和健康威胁极大。传染源都是来自每一个传染病患者自身或病毒携带者，他们的唾液、分泌物、排泄物、使用过的物品等都可能有病原体，传染科工作所有的风险性在于一旦与之接触，就有被感染的危险，故对防护工作要求极高。

2. 规律性 一般受季节和地理范围的影响，传染病的发生、流行与消失有一定的规律性。传染病都可分为潜伏期、前驱期、发病期等阶段，各期临床表现都有其不同的特点，传染程度也常各不相同。熟练掌握疾病各期的特点，以便尽快明确诊断，给予及时有效的治疗，是传染科医务人员的重要职责。

3. 传染病患者的心理负担 造成传染病患者心理压力大、心态错综复杂的原因，主要是传染病本身的特点，加之治疗过程中的隔离措施等，社会人群一般都会回避，甚至害怕与传染病患者接触，由此可能会使患者产生的一些负面情绪或者其他不良反应甚至影响治疗。一方面由于传染病的侵袭造成婚姻、家庭及个人生活的不幸，常使患者陷入消极、悲观的心境；另一方面由于被迫隔离治疗，使他们远离亲友、家庭，易产生孤独、空虚等消极情绪。这些问题都应引起传染科医务人员的高度注意，并积极引导，合理治疗。

（二）传染病诊治中的道德要求

1. 重视医院消毒隔离制度 传染科医务人员应该树立对自身、患者和他人负责的高度责任心，增强无菌意识和预防观念，努力建立和完善医院卫生消毒隔离制度，严格执行各类传染病规定的卫生消毒隔离要求，预防院内交叉感染。对病室环境、患者随带物品、患者的分泌物及排泄物、患者用过的医疗器具都应严格消毒灭菌，妥善处理；对隔离期内的患者应做好解释工作。在执行相关制度时，要严格认真，并尊重患者的知情同意权，要求他们积极配合执行隔离制度，防止交叉感染和疾病的扩散。

2. 强化社会预防保健意识 传染科医务人员在治疗患者的过程中，要不断给患者提高社会预防保健意识，针对传染病具有传染性、流行性、危害性等特点，本着既要对患者个人负责又要对社会负责的精神，发现疫情或传染源应及时向卫生防疫部门报告，并采取积极的预防措施。同时，还要求全民增强预防保健意识，利用各种时机和形式，向患者、患者家属和社会深入开展传染病的预防保健教育。

3. 勇于献身的高尚道德情操 传染科的工作不仅关系到患者的健康利益，也关系到广大社会人群的健康利益。在传染科工作的医务人员工作辛苦，受传染的风险也较大。在这样的特殊工作环境和重要社会责任面前，不仅要求医务人员应具备无私奉献、忠于职守、全心全意为患者服务的人道主义精神，而且要求医务人员无畏艰苦，自觉消除思想顾虑和不良情绪。同时，要采取有效的防治措施和手段，及时抑制病情，促进患者康复。医务人员在诊治传染病时，有时候不得不把自己暴露在传染源里，此时极容易受到感染，甚至危及生命，但是他们还是决然如此，这虽因为是环境条件有限或情况危急等缘故，但更是广大医务人员敬业精神高尚道德的体现。在此次新型冠状病毒肺炎疫情的防治工作中，我国医务人员不畏艰险，不忘初心，夜以继日地奋战在疫情一线上，这种伟大的抗疫精神得到了全国人民乃至世界各国的一致致敬和称赞。

4. 严格执行疫情报告制度　医院一旦确诊患者是传染病患者和疑似患者，必须按照《传染病防治法》，在规定的时限内向卫生防疫机构报告。对于传染病的疫情报告，任何人不得隐瞒、漏报、谎报，任何授意隐瞒、谎报疫情的事件都是法律难容，传染科的医务人员是法定的责任报告人。

第二节　特殊群体诊治中的伦理

由于特殊群体在生理和心理上的特殊性，使其在医疗服务上有特定的要求，也对医务人员的道德素质提出了特殊的要求。这类特殊群体包括妇产科患者、儿科患者、老年患者及残疾人。

一、妇产科诊治中的伦理

（一）妇产科的特殊性

医院高风险科室之一的是妇产科。妇产科工作有着不同于其他科室的伦理要求，这一直也是与妇产科工作的特殊性有关。妇产科所服务对象是女性患者，女性的生理、病理和心理与男性有区别，往往比较敏感、脆弱，而妇科疾病多涉及女性的生殖器官和一些较隐私的部位，也容易牵扯到患者的家庭、婚姻及生育等问题，容易导致误解和侵权。妇产科患者的病变部位大多在生殖系统，由于受我国传统道德观念的影响，患者在描述病因时可能涉及婚姻、家庭或个人私生活的隐私，对自己的病情难以启齿，往往表现害羞、尴尬、压抑和恐惧等心理，不愿坦率无遗地吐露实情。

（二）妇产科患者的特殊心理

1. 害羞心理　女性患者在就诊时常感到难于启齿，在男医生面前表现更为明显。涉及个人隐私诸如女性性征发育异常、未婚怀孕、性生活异常等情况时，患者不愿坦率说出实情，有时会对医务人员的问询烦心，甚至拒绝妇科检查，给诊治工作带来困难。因此，要求医务人员要把握好患者的特殊心理，体谅、理解患者的难处。如果患者感到害羞，可以先进行安抚工作，让患者放下戒心后再逐步引导患者说出病情。在检查时，医务人员要严肃认真，切忌粗鲁、轻浮，不能有淫思邪念。总之，如何能让患者放下戒备心理，取得信任并与之坦然沟通，是妇产科医务人员所必须具备的基本职业素质。

2. 压抑心理　在诊疗过程中，妇产科疾病多涉及女性隐私部位并有可能发生隐私暴露问题。所以，医务人员在检查时要做好遮挡工作，诊疗中要注意请退无关人员（包括家属）。未婚先孕或诱奸受害者害怕别人评论讥笑，担心名誉不好，常有隐瞒情况，个别连自己的亲人也不告知。因此，医务人员对心理常处于压抑状态甚至发生身心疾病的这类患者的病史、病情及个人隐私，必须注意保密，要尊重和保护她们的名誉。否则，可能会造成家庭或夫妻的不和，从而引发医患矛盾。对待未婚先孕者，医务人员不能随意指责患者行为不检点，也不能态度冷漠、歧视或讽刺挖苦，这容易加重患者的心理负担，从而做出冲动行为，甚至酿成悲剧。另外，医务人员对于部分不孕症妇女或没有满足家庭生男要求的妇女，不仅要疏导患者，还要以专业人员的角度尽力帮助疏通患者与家庭之间的矛盾，使患者能够尽快康复。

3. 恐惧心理 从感情上讲，女性较于男性会更感性。所以，女性对疾病也会更敏感，更恐惧。妇产科患者更多担心疾病对健康、家庭和社会带来的不良影响，如担心性生活障碍引起丈夫的不满，担心怀孕后胎儿畸形、胎位异常、早产、难产、分娩时疼痛或发生意外，担心因生育问题引起婆媳不和。这些恐惧心理会进一步影响疾病的康复，还可能产生抑郁，孕妇还可能影响胎儿的生长发育，或导致难产和产后出血增多等。因此，妇产科医务人员要重视女性的内心感受，注意对患者的精神安慰，关心和体贴患者的痛苦，尽可能满足患者的合理需求，使她们对医务人员产生信赖感。

（三）妇产科诊治中的道德要求

1. 无畏苦累精神 妇产科工作都是比较繁忙和辛苦的，特别是产科更加如此。国家实施三孩政策后，产科的工作量也是加倍增长。由于产妇分娩时间不平衡，造成医护工作的忙闲不均，加之产科病床周转快、夜班多，医务人员经常不能按时就餐和休息。另外，产妇分娩时的羊水、出血、大小便等，都是医护人员经常接触到的。因此，脏累工作在妇产科已经是家常便饭，医护人员必须具备奉献精神，克服困难，端正心态，以高度的同情心、责任心、使命感对待每一位患者。

2. 注重人文关怀 一般来说，女性在情感上比较感性，在患病期间可能会更加敏感、脆弱。这要求妇产科医务人员在对待女性患者时要更加注重人文关怀，注意沟通技巧，将人文情怀融入语言中，更重要的是要体贴患者，为患者所想。特别是妊娠和即将分娩的患者，生育对女性而言是人生中极为重要的，很多女性第一次分娩都会产生恐惧、焦虑或抑郁心理，而医务人员的一言一行都影响着产妇的分娩心理。因此，要给产妇精神上多鼓励，心理上多安慰，以减轻产妇的焦虑心理，使其保持良好的心态。在妇产科的医务工作中，要注重精神情感关怀，缓解患者的负面情绪，给患者营造一个温馨安稳的环境。

3. 尊重知情权利 由于妇产科的特殊性，患者的知情同意权显得尤为重要，医务人员的每一个决定都可能影响到女性患者的家庭、婚姻和生育情况。所以，在做治疗方案时要切实从患者的利益出发，在为患者进行治疗性或非治疗性手术时，都应履行告知义务，并完整阐述风险及术后预案等，让患者能够充分考虑后再做出决定。如遇紧急情况，来不及征得患者或监护人家属同意，也必须征得院方的同意，否则容易产生各种医患纠纷。

4. 严守医密隐私 妇产科工作极易涉及患者的隐私和秘密，这就要求医务人员有极强的伦理素质，严格遵循医德保密的要求，不能随意向其他人泄露或在公开场合谈论患者的病情。妇产科的任何一项工作都受到伦理学的约束，它影响着医务人员的判断、决策和行为准则。因此，在临床工作中，医务人员不仅要加强医疗技能的培养，还要强化医学伦理意识的养成，借此培养医德感情、医德信念，才能真正从患者利益出发，全方面地为患者服务。

5. 慎选治疗方法 妇产科医生应科学为患者用药，对于能引起女性男性化的激素类制剂，应尽可能避免使用。确因必须使用，事前要向患者及其家属说明药物的不良反应，并尊重患者的意愿。对孕妇用药应非常谨慎，要考虑到药物对胎儿的影响问题，避免使用对胎儿有致畸作用的药物。给妇产科患者做手术治疗，要严格掌握手术指征，在手术方式选择上既要考虑治疗目的，又要照顾到患者术后的性生活与生育功能。特别注意要持严肃慎重的态度，并征得患者及其丈夫或家长的同意，才能进行诸如切除子宫、卵巢等手术。

二、儿科诊治中的伦理

（一）儿科的特殊性

儿科患者的特点是发病急，病情变化快，而家长往往对诊疗的要求高。所以，工作强度大，节奏快，是儿科工作的真实写照。患儿特别是婴幼患儿，他们对疾病的防御功能还没有完全建立，抗病力弱，容易患各种感染性与传染性疾病。又由于婴幼儿不会自诉病情，年长儿虽能自诉，但限于理解力和表达能力差，不能完整、准确地诉说发病过程的细节和症状，给儿科的诊治工作增加了难度。另外，儿科人流量大，婴幼儿容易哭闹，加之家长紧张急躁心理，很容易将情绪发泄到医护人员身上，这样不仅影响医护人员的正常工作，也会耽误其他患者的治疗，形成儿科纠纷愈演愈烈的情况。

（二）儿科患者的特殊心理

一般儿童都享有“小皇帝”的昵称，在家有父母的照顾和体贴，但患病住院后，面对生疏的医院环境、陌生的医务人员和疾病所引起的痛苦，心理会有紧张、孤独和恐惧感。外在表现是有的大哭大闹；有的与医务人员不合作，甚至拒绝进食和治疗；有的则吵闹着要求回家或自行逃跑等。患儿家长往往看到孩子生病难受，容易焦急紧张，要求医生尽快治疗，希望药到病除，立竿见影，达不到预期效果就会责怪医生，引发矛盾；还有由于儿科就诊量大，往往排队时间过长，加上环境嘈杂，很容易诱发一些家长的不满情绪，从而发泄到医护人员或其他家长身上。还有的家长由于对医学知识缺乏或错误认识，在医生就诊时会进行干预，认为医生操作不当或误诊，又不听医务人员的分析和解释，或者进行录音、录像，造成医务人员的困扰。

（三）儿科患者诊治中的道德要求

1\. 身心体贴，人文关怀　儿科患者多数不能与医务人员很好配合，缺乏主动与医务人员沟通情况的能力，也不能很好表达自身病情变化。医务人员在诊治时要态度和蔼、说话温和、表情亲切地对待患儿及家长；医护人员要像父母一样接近他们，了解他们的生活习惯和爱好，做好他们的身心治疗和护理。如对不懂事的患儿，要安排出时间给予身贴手抱，在床边与他们逗玩，逐渐建立医患感情，消除他们对医护人员的生疏感，使其尽快适应新的环境；对已经懂事的患儿，除了治疗以外，要丰富他们的生活内容，如讲故事，收看一些小视频节目；在诊治中，有些患儿即使不合作，也不要过多的责备，要耐心说服，要亲切地、不厌其烦地多加安慰，在家长配合下让其树立信心。另外，还要多关心患儿的生活与医疗情况，尽可能减轻他们的病痛和不适，使其在病房同样能感到家庭般的温暖。

2\. 热心解答，勤于观察　由于儿科患者都是天生柔弱，他们大多数无法准确表达出自己的感受。家长可能经常追问医务人员，想弄清孩子的病况。医务人员一定要配合，不要对患儿家长发脾气，要热心做好病情解答工作。由于患儿不一定能自觉与医务人员沟通，病情变化一时摸不清，这就要求医务人员经常巡视病房，勤观察、细检查，体贴入微地了解患儿的病情变化，及时分析处理，以防漏诊、误诊的发生。给患儿做体格检查时，要做到针对、细致、轻快、准确。

3\. 严格消毒，预防感染　多数儿童身体弱小，免疫力和抵抗力较成人低，易感传染性疾病，尤其在患病后更是如此。因此，要求儿科医务人员在门诊必须做好预诊和分诊工作；在病房必须对传染病患儿做好隔离工作；对新生儿、体弱患儿、免疫功能低下者等，必须做好保护性隔离工作,不要让患儿到处乱走,随便串病房,严格执行探视制度。要严肃认真执行卫生清洁、消毒制度和各项操作规程,以达到卫生标准和无菌操作要求。

4. 准确用药,防止毒害 由于小儿处在生长发育期,其神经系统、肝肾功能及各种酶等均发育不够完善,用药物治疗时,容易出现一些毒副作用,影响孩子的身体健康,甚至导致疾病、终身残疾或者死亡。例如,新生儿尤其是早产儿由于肝脏葡萄糖醛酸转移酶发育不成熟,使用氯霉素会引起灰婴综合征,有的孩子还会引起再生障碍性贫血。因此,医务人员在选择、使用药物治疗时要准确,注意毒副作用。

三、老年患者诊治中的伦理

(一) 老年病的特点

1. 生理特点 老年人由于组织器官和内分泌功能衰退,机体功能和免疫功能降低,抗病力减弱,内外环境调节功能失衡,易产生各种疾病。且患病后多器官、多系统、多种疾病并存,病情复杂、病程长、预后差,易合并感染、并发症和留后遗症。另外,老年人患病时,病情变化快而不稳定,其严重程度常与主诉及症状不一致。而由于老年人生理功能的衰退,比较模糊的机体界限也给医生检查、诊断和治疗带来困难。

2. 心理特点 老年人的心理活动有很大变化,这是随着生理上的正常衰老而出现的。① 孤独寂寞,无价值感:老年人患者由于工作和社交活动的减少,以及缺乏倾诉对象的原因,都有精神和情绪的变化,这个变化在病后更加明显。认为自己没有用,还给别人增加负担,产生悲观失望的情绪。再有多数患者住院期间因子女工作原因少守身边,更加剧了患者孤独的心理。② 抑郁焦虑,紧张恐惧:患者生病或住院后日常生活规律被打破,在饮食、休息、睡眠等各方面难以适应,且康复求生欲强,从而在精神上产生抑郁焦虑和紧张恐惧,给患者造成巨大心理压力。这类患者多表现为烦躁不安、不思饮食、睡眠不佳、痛苦呻吟,只关心治愈时间及预后等。③ 情绪波动,性急易怒:老年人情绪变化非常大,不仅对当前事情易怒,而且容易引发对以往压抑情绪的暴发,易见于性格急躁、爱挑剔的患者,他们的情绪变化可能来自经济负担、病情及亲人等。这类患者主要表现为固执刻板,心事重重,沉默少语或多语,有些患者还会出现食欲减退、失眠等。④ 敏感多疑,情绪失落:对周围一个偶尔的动作,护士一句无意的话语,都可能引起他们的猜疑,猜测自己的病情很严重,又怀疑医生、护士甚至旁人都是对他有意隐瞒病情,久而久之,加重其心理负担。当患者可能出现与不治之症的患者有某些相似症状而产生疑心时,多表现为情绪失落、悲伤哀痛等,并常常无端地大发脾气。

(二) 老年病的特征

我国现今已经进入人口老龄化社会,老年人健康服务和社会保障问题愈发严峻。老年人常见疾病有高血压、冠心病、脑血管疾病、恶性肿瘤和糖尿病及老年心理健康疾病等,与青壮年相比有以下特征。

1. 疾病多样性 对老年人来说,疾病很少是单一的。进入老年期后,各种脏器组织先后发生病变,抵抗能力差,往往是不同人体系统的疾病同时存在。因此,临床表现复杂,症状多样化,既可能一病多症,也可以一症多病,且同一种疾病在不同的老年人身上差异很大,给治疗带来一定困难。所以,在制定治疗老年疾病的个体化、多科学的综合治疗方案时,必须建立在全面了解和掌握患者的全部病史、抓住主要矛盾、权衡利弊缓急的基础上。

2. 症状易变性 老年人的疾病种类多,有些疾病的病情如老人癫痫病变幻无常,在不同时期可有不同类型的发作,发生癫痫后遗症。而有些老年痴呆症患者的症状貌似稳定,但常突然恶化,发生意外。因此,加强安全护理显得尤为重要。

3. 症状缺显性　老年人由于机体功能的衰退,导致代偿性差,神经反应性降低,身体敏感性差,某些疾病的症状极不明显、不典型。例如,中年人经常会出现伴有剧烈胸痛发作的心肌梗死,但老年人几乎就没有这种症状,常常只是轻度的胸前不适感,这往往容易使疾病在不被察觉中而渐渐地严重和恶化。因此诊治老年患者时,绝不能延误治疗的最佳时机,一定要全面检查,仔细观察,以免漏诊、误诊。

4. 疾病呈慢性　老年人的疾病多是慢性疾病,常常起病隐匿,可以在相当长的时间内没有症状,故无法确定其准确的发病时间,如动脉粥样硬化、老年性白内障及骨质疏松等,且有些疾病在治疗上也比较困难,也易合并其他系统的疾病。因此,医务人员要提醒老年人定期进行健康检查,有助于早期诊断和治疗疾病。

(三) 老年患者诊治中的道德要求

1. 尊重人格,心胸宽广,服务细致　老年人在其一生中为家庭和社会做出了重要贡献,医护人员要尊重老年患者的生命、人格和权力,尊敬老人是中华民族的传统美德。很多老年患者有情绪不稳定、爱发牢骚、自尊心强的特点,这要求医护人员理解包容老年人,在言谈举止方面注意礼貌,尽可能地满足其合理要求。此外,由于老年人生理功能衰退,行动多有不便,因此要求医务人员不仅在检查、治疗等方面尽可能给予方便和帮助,在生活上也给予周到细致的服务。

2. 诊断严谨,治疗审慎,综合考虑　由于老年人病程长,病情变化多且复杂,身心耐受性较差。所以,医务人员在选择医疗手段和制订治疗方案时,应以高度负责的精神审慎从事,切不可粗心大意。要综合考虑患者的身体承受能力,要在确定治疗目标以后,多设计几种治疗方案,并征得患者和家属的同意、支持。

3. 重视病变,仔细观察,耐心劝导　患病的老年人常有悲观、恐惧、抑郁和孤独的心理,因此,医护人员要时刻关注老年患者的心理状况,重视对老年患者的心理疏导。要仔细地观察老年患者的情绪和行为变化,发现心理问题,应积极寻找对策。例如,对悲观失望者,要给以安慰鼓励、积极引导;对性情孤僻者,要加强关心,让患者家属多探视;对心有疑虑者,要耐心解释、诚恳相待;对心情烦躁不安者,要耐心劝导。总之,要根据不同老年患者的情况,多谈心交流,了解其需要,并采取相应的措施。

四、残疾人保健康复的伦理

残疾人是指在心理、生理、人体结构上,某种组织、功能丧失或者不正常,全部或部分丧失以正常方式从事某种活动能力的人,主要包括听力语言残疾、视力残疾、肢体残疾、智力残疾和精神残疾等。

为适应残疾人康复的需要,康复医学从第二次世界大战后开始发展了起来。随着现代科学技术的飞跃,越来越多的高新技术成果被引进康复医学领域,为康复医学的评定和治疗提供了新仪器、新技术,推动了康复医学的极大进步。

(一) 残疾人的保健康复工作特点

1. 协调性　现代康复医学所要求的康复包括医疗康复、教育康复、职业康复和社会康复的四个领域,这就需要医务工作者、工程技术人员、教育工作者、社会工作者、家属以及各级政府的共同参与努力。只有这样，残疾人保健康复工作的实效才能更好得以实现。

2. 持续性　伤残患者的康复不能寄希望于在医院完全达到目的，它是一个慢性、长期的过程。因此，除了短期的住院治疗外，出院后还要通过药物治疗、家庭社区治疗、康复复健治疗和心理治疗等，并遵循医嘱自行进行康复治疗。

3. 整体性　残疾人的保健康复要保证整体性，遵循“生物—心理—社会医学模式”，不仅要帮助患者恢复身体上的健康，还要消除其心理障碍，重新建立信心。医护人员在治疗时要多灌输患者积极向上的信念，增强其自信、自立、自强的观念，让患者积极面对挫折，恢复信心，找回个人的社会价值。

（二）残疾人保健康复中的道德要求

1. 同情与尊重　伤残人致残的原因大致分为两类：一是先天性残疾，如先天性耳聋、智力发育不全等；二是后天因疾病、创伤、烧伤、意外事故所致的伤残。伤残人特别是后天伤残人，不但躯体痛苦，而且心理更加痛苦。所以，医护人员应该同情和尊重他们，在治疗时要鼓励他们增强生活的信心和勇气，使之积极配合，达到最大限度的康复。

2. 体贴与帮助　伤残人多数生活不能完全自理，因此医护人员应该有针对性地帮助每一位患者，给予最大限度的同情关怀，以自己的行动使其感到温暖和慰藉。在生活上尽力给予各种帮助，平时可播放一些励志影片激励患者，增强他们康复的信心。

3. 耐心与尽责　残疾人的医护难度比一般人大，相对住院时间长，显效缓慢。因此，医护人员应该付出更多的耐心，真诚对待每一位患者，如同家人般尽责照顾他们。

第八章

临床护理伦理道德

导学

1. 掌握特殊群体护理的伦理。
2. 熟悉基础与整体护理的伦理；门诊、急诊、ICU 护理的伦理。
3. 了解护理与护理道德。

临床护理工作是医疗卫生工作的重要组成部分，其质量高低不仅受到护士专业知识和技术水平的影响，而且与护理人员道德水平状况有直接的关系。护理人员的道德水平如何，直接关系到能否协调医生、护士、患者三者的关系，直接影响着医疗质量的评价。因此，加强护理职业道德的研究和教育，对于提高护理工作者的道德修养具有重要价值。

第一节　护理与护理道德

一、护 理

护理是伴随人类生存本能和自我保护的历史而出现的，在人类历史的不同阶段都有着不同的表现形式。随着医学技术的成熟与完善，护理逐渐发展为一种专业。19 世纪之前，世界各国其实没有护理学专业，直到英国护士、欧美近代护理学和护士教育创始人之一南丁格尔(Florence Nightingale，1820—1910)在 19 世纪中叶开创了护理学专业，才成为一门科学、一种专业。

护理原意为哺育小儿，后扩展为保育儿童，照顾老人、虚弱者和疾病患者。随着社会经济、文化、科技及医学卫生事业的发展，护理的概念、内涵也因其理论研究和临床实践而逐步从简单的“照料、照顾”向纵深方向扩展和延伸。1980 年美国护理学会将护理定义为：“护理是诊断和处理人类对现存的或潜在的健康问题的反映。”2008 年 1 月 31 日国务院颁布了《中华人民共和国护士管理条例》(以下简称《护士管理条例》)，明确了护士的身份范围，即“取得《中华人民共和国护士执业证书》(以下简称《护士执业证书》)并经过注册的护理专业技术人员”，国家要“重视和发挥护士在医疗、预防、保健和康复工作中的作用”。同时，对护士的执业提出具体要求，“执业中应当正确执行医嘱，观察病人的身心状况，对病人进行科学的护理。遇紧急情况应及时通知医生并配合抢救，医生不在场时，护士应当采取力所能及的急救措施”。还规定了护士的义务，“护士有承担预防保健工作、宣传防病治病知识、进行康复指导、开展健康教育、提供卫生咨询的义务”。从中可以看出，护理工作的对象已经由医院里的少数患者逐步扩大到全社会的人群，护理工作的重心不再仅仅是疾病，还担负心理、社会保健的任务。

随着现代医学模式向生物—心理—社会模式的转变，对护理工作提出更高要求，护理科学已经由附属专业向独立学科发展。护理工作模式也由功能制护理、责任制护理向整体护理转变，护理工作范围已经由单纯的对疾患防治的护理扩大到卫生预防、医疗保健、临终关怀、心理护理等系统护理。护理的范围和对象不断地扩大，由医院扩大到社区，由以疾病为中心的护理转向以人的健康为中心的全面护理。近年来，新的医疗、监护技术和设备不断涌现，护理工作更是得到长足的发展。现在护理的目标是在尊重人的需要和权利的基础上，通过“促进健康，预防疾病，恢复健康，减轻痛苦”，来提高患者的生命质量。所以，护理不仅在维护和促进个体健康、生命质量方面具有重要作用，而且发展成为了面向社会、社区、家庭的文明窗口，为提高整个社会的人类健康水平发挥着关键作用。

二、护理道德

护理道德是一种职业道德，是指规范护理人员和护理行为的伦理准则。它包含两方面的含义：一是护理人员在履行职责过程中应具备的道德素质；二是调整护理实践过程中各种人际关系的道德要求。

护理工作内容杂、任务多、责任重大，护理患者的技术条件对护理质量固然重要，但如何充分运用技术并尽职尽责地为患者服务，则取决于护理人员的道德水平。在临床护理实践中，护理人员在许多情况下都是单独进行护理操作，有些工作难以规定确切的量作为检查衡量的可测指标，这就更加需要护理人员具有崇高的道德责任感。道德责任不是外力分派或强加的，它是以护理人员的内心信念为驱动力，并贯穿于一切护理活动的始终，是对患者自觉地负责任。有了这种道德责任感，可以修正护理工作的观念，避免玩忽职守事故的发生；有了这种道德责任感的驱动，护理人员将会认真钻研和掌握技术，严格执行规章制度，善于把掌握的科学技术最有效地运用于护理实践，千方百计地治病救人，科学地实施护理保障，力争取得最佳效果；有了这种道德责任感，护理人员将会忠于职守，热情服务，不仅能够促使患者保持良好的心理状态和积极乐观的情绪，而且能提高疗效，促使病情的好转。因此，护理道德是完成护理工作、提高护理质量的重要保证。

三、护理道德规范

1. 热爱岗位，尽职尽责　护理质量直接关系到患者的生命安危和诊治效果，护理工作是平凡而崇高的，是医疗工作不可缺少的重要组成部分。因此，护士应像南丁格尔那样积极献身于护理事业。即使在工作中遇到患者指责或不理解、不配合，也不冲动、不怠慢，即使在个人生活中遇到不幸或不愉快，在岗位上也应该全身心地投入，严格执行医嘱，严谨审慎，准确无误，使护理工作日臻完善。护理工作是神圣的，护士应该全力以赴对待每个患者，一心赴救，使每个患者都能摆脱不良因素的干扰，身心都能全方位地接受诊治、护理，从而尽早恢复健康。

2. 尊重患者，保守隐私　尊重患者，以患者为中心，这是临床护理活动中最基本的道德原则。因此，在护理工作中护理人员对待患者都要一视同仁，从患者的生命价值和人格尊严出发，不应有任何忽视或歧视某些患者生命的现象。护理工作者要认真听取患者的意见，充分调动患者参与护理过程，使患者不仅仅局限在准确叙述病情、疗效和各种反应的被动地位，而是能对护理方案提出认可或修正意见，并积极参加护理计划的实施。同时，在任何时候、任何情况下，护理人员都不可以把自己的意志强加于患者，不能侮辱患者，不能损害患者的名誉，更不能随便泄漏患者的隐私。

3. 钻研业务，团结协作　现代科学技术迅猛发展，新的护理技术和知识不断涌现，因此要成为一名优秀的护理人员必须认真学习先进的护理知识和技术。只有掌握先进的护理技术和知识，同时拥有丰富的临床实践经验，才能更好地为患者服务。这些知识、技术和经验的取得离不开护士的认真学习、刻苦钻研。一项医疗活动的完成是医务人员通力合作的结果，作为医务人员中的重要成员，护士之间及护士与医生、其他医务人员之间要相互尊重，互相支持，团结协作，共同完成工作。

4. 语言文明，举止端庄　语言可以治病，也可以致病，其机制是通过情绪反应这个中介作用实现的。护士要避免使用冷淡、粗鲁、尖刻等伤害性语言，提倡使用礼貌性语言、安慰性语言、解释性语言、暗示性语言、保护性语言、治疗性语言，激励患者战胜疾病。人们常把护士视为“白衣天使”，护士的职业形象是“心灵美”“仪表美”的统一体，是生命的守护神。护士的职业形象和品格应当是仪态高雅大方，衣着整齐美观，待人和蔼可亲，举止端庄稳重，技术精益求精，遇事果断镇定，反应迅速机敏，精力充沛饱满，做事善始善终，意志坚韧不拔，使人一见而生亲切、信赖之心。

第二节　基础护理与整体护理伦理

护理工作是技术性、道德性、社会性很强的工作。护理人员在临床诊疗护理活动中各有分工，但无论从事何种具体护理工作，都必须遵守临床诊疗护理活动中基础护理和整体护理的道德要求。

一、基础护理伦理

基础护理道德是指护理人员在进行基础护理过程中应遵循的行为准则和规范。护理人员在进行基础护理时，应重视自己的道德修养，把自身的护理道德修养作为做好基础护理的内在驱动力。

（一）基础护理的特点

基础护理主要包括观察患者病情、监测患者的生命体征和生理信息，满足患者的身心需要，对患者开展生活护理、精神护理、消毒隔离和技术操作。此外，还要填写一些有关患者情况的各种护理表格。基础护理的宗旨是为患者创造一个接受治疗的最佳身心状态，表现为以下特点。

1. 经常性与周期性　基础护理是为不同科别的各种患者提供安全和适合于治疗及康复的环境，提供基本的个人卫生护理，解除疼痛、不适和避免伤害，保证足够睡眠，维护合理的营养与正常的排泄，辅助检查和采集标本，给予心理护理和咨询，执行药物及其他治疗，观察病情，监测生命体征及做好各种护理记录等。基础护理的工作都带有经常性和周期性的特点，可以用常规或制度的形式固定下来。

2. 整体性和协调性　基础护理是整体医疗工作的一部分。护理人员在为患者提供医疗、休养环境的同时，还承担着为基本的诊疗工作提供必要的物质条件和技术协作的任务。如医生需要使用的一般器械、敷料、仪器设备等，大多由护理人员支领、保管、消毒备用。医疗计划与医嘱的落实，有的是医生操作、护士配合，但大多数则是护士单独执行，医护之间必须协调一致，相互配合，彼此监督，共同完成以患者为中心的医疗任务。另外，基础护理还对护际间、护患间、护士与各科室间的关系维系起着联结、协调作用。

3. 科学性和普及性　基础护理工作的内容既平凡、琐碎，又有很强的科学性。因为人在患病的过程中，由于不同的致病因素和疾病本身的特性，使病体的功能活动、生化代谢、形态结构等方面都可能发生某种程度的变化，这些变化又可导致生理需要和生活上的变化。因此，在基础护理方面特别要求护士必须运用所学过的医学理论知识和护理学知识来精心护理患者，向患者和家属宣传怎样认识疾病、怎样维护健康的理论知识，以满足患者生理、心理的需要，保障患者生命健康或使患者早日康复。

（二）基础护理的道德要求

1. 热爱护理事业，恪尽职守　护理行为的对象是人，不管是出于什么原因既然加入到了护理职业队伍，每一个护理人员都应该充分认识到基础护理对患者生命和康复的重要意义。因此，护理人员首先要热爱护理事业，自愿献身护理事业。不应因为“三班倒”的护理工作制度和脏、苦、累的工作状态等原因而对护理工作挑三拣四，以致影响护理工作的正常开展。

2. 严守操作规程，严防差错　基础护理工作的质量直接影响着患者的生命和健康，因此，护理人员必须仔细、周密、审慎地对待每项工作，防止出现任何差错，严格执行“三查七对”制度和各项操作规程。不放过任何疑点，时刻把患者安全放在首位。事实证明，严格遵守治疗护理的操作规程和医院各项规章制度，是提高护理质量、防止医疗差错事故的有力保证。

3. 严密观察病情，热情服务　严密观察是护理人员履行自己道德责任的重要手段，而热情服务是建立良好护患关系的有效途径。护士的细致观察力能及时发现病情隐匿的变化，这也是对患者病情进行全面周密调查的有效方法。这固然与护理经验有关，但更与责任感是紧密相连的。而护士的热情有利于消除患者心理隔阂，有利于护患之间的相互交流、相互沟通，进而也能及时发现病情的细微变化。因此，护理人员必须做到细致、耐心和热情。

二、整体护理伦理

整体护理是以患者为中心，以现代护理观为指导，以护理程序为核心，将护理临床业务和护理管理各个环节系统化的护理工作模式。整体护理道德是指护理人员在进行整体护理过程中应遵循的行为准则和规范。

（一）整体护理的特点和意义

1. 整体护理的特点　整体护理有别于传统护理的特点是按照护理程序的工作方法，为患者解决问题。所谓护理程序是指为了达到护理目的，即为增进或维护患者健康而制定和进行的一系列的护理活动。整体护理以现代护理观念为指导，以护理程序为核心，以独立地为服务对象解决健康问题为目标，系统性与整体性协调统一的护理工作模式。其内容包括护理管理、护士职责与评价、标准护理计划、标准教育计划。各种护理文件书写及护理品质保证等皆以护理程序为框架，环环相扣，整体协调一致，以确保护理服务水平的全面提高。整体护理强调以护理程序为核心或基础，是因为护理程序的运用不仅体现在护士的临床服务中，而且贯穿于全部护理工作，特别是在护理管理中的实施，其作用特别巨大。换句话说，护理程序就是护士的基本行为方式，是经过临床验证的、解决健康问题的科学护理方法，它是充分体现护士运用评估、诊断、计划、实施、评价的工作程序来实施整体护理的科学方法。

2. 整体护理的意义　在于科学地运用护理程序为患者解决问题，使护理工作摆脱了过去长期以来只靠医嘱加常规的被动工作局面，变被动护理为主动护理。这种护理，能真正体现护理是以“人”为中心的，也能真正发挥护士所学的护理学专业知识，还能促使护士不断学习，更能体现护士自身的价值，从而稳定护理队伍。整体护理明确了护理工作的方向和目标，护士每天都是在为患者解决问题，若每一项护理工作都依据护理程序的科学方法去进行，就会改变护士的被动工作局面，最大限度地发挥护士的潜能和创造性，使她们以科学的态度将护理工作的重点引到研究、改进、实施、发展护理学专业本身上来，进而突出护理的科学性和独立性，把中国护理事业引入科学发展的轨道。这对营造护理学专业学术气氛、发展护理学专业队伍、完善学科体系、促进我国护理整体水平的提高等，都具有现实而深远的意义。

（二）整体护理的道德要求

1. 整体意识，协调统一　整体意识是指在护理管理、护理服务质量和护理队伍的建设上要有整体观念。它要求护理人员树立整体护理观，视护理对象为生物的、心理的、社会的、发展的人，从患者身心、社会文化的需要出发，去考虑患者的健康问题及护理措施，去解决患者的实际需要。整体护理中要求护理表格的书写及护理品质的评价与保证等均要以护理程序为框架，协调一致。由于解决任何一个护理问题都需要多种专门知识和技能及多科室的相互合作，所以，护理人员必须协调一致地施护于患者，使之产生最佳的护理效果。

2. 勇挑重担，主动作为　整体护理以护理程序为基础，这就使护理工作摆脱了过去多年来靠医嘱加常规的被动局面，护理人员的主动性、积极性和潜能得到充分发挥。每当护理人员开始一天的工作时，首先要思考的是患者的健康问题：如今天要解决患者的哪些健康问题，还有哪些问题需要解决，以及如何解决。因此，护理人员就会自觉地运用护理程序的科学方法对患者进行系统的评估—诊断—计划—执行—评价，如此循环，直到患者的健康问题得到解决。可见，护理人员不再是被动地、单纯地执行医嘱和简单地完成护理操作，而是更全面、更系统地了解患者的整体情况，也像医生一样独立地承担起为患者解决问题的责任。整体护理要求每一位护理人员都要对患者全面负责，有目标、有计划、有分工、有系统地进行护理工作，在对病情、文化程度、生活习惯、社会地位、心理状况等深入了解的基础上，对患者的身心健康实施全面的、系统的、整体的护理。护理人员要积极、主动地运用护理程序的科学方法承担起为患者解决问题的责任，针对患者病情制定出确实可行的护理计划，并执行计划，及时评价整体护理的实施，使护理职能不断扩展和延伸。整体护理对护士的要求越来越高，护理人员必须积极作为，勇挑重担。

3. 周密分析，总结规律　现代医学模式指导下的医学研究成果表明，心理、社会因素能够引起疾病并影响疾病的转归。很多疾病的发生或加重，既有物理、化学、生物等因素参与，也有心理、社会因素的参与。因此，整体护理要求护理人员对影响患者健康的诸因素进行认真具体的比较分析，然后对患者健康问题做出评估，找出反映患者病因、病情、病态、护理等方面的差异，制定出相应解决健康问题的护理计划，并及时对患者实施身心整体护理。人是一个与外界环境通过输入、输出、反馈等生理机制不断发生联系和作用的开放系统，整体护理的程序本身也是一个开放系统。通过输入问题—解决问题—求取平衡—出现新问题—再解决问题—再平衡，实现恢复和保持患者健康的目的。这就需要护理人员认真分析调查收集来的信息、资料，抓住主要矛盾。在整体护理中，护理人员要认真分析患者的不同情况及各自的基本需要，制定并付诸实施有利于每个患者康复的合理护理计划，形成规律，使整体护理更具有针对性和可行性。

4. 勇于创新，不断进取　整体护理的宗旨是以人的健康为中心，不断提高人们的健康水平。开展整体护理是我国临床护理改革的“突破口”，是与国际先进护理模式接轨的正确途径。系统地贯彻护理程序，是使我国护理走向现代化的基础，也是护理学理论的新发展。整体护理不仅扩大了护理学的范围，也丰富了护理学的内容。在整体护理过程中，始终贯穿着以护理对象为中心、以满足护理对象的需要为基础、以解决护理健康问题为根本目的的指导思想。因此，它要求护士必须不断充实和扩大自己的知识领域，变平面型的知识结构为立体型的知识结构；要求护理人员必须培养锲而不舍的钻研精神和坚韧不拔的毅力，刻苦学习护理学专业及相关学科知识和技能，在注重知识积累和更新的同时，不断加强护理道德的修养，勇于改革和创新。

第三节　门诊护理与急诊护理伦理

门诊与急诊护理具有服务性及医疗与护理紧密结合的特点，门诊、急诊护理伦理是护理伦理的重要部分。

一、门诊护理伦理

门诊是医院面向社会的窗口，是医院工作的第一线，医护人员应提供优质的服务，使患者得到及时的诊断和治疗。

（一）门诊护理的特点

1. 管理任务多、挤、杂、重　普通门诊是防治常见病、多发病的窗口，是患者就医最集中的地方。一些医院每天接待患者高达数千人，并且还有许多陪伴者，这就造成门诊拥挤、嘈杂。为了保证患者有序地就诊，缩短患者的候诊时间，满足患者及时得到正确的诊断和有效治疗的需要，护理人员既要做好分诊、检诊、巡诊工作，还要指引患者去化验、功能检查、取药、注射和处置各项具体工作。可见，门诊的管理任务就显得特别的多、挤、杂、重。

2. 预防交叉感染难度大　门诊人流量大，患者比较集中，急性、慢性传染病患者及其带菌者在就诊前难以及时鉴别和隔离，他们在就诊期间往往与健康人混杂在一起，极易造成交叉感染，因而预防难度很大。

3. 针对性和服务性强　门诊是各种疾病患者汇集的场所，患者的病情不同，这就要求护理人员提供有针对性的医疗保健服务。同时，门诊护理虽然也有治疗工作，但大多是服务性的工作，如初诊患者不熟悉医院的环境和工作，需要护理人员做好就诊指导；而对复诊患者则需要了解其疾病治疗情况及其心理状态，做好心理疏导，增强其战胜疾病的信心。

（二）门诊护理的道德要求

1. 热情关怀，高度负责　门诊患者因病痛、心理紧张等，加上对医院环境和制度的不熟悉及拥挤、嘈杂等情况，更加重了心理负担。尽管患者的病种、病情不同，但他们都有一个共同的心愿，就是希望得到医护人员热情的关怀，尽早解除病痛，恢复健康。因此，门诊护理人员要充分理解、同情患者，主动热情地帮助患者就诊。

2. 作风严谨，规范操作　在治疗护理中，门诊护理人员必须尊重科学，实事求是，作风严谨，准确无误，严密观察治疗护理中的微小变化。如皮试反应可疑，就要十分谨慎，不能有任何粗心大意。要严格执行查对制度和消毒隔离制度；对可疑病情或治疗反应意外，绝不能轻易放过，要让患者留察直至确认无事。

3. 创美环境，提升质量　创造和保持门诊环境优美、安静和舒适，可使患者心理稳定，提高诊疗护理效果。护理人员应将环境管理作为门诊护理道德要求，使门诊科室整洁化、门诊秩序规范化，以利于提高门诊医疗护理质量。

二、急诊护理伦理

急诊是医院诊治急症患者的场所，是医院门诊前线的尖兵。急诊救治是否及时，直接关系到急诊患者的生命安危，急诊科医护人员的任务是做好急诊和急救工作。

（一）急诊护理的特点

1. 时间紧迫　急诊患者病情紧急，变化快，有的患者已神志不清、自我意识模糊或意识障碍，既不能详细提供病史，又不允许按部就班地进行体格检查，需要立刻投入抢救。对此，急诊护理必须突出一个“急”字，争分夺秒，全力以赴。因为赢得了时间，就赢得了生命。

2. 常备不懈　急诊患者发病虽然也有一些规律，但从总体上说，急诊患者的就诊时间、人数、病种、病情危重程度等都难以预料，需要急诊护理人员处于常备不懈的状态，在不确定的紧急情况中确定常规应对措施。其中，最重要的还是要在思想上、业务上及急救设备和抢救药品的保障上，能很好应付任何情况下的急救需要。

3. 病情多变　急诊患者发病急，病情变化迅速，往往涉及多系统、多器官、多学科。因此，急诊护理人员首先要有准确的鉴别力，及时通知有关科室的医生进行诊治与抢救。其次，在医生未到之前，除做好必要的抢救准备工作外，还要严密监护，细心观察病情的微小变化，为医生诊断、治疗提供可靠的依据。对一些病情十分紧急的患者，需要护理人员主动予以处置，以免耽误时机，丧失抢救机会。

（二）急诊护理的道德要求

急诊护理人员必须具有救死扶伤的高尚道德品质、熟练的急救技术和丰富的临床护理经验，“急而不躁”“忙而不乱”的工作作风。

1. 有时间的紧迫感　急诊护理人员应树立“时间就是生命”的观念，做到急患者所急，争分夺秒，有条不紊，全力以赴，尽力缩短接诊时间，救人于危急之中；要以冷静、敏捷、果断的作风，配合医生抢救患者。

2. 有深厚的同情心　急诊多为突发病，患者痛苦不堪、生命垂危、心理紧张。急诊护理人员要理解、同情患者的痛苦，尤其对自杀、意外伤害的患者不能埋怨或责怪，而应以最佳的抢救护理方案进行救治，争取最佳疗效。

3. 有高度的责任感　急诊护理人员要从患者利益出发，不失时机地处理急症患者。如及时给氧、洗胃、人工呼吸、胸外按摩、止血、输液、保留排泄物送化验等，并详细、准确地做好抢救记录。对可疑患者要及时报告医院总值班，对因交通事故或打架斗殴致伤的患者，护理人员应真实地反映病情，并以正确的态度对待他们。

三、重症加强护理病房护理的伦理

重症加强护理病房（intensive care unit，ICU）为重症或昏迷患者提供隔离场所和设备，提供最佳护理，有针对性的监测供给，又被称为深切治疗部。重症医学监护是随着医疗护理学专业的发展、新型医疗设备的诞生和医院管理体制的改进而出现的一种集现代化医疗护理技术为一体的医疗组织管理形式，ICU把危重患者集中起来，在人力、物力和技术上给予最佳保障，以期得到良好的救治效果。

（一）ICU患者护理的特点

危重患者是指随时可能发生生命危险的患者，其特点可用急、重、险、危四字来概括。① 急：指病情危急，来势猛，变化快。② 重：指病情严重、有些神志不清或意识模糊。③ 险：指病情危险，死亡率高。④ 危：指生命垂危，危在旦夕，甚至不可逆转。因此，必须对危重患者随时注意观察病情的变化，及时地做出处置，并将严密观察的结果和治疗经过，详细记录于护理记录单上，以供医生作为诊疗参考，采取相应的抢救措施。

（二）ICU护理的道德要求

1. 果断与审慎　危重患者的病情瞬息万变，护理人员应当机立断地采取应急措施，否则就会延误抢救时机。但是，果断并不意味着武断而贸然行事，应做到胆大心细，果断与审慎相结合才能取得良好的效果。对于已度过危险期的患者，也不能掉以轻心，仍然需要细心地观察病情变化，主动预防并发症或病情复发，避免前功尽弃。

2. 敏捷与严谨　抢救危重患者时，护理人员必须具有“时间就是生命”的意识，敏捷地采取救护措施，稍有疏忽就会失去抢救时机。同时，要求护理人员不怕苦、脏、累，有连续作战的精神，不管白天、黑夜，不管有无人监督，都能使患者得到最佳的护理。在争分夺秒的同时，还要做到小心谨慎，一丝不苟，切不可惊慌忙乱、马虎从事。绝不能因为时间紧就随意违反规章制度和操作规程，否则会造成严重后果。

3. 机警与冷静　危重患者的病情复杂多变，危险情况可能突然发生。在护理过程中，要求护理人员严阵以待、细致观察，机警发现病情变化，并冷静地投入应变行动，以使患者转危为安。

4. 理解与付出　危重患者往往因缺乏心理准备而心理负担较重，患者家属也常有急躁、忧虑心理。有时患者或其家属可能对护理人员进行无端指责，甚至无理取闹。此时，要求护理人员在繁忙的工作中，以克制的态度，谅解患者及其家属的心情和行为，耐心说服，不使矛盾激化。同时，仍要热情、主动、任劳任怨地做好护理工作，相信最终总会得到患者和其家属的理解。

第四节　特殊群体护理伦理

特殊群体护理是指对各种特殊疾病患者的护理，如对精神疾病患者、老年患者及妇产科、儿科患者等的护理。负责特殊疾病治疗的科室在服务对象和服务方法上与其他科室不同，因此在护理工作中除了应遵循护理道德基本原则外，对特殊患者的护理还具有特殊的道德要求。

一、精神疾病患者护理伦理

（一）精神科工作的特点

精神疾病是指以人的精神活动不同程度障碍为主要表现的一类疾病，有其自身的特殊性，以患者精神活动的失调或紊乱为主要表现。因患者人格障碍或缺乏自知能力和自控能力，表现在护理方面则有以下表现。

1. 配合诊治护理的困难性　各种精神疾病患者因精神发育不全或精神分裂、错乱，自知能力差，诉说病情不准、不全或不会，多不知道自己正在患病，因而对诊断检查和治疗合作困难，甚至会因非常反感而拒绝检查、治疗和护理。

2. 病房护理管理的复杂性　由于精神疾病患者在发病期间缺乏自知能力和自制能力，其思想、感情和行为常常超出一般人的行为习惯和规范，言行怪僻，举止异常，有时出现伤人、自伤、毁物，甚至殴打医护人员的情况。有的患者生活不能自理和缺乏自我保护意识，这些都使病房护理管理更加复杂。

3. 治疗、护理效果的反复性　对精神疾病患者，在发病期间应主要施以药物治疗，以控制病情的发展。待症状缓解、稳定后，药物治疗应逐渐减量并辅以心理治疗和护理，逐步使疾病痊愈。但由于目前对精神疾病的发病机制尚不清楚，精神疾病的复发率仍比较高，有的患者甚至终身不愈，因此在治疗和护理上如何增进疗效并避免药物的毒副反应，仍是摆在医护人员面前的一个难题。护理人员只有具备较全面的专业知识、较高的道德情操、较丰富的护理经验和良好的身心素质才能应对这些困难。

（二）精神疾病患者护理的道德要求

如何对待精神疾病患者，是护理中的一个特殊问题。精神科工作的特点决定了护理精神疾病患者的难度，不仅需要护理人员具有较高的护理技巧，而且需要具有高尚的护理道德情操。在精神科工作的护理人员除履行一般道德义务外，还要遵循以下特殊道德要求。

1. 尊重患者　尊重患者的人格和权利，对护理精神疾病患者具有特别重要的意义。1977年第六届世界精神病学大会一致通过的《夏威夷宣言》指出："把精神错乱的人作为一个人来尊重，是我们最高的道德责任和医疗义务。"一个人患了病是极其不幸的事，而患上精神疾病尤其不幸。一个人精神伤残的后果，要比躯体伤残更为悲惨，不仅无法学习和工作，甚至可因病态而致丧失人格。有一位著名的神经精神病学家说过："内外科患者的病史是用笔墨写的，精神疾病患者的病史是用血和泪写的。"这反映了老一辈精神疾病学工作者对精神疾病患者不幸和痛苦的深刻理解。由于疾病，患者往往丧失理智，有时甚至做出"亲者痛"的事情，尤其值得人们同情和关照。因此，护理人员应该理解他们，不能歧视、耻笑，要像对待其他患者一样尊重他们的人格。对患者合理、正当的要求，应尽力予以满足；对确实不能满足的要求，要耐心解释，讲清道理，不哄骗患者。要正确执行约束保护措施，不轻易地约束患者，除非病情和治疗的需要。要绝对保护患者的一切正当权益不受侵犯。

2. 保守医密　由于诊疗护理的需要，医务人员常常需要详细地了解精神疾病患者的社会、家族、家庭状况、婚姻状况、个人生活经历、兴趣爱好及患病后的各种病态观念和行为。护理人员对患者的信息和资料，特别是病史、病情、家族史、个人生活经历等均要保密，不能向外人谈及或随意提供，也不能作为谈话的笑料。否则，不仅会伤害患者的自尊心，影响治疗效果，还会导致甚至激化护患矛盾，引发严重的后果。另外，医务人员的家庭住址、医务人员间的意见分歧及医院内部的事情也要对患者保密，以免引起不必要的麻烦。至于医护人员为了明确诊断和治疗、护理的目的，相互提供和讨论患者的病情则是完全必要的，不属于保密范围。

3. 恪守慎独　精神疾病患者由于思维和情感紊乱，精神活动失常，不能正确地反映客观事物，甚至有些患者不能对自己的行为负责，也不能对医护人员的行为给予恰当的评价。还有些患者生活不能自理，温饱不知，需要护理人员主动关心。为此，护理人员必须做到恪守慎独，自觉、准确、及时地完成好护理任务。那种以为精神疾病患者“糊涂”，临床护理时少做点或做错了也没关系的想法是极为错误的，是缺乏道德责任感的表现，我们应坚决摒弃。

4. 正直无私　一些精神疾病患者由于精神失常，易产生“钟情妄想”。所以，护理人员在接触异性患者时，态度要自然、端正、稳重、亲疏适度，不可过分殷勤或有轻浮表现，要时刻保持自重、自尊。对来院就诊患者的财物要认真清查、保管，并向其家属交代清楚，不能利用患者价值观念上的紊乱，向患者索取财物，获取不该得的物质利益。有些精神疾病患者受幻觉、妄想的支配，时常可能发生冲动、伤人或毁物的行为。护理人员的良好服务得不到理解的情况也时有发生，如有的护理人员好心相劝患者吃饭、吃药，反而引起患者的暴怒，认为饭中“有毒”，药是“毒药”，并认为护理人员参与迫害他，因而发生追打护理人员或摔东西的行为。面对这些情况，护理人员要时刻提醒自己，他(她)是患者，其言行是病态，非正常人所为，要冷静对待，以宽大的胸怀善待患者，这才是正直无私的道德境界。

5. 保证安全　加强病房巡视，保证患者安全，这是精神科护理的重要内容之一。特别是对于那些有自伤、自杀企图及伤人毁物行为的患者，要加强监护，严格病房的安全制度管理，定期巡视，巡回护理，妥善收捡刀、剪、绳、带以及玻璃制品等危险品，以免造成安全隐患。护理人员要了解每个患者的病情、心理活动和情绪的变化，注意观察，加强防范，杜绝隐患。有些处于恢复期的患者对未来的前途悲观失望，有些对今后的工作、学习、家庭生活缺乏信心，对此就要多做心理护理，开导、鼓励他们，帮助他们树立战胜疾病的信心。对精神疾病患者，在治疗、护理方法的选择上，应从伦理观点出发，总的原则应该是：能施温和无副作用的心理治疗的，则尽量不用药物治疗；能用药物治疗的，则尽量不用昏迷、电抽搐、外科治疗。但是面对某些精神疾病患者拒不服药而又无法控制其自杀、施暴行为时，使用电休克治疗是合理的、人道的，因为这是为了确保患者、他人和治疗护理工作的安全。《夏威夷宣言》指出：“除非患者因病重不能表达自己的意愿，或对旁人构成严重威胁。在此情况下，可以也应该施以强迫治疗，但必须考虑患者的切身利益。”对于实施胰岛素治疗及进行手术治疗的患者，要尽量减小或避免毒副作用与并发症的发生。护理工作者在整个治疗过程中，要注意观察和护理，以防发生意外。

二、老年患者护理伦理

随着经济的发展和生物学的进步，人类的寿命逐渐延长，人口老化是社会发展的必然趋势。2019 年世界卫生组织宣布全球人口平均寿命为 72.82 岁，其中女性 75.33 岁，男性 70.31 岁，而中国人口平均寿命为男性 74.6 岁，女性 77.6 岁。一般而言，当一个国家或地区 60 岁以上人口比例达到或超过总人口数 10%，或者 65 岁以上人口达到或超过总人口数的 7%时，即为老人型国家。2019 年世界银行数据显示，我国 65 岁及以上人口总数占总人口比重为 11%，显然我国已属于老人型国家。根据《2013 中国人类发展报告》的预测，到 2030 年，我国 65 岁及以上的老年人口占全国总人口的比重将提高到 18.2%左右。因此，随着人口老龄化的加快，老年人保健问题越来越受到人们的关注，老年患者的护理及护理道德也越趋重要。

（一）老年患者的护理特点

1. 病情复杂，护理任务重　老年患者在生理、心理诸方面都处于衰退阶段，发病率高，并发症多，恢复缓慢，容易留下各种后遗症。据统计，老年患者常见病依次为高血压、冠心病、肺炎、慢性支气管炎、胆石症、前列腺肥大、痛风、急性胆囊炎、胃癌、股骨颈骨折、糖尿病、肿瘤、心血管疾病等。其中，病死率最高的是肿瘤、心血管疾病和肺炎。老年人病情复杂，病情具有多科疾病的临床表现，护理任务重。从某种意义上说，老年患者的护理比治疗任务更繁重。

2. 病情多变，护理难度大　老年人患病后，体质更加虚弱，抵抗力迅速下降，由一种疾病可能引起多种疾病，病情复杂多变，确诊难。有些老年人患病后记忆力明显减退，身体敏感性也差，对于自己的身体不适主诉不清，甚至对于疼痛的感觉也不敏感，造成症状和体征不典型，易误诊。还有些老年患者自理能力差，心理固执，不易合作。可见，老年患者护理难度大。

3. 忧多虑重，心护要求高　老年人大多阅历丰富，经历坎坷，心理活动复杂。当老年患者来院就诊时，经常表现出精神过度紧张，顾虑重重，忧郁、焦虑，甚至惊恐不安。由于行动不便，心理上常常处于痛苦的状态。老年患者的这些表现，给心理护理提出了更高的要求。从这种意义上说，老年患者的心理护理比躯体护理更为重要。

（二）老年患者的护理道德要求

1. 真诚尊重，高度关怀　老年患者一般都自尊心强，患病后，由一个独立自主、自己能支配自己行为的健康人，突然转变为住院后受医院、病房规章制度约束及医护人员指挥的患者。这种角色的改变，必然引起心理上的失衡。对接触最多的护理人员的态度、言行反应十分敏感，因此，护理人员更要尊重、理解他们，对他们提出的各种建议和要求，要耐心倾听，认真对待，能做到的尽可能予以满足，限于条件暂时做不到或根本做不到的也应予以诚恳的解释和说明，求得共识或谅解。

2. 明察秋毫，审慎护理　由于老年人组织器官衰老、功能退化、感觉迟钝，故老年疾病具有非典型性、复合性、多因性等特点。护理诊治时，不能按图索骥，必须明察秋毫，审慎地做出合理的护理诊治。护理人员必须勤奋学习，细心分析，独立思考，善于判断，力求护理诊断准确无误，及时解除患者的痛苦，赢得患者的信任。

3. 护教结合，指导养生　老年人患病后，由于自身调节功能差，常引起连锁反应，导致恶性循环。老年人患的疾病多为器质性疾病，除药物治疗外，试图用人工调整来打破这种恶性循环是比较困难的，可谓是得病容易祛病难。防病优于治病，护理人员在进行临床诊疗护理的同时，要主动预防其他疾病的发生，做好健康教育工作，指导老年人养身防病的知识和方法，做好护教结合。

4. 了解家情，共建家医　当老年人从工作岗位上退下来之后，其主要的生活范围是家庭。这时他们会产生失落感、孤独感，尤其是患病后会更严重。作为护理人员一方面要用自己的热情关怀去温暖老人的心，使他们感到晚年生活有意义，感到自身价值所在，提高身心素养、增进健康。另一方面还要了解患者家庭成员彼此间的关系和老人在家庭中的地位等，协调家庭成员共同照护好老人的日常生活，共创家庭尊老敬老的和谐环境。

三、妇产科、儿科护理伦理

妇幼患者的护理包括对妇女和儿童患者的护理。妇女、儿童占我国人口约2/3，他们的身心健康关系到家庭的和睦、幸福及社会的稳定。从事妇幼护理工作的护理人员，应当加强自身道德修养。

（一）妇产科护理的伦理

妇产科护理不仅关系到广大妇女的健康，而且影响到子孙后代，从事妇产科护理的人员应重视自己的职业道德及修养。

1. 妇产科护理工作的特点

（1）服务对象的特定：妇产科的服务对象都是女性，妇女的生理、心理、病理等都与男性不同，她们在社会中的活动与男性也有着一定的差异。

（2）心理状态的特殊：妇产科疾病多发生在生殖系统，由于部位特殊和一些人受封建意识的影响，患者对自己的病情感到羞涩，心理活动异常，常表现为害羞、压抑和恐惧的心理。

（3）特定的工作性质：妇产科工作涉及两代人，关系到家庭的幸福和种族的繁衍。在护理过程中，如打针、发药等，不仅要注意到对母亲副作用的大小，而且还要考虑到对胎儿是否有害。一般情况下，应是母亲与胎儿并重。

2. 妇产科护理的道德要求

（1）有不怕苦、脏、累的献身精神：妇产科工作特别是产科，产妇分娩时间无明显的规律性，无论是白天黑夜还是节假日，随时都会有新生儿的降世。产科病床较之其他病床周转快、工作量大，护理人员夜班多，常常不能按时就餐和休息。另外，产妇分娩时羊水、出血、大小便以及产生恶露的观察等，都是护理人员经常接触到并需要做谨慎处理的。因此，护理人员必须具备不怕苦、不怕脏、不怕累的献身精神，这也是做好妇产科护理工作的先决条件。

（2）以深厚的同情心，做好心理护理：妇产科患者由于内分泌的变化，疾病、妊娠、手术等都会出现一些特有的心理变化和心理需要。因此，做好妇产科患者的心理护理，在一定意义上说，比做躯体护理更重要。首先，面对有害羞心理的患者，作为护理人员要深深体谅理解和同情其处境，尊重其人格。包括未婚先孕者及性病患者，都不能强迫她们做不愿做的检查。对必须做的检查项目，要耐心解释以求得理解与合作，切忌态度粗鲁、生硬。要有意保护非婚妊娠而做人工流产的妇女名誉，那种故意刁难、挖苦或操作粗暴的做法是护理道德所不许的。其次，面对妇产科患者压抑的心理，护理人员必须对其病史、病情及个人隐私，予以严格保密，甚至不泄漏给她们的恋人、丈夫和家属。否则，因护理人员不慎，可能造成他们夫妻和家庭的不和。据心理学家分析，导致妇产科患者产生压抑心理的因素是多方面的，除患者自身外还有外界条件的影响，如哭叫的临产妇受到护理人员的训斥，不孕妇女受到家庭、社会偏见的歧视，产妇没有满足家庭生男孩的要求，受丈夫和婆母的虐待等，都可使妇女产生压抑心理。因此，护理人员一方面要改善服务态度，使患者感到亲切、体贴、值得信赖，排除压抑感，能敞开心扉愿与护理人员交流；另一方面护理人员有责任与患者的家庭、社会一道破除旧的传统观念，以保护妇女的身心健康。再次，面对有恐惧心理的患者，护理人员要注意对其进行精神、心理上的安慰，关心和体贴患者，解除不必要的思想负担。尤其对待产妇，切不可动辄训斥或不理睬她们的要求，也不能因缺乏耐心，轻率地采取一些违反分娩自然规律的干预措施。否则，就可能造成难产或无法预料的并发症。总之，护理人员要做好心理护理，关心、体贴患者，有的放矢地进行心理咨询服务。

（3）有严密观察、果断处置的护理作风：在护理工作中，观察的项目内容多、变化快，要求的标准高。护理人员要不怕麻烦，观察仔细、全面。特别是产科疾病有变化急剧的特点，如妊娠合并心脏病突然发生心力衰竭，过期妊娠突然胎心音异常、前置胎盘和胎盘早剥突然大出血、高龄孕妇综合征、先兆子痫突然发生抽搐、分娩时突然发生羊水栓塞、臀位突然发生脐带脱垂等。护理人员对有上述疾病患者除严密观察外，还必须同时做好各方面抢救准备，防止意外发生时措手不及。对正常分娩的妇女也要观察仔细，若发现异常，马上报告并及时处置。产后容易出血，若麻痹大意，观察不仔细、处理不及时，亦将危及患者生命。因此，无论产前、产中、产后，均要密切观察。

(4) 有对患者、家庭、社会的高度责任感：妇产科护理质量的优劣，除关系到患者本人的生命安危外，还会涉及婴儿的身心健康及生命安全。因此，妇产科诊断、治疗和护理都必须十分谨慎，任何疏忽、拖延和处理不当，都会给母婴、家庭及社会带来不良影响。对于性器官疾病的处置与护理要持非常慎重的态度，避免因为疏忽而造成患者某种功能的损伤，特别要充分考虑到患者的性功能、生育功能及体型的情况，尽量做到既清除病痛，又保全功能；既要考虑生理治疗，又要考虑心理因素和夫妇关系问题。

（二）儿科护理伦理

1. 儿科护理工作的特点

(1) 护理内容复杂、难度大：儿科护理不仅要为患儿进行技术护理、心理护理，更多的还有生活护理。因患儿缺乏自理能力，需要护理人员关心，帮助他们的饮食、起居、卫生和服药等。患儿因自控能力差，不能控制自己的行为，对护理人员的治疗、护理常不能配合，甚至哭喊叫骂，给护理工作带来很大的困难。加之小儿处于生长发育阶段，患儿的中枢神经系统、肾功能、酶系统、免疫功能尚不健全，对疾病的抵抗力低，接触医护操作的耐受力差，使护理手段的选择范围受限。患儿不能表达或不能准确表达自己的症状，不能及时诉说治疗反应，这也增加了护理的难度。

(2) 预防交叉感染的任务艰巨：由于幼儿的细胞免疫和体液免疫均较成人弱，易患传染病，患病后尤为突出。因此，护理人员必须严格遵守消毒隔离制度，预防交叉感染。在门诊的护理人员必须对患儿进行预诊和分诊，在病房必须对传染病患儿严格地进行隔离，要耐心地说服，不让患儿间相互来往。还要严格规定探视、陪住制度，认真执行卫生清洁与消毒制度及操作规程等。

2. 儿科护理工作中的道德要求　儿童是祖国的未来和希望，爱护儿童是我国传统的美德之一，儿科护理人员应遵守儿科护理道德。

(1) 体贴入微，治病育儿：儿科护理人员应热爱、关心、体贴儿童。患儿年龄幼小，患病已是十分痛苦难受，再加上生疏的医院环境和陌生的医护人员，更加剧了患儿的痛苦、紧张和恐惧心理，有的是大哭大闹，有的是忧郁、怪僻、不合群，与医护人员不合作，甚至拒绝治疗、护理等。因此，要求护理人员态度要和蔼，说话温和、表情亲切地对待他们，做好心理护理。对已懂事的患儿，要多关心他们的学习、生活和疾病，尊重他们，平等相待，尽量了解他们的生活习惯和爱好，做好心理护理，使患儿像在家里一样感受到长辈给予的照顾、体贴；要安排时间与孩子一起玩耍，经常抱抱小患儿，以消除生疏感，使患儿愿意接近；要尽量满足他们身体上的和心理上的合理要求；对于生理上有缺陷的患儿，更要给予同情和尊重，不要奚落取笑他们，避免伤害其自尊心。儿童正处于长身体、长知识的发育阶段，他们好奇心、模仿力极强，但对护理人员的语言和行为缺乏监督、评价能力。因此，护理人员一方面要对患儿进行精心护理，另一方面还要注意对患儿的影响教育。对哭闹、不合作的孩子，也不能进行哄骗、吓唬，以免患儿染上说谎、不诚实的习惯。

(2) 细致观察，审慎从事：儿科患者的特点，给护理观察提出了较高的要求。在巡视病房和护理操作时，要求护理人员观察病情的细微变化，包括患儿的精神状态、体温、脉搏、呼吸、吸吮、大小便及啼哭的声音，因为这些项目的异常往往是病情变化的先兆。同时，要对观察结果进行全面分析，做出准确判断后及时报告医生进行处理，为医生的诊治提供快捷、可靠的依据，为抢救危重患儿赢得时间。因新生儿完全不能用语言表达自己的喜、怒、哀、乐，故对新生儿的观察更要谨慎、仔细。

(3) 认真负责，为患儿终身着想：在我国，一对夫妇多数只生一个或者两个孩子，孩子成了全家的“重点保护对象”，患儿的病情往往牵动几代人的心。因此，护理人员要自觉意识到自己肩上责任的重大，在治疗和护理过程中，不仅要考虑近期效应，更应考虑远期效果，优质施护，并采取一切防护措施，防止并发症和任何毒副作用。由于患儿对药物敏感，儿科用药剂量要十分精确，当发现有模糊不清或数量、用法不准等疑问时，要及时核对，绝不能因用药不当给患儿带来终身痛苦，甚至致残、致死。

第九章
药事伦理道德

导学

1. 掌握医院药剂工作伦理。
2. 熟悉药物研制、生产、经营伦理。
3. 了解药品监督伦理。

药物是人类向疾病做斗争的武器。药物可以治病，也可致病，甚至致命，药物的使用、管理与广大人民群众的身体健康和生活幸福息息相关。根据我国药品管理制度、法规有关规定：药事是指与药品的安全、有效、经济、合理、方便等相关的药品研究与开发、制造、采购、储藏、营销、运输、服务、使用等一系列活动。药事伦理是指从事药事活动过程中，应当制定和遵守的各项原则、规范以及从业者本身应具备的职业道德素质的总和。药品在研制、生产、销售和使用的任何一个环节出现问题，都将严重威胁人民的生命健康。目前医药行业暴露出来的一些问题，诸如药品监督管理中的漏洞、药品生产销售中的假冒伪劣、价格虚高等，不仅严重损害了人民群众对美好生活向往的健康利益需求，而且也背离了健康中国战略对全民健康的具体要求。因此，加强药事伦理教育和宣传，强化药事活动的规范和制度要求，成为一项刻不容缓的使命性工作。

第一节　药品监督伦理

药品监督管理是指各级药品监督管理行政部门依法对药品从研制、生产到销售、使用各个环节进行监督管理的工作。药品监督管理的最高机构是国家食品药品监督管理局，目的是加强药品监督管理，规范药品流通秩序，保证药品质量，使药品回归医学的本质属性，注重施惠于民，实现全民健康的战略目标。因此，加强药品监督管理工作者的道德建设，使其能够承担起上述使命和目标，已成为当前医药卫生改革与发展工作中的一项重要内容。

一、药品监督管理的工作任务

药品监督管理是国家和地方药品监督管理部门根据法律授予的权利，对药品（包括中药材、中药饮片、中成药、化学原料药及其制剂、抗生素、生化药品、生物制品、诊断药品、放射性药品、麻醉药品、毒性药品、精神药品、医疗器械、卫生材料、医药包装材料等）的研制、生产、流通、使用进行行政监督和技术监督。其主要职责是：① 贯彻执行国家关于药品、医疗器械管理工作的法律法规；起草药品、医疗器械管理的法规、规章并监督实施。② 贯彻实施国家药品法定标准，组织制订审核药品标准并监督实施；审核注册新药、仿制药品、进口药品、中药保护品种；监督实施处方药与非处方药的分类管理；监督实施药品（医疗器械）不良反应（事件）、药物滥用的监测及药品再评价；淘汰工作；指导临床试验、临床药理基地建设；组织实施中药品种保护制度和药品行政保护制度。③ 依法对医疗器械的监督管理，组织实施医疗器械生产质量管理规范。④ 监督实施药品、医疗器械的研究、生产、流通、使用和中药材种植、医疗机构制剂、药物非临床研究、药物临床试验的质量管理规范并组织认证工作；依法核发药品、医疗器械、药品包装材料生产、经营和医疗机构制剂许可证。⑤ 监督检验生产、经营和医疗机构的药品、医疗器械质量，定期发布药品、医疗器械质量公告；依法查处制售假劣药品、医疗器械的违法行为和责任人；监督管理中药材集贸市场。⑥ 依法核准药品和医疗器械产品广告，指导药品、医疗器械检验机构的业务工作。⑦ 依法监督管理放射性药品、麻醉药品、医疗用毒性药品、精神药品及特种药械。⑧ 负责实施执业药师注册和管理，协助有关部门做好执业药师资格考试工作。

二、药品监督管理的伦理意义

由于药品监督管理是贯穿于药品从研制、生产到销售、使用的全过程，因此加强药品监督管理伦理建设意义重大。

1. 有利于医药行业管理水平的提高　药品监督管理工作，是药品监督管理行政部门代表国家和地方政府执行有关药品法律法规的一项重要的基础性工作，也是保证药品质量的一道坚强防线。在贯彻执行国家《中华人民共和国药品管理法》（以下简称《药品管理法》，十三届全国人民代表大会常委会第十二次会议表决通过，于 2019 年 12 月 1 日起施行）、《药品生产质量管理规范》（GMD）（2010 年 10 月 19 日卫生部审议通过）、《药品经营质量管理规范》（GSP）（2016 年 7 月 13 日国家食品药品监督管理总局施行）等法律法规的过程中，如果药品监督管理人员能够严格执法、坚守职责、秉公办事、严于律己，将在很大程度上促使医药行业各单位、各部门在生产经营等各环节严格管理，对于提高整个医药行业的管理水平有着积极的作用。因此，加强对药品监督管理人员的职业道德教育，提升其严格执法能力和伦理道德素质，有利于整个医药行业管理水平的提高。

2. 有利于药品监督管理人员职业道德素质的提升　医药企业作为与民生密切相关的行业，在追求自身利益的基础上，应承担一定的社会责任，遵守相应的社会道德规范。然而，在市场经济发展的大潮中，个别企业违背社会基本道德原则，甚至不惜以损害人民利益的方式追求经济效益，导致一系列社会问题的出现，如药物研制中的虚假浮夸、药品生产中的质量缺陷、药品销售中的假冒伪劣和价格虚高等问题时有发生。针对此类问题，药品监管部门利用相关法律来规范医药行业的行为，是促进医药行业健康发展的基础，但前提是药品监督管理人员要认真履行自己的职责，高度负责，严格管理，以促进医药行业的健康发展。假如药品监督管理人员敷衍了事、玩忽职守甚至营私舞弊，那么，医药行业的健康发展就失去保障，人民的身体健康和生命安全就会受到威胁。

三、药品监督管理的伦理要求

药品监督管理包括行政监督和技术监督。药品监督业务的主体是药政人员，属于行政性工作。药品检验业务的主体是检验人员，属于技术性工作。由于行政性工作和技术性工作的内容、性质不同，对药政人员和检验人员监督管理的伦理要求也不相同。

（一）药政人员的伦理要求

1. 严格执法，忠于职守　药政人员是代表国家执行药品监督管理的专职人员，肩负着执法的重任，是保证药品质量的坚强卫士。因此，药政人员在工作中必须严格执法，忠于国家和人民所赋予的职责，对企业和个人违反国家药品管理法律法规，违反药品生产经营管理规范，制售假药、劣药等违法违纪行为，要坚决抵制，以维护国家和人民群众的利益。

2. 坚持原则，秉公无私　由于药政人员掌握着执法的权力，在工作中就必然会面临各种考验，在强权、人情、物质利益面前稍有退让，就会给国家和人民带来巨大的损失。因此，要求药政人员必须坚持原则，秉公无私。任何徇私舞弊、贪赃枉法、牺牲国家和人民利益的行为，都是职业道德所不允许的，都将受到法律的严惩。

3. 认真细致，严防疏漏　药品监督管理是一项复杂而又细致的工作，药政工作要确保药品从生产到销售，再到使用和处置，都有药政人员的严格把关。任何一个环节的疏漏，都可能威胁到人民的身体健康和生命安全。因此，药政人员要本着对国家、对人民的高度负责的态度，认真做好每一项工作，确保患者使用的药品是安全、有效的，尽量避免药品给患者身体带来的负面影响，让医药事业真正造福于人类。

（二）药品检验人员的伦理要求

1. 严格检验，切实保证药品质量　药品检验有严格的标准，药品标准具有一定的强制性，这是国家对药品质量规格和检验方法所做的技术规定。药品检验人员必须按照国家标准或地方标准进行药品检验，确保流向市场的每一种药品都是经过严格检验的合格产品。

2. 勤学苦练，不断提高业务水平　药品是成分复杂的产品，技术含量高，检验难度大，没有扎实的业务功底就无法胜任该项工作。尤其是在科学技术飞速发展的今天，各种新技术运用于药品研制，新药品不断出现，用传统方法进行某些新药品的检验，可能难以得出准确和科学的结论。因此，药品检验人员要勤学苦练，熟练掌握业务知识，提升业务水平，不断学习和钻研药品检验新技术，这样才能保证药品检验工作的质量，减少和杜绝因技术水平而导致的差错、失误，真正做到公正执法。

3. 清正廉洁，坚决抵制不正之风　药品检验人员在工作中，应时刻牢记自己的神圣职责，坚持原则，清正廉洁，不徇私情，不畏强权，坚决抵制不正之风。发现质量问题，要向被检验单位提出意见和改进方案，并及时上报药品监督管理部门，坚决防止不合格产品流向市场，坑害人民群众。

第二节　药物研制、生产、经营伦理

药物是用以预防、治疗及诊断疾病的物质。在理论上，凡能影响机体器官生理功能及细胞代谢活动的化学物质都属于药物的范畴。作为医务工作者最重要的辅助物品，药物的研制、生产和经营各个环节都必须遵循一定的伦理原则和道德规范。

一、药物研制的伦理

（一）药物研制的伦理意义

1. 是维护人民身体健康的重要保证　药物研制成果是重要的生产力，它可以通过生产实践由潜在的生产力转化为现实的生产力，而人是社会生产力中最积极、最活跃的因素。由于人群的经济、身体、精神等状况不同，部分人难免患上疾病，绝大部分的患者都要使用药物进行治疗。因此，药物质量的好坏、使用是否合理，关系到患者健康乃至生命安危，关系到能否为社会提供更多的合格劳动力。医药研究人员通过药物研制与开发，能满足人民群众防病治病的需要，确保人人享有健康，保护和发展生产力。

2. 是促进医学发展的巨大动力　改革开放以来，我国科学技术发展迅猛。医学事业同样如此，现代药理学、药物化学、药物效应动力学等学科知识的掌握和应用，在临床治疗中已越来越重要。这必将促进医、药更加紧密结合，相互学习，取长补短，共同解决药物治疗中的问题，从而促进医学的发展。

3. 是保持社会稳定的重要因素　药品是一种特殊商品，它的研制关系到患者的身体健康。必须有科学的设计和严格的质量控制，以保证研究的合理性、科学性和可靠性，真正造福于人民群众。

（二）药物研制的伦理要求

1. 要树立勇攀医药科学高峰的远大理想　我国的药学发展与防病治病的现实需要之间不平衡，与世界先进水平相比仍有一定的差距。药物研究工作者应牢记自己崇高的道德责任，要树立远大的理想，勇攀医药科学高峰，为促进我国新医药、新药学的发展而努力奋斗。要完成这一重大的历史使命，药物研究工作者要不断加强自己的道德修养，树立全心全意为人民身心健康服务的世界观、人生观、道德观，在药物研制中做到不畏艰苦、刻苦钻研、实事求是、勇于创新、协同攻关。这是药物研制工作者的道德境界。

2. 要养成严谨求实的工作作风　任何药品，在批量生产、投放市场、用于临床前，都要经过研制阶段。药物研制的成熟程度，关系到千百万人的生命安全与子孙后代的健康。药物研制工作者在药物研制的各个环节，必须建立在科学的基础上，实验设计要周密，实验过程中观察记录要仔细，实验资料要完整，报告数据要真实，对成果鉴定一定要认真负责、实事求是。临床试验时应加强质量管理和受试者保护，进一步规范研究行为，确定安全有效性。这是药物研制工作者的道德责任。

二、药物生产的伦理

药物是用来防病治病的，是医疗过程中必不可少的主要武器。能否保证药品的有效性、安全性，关系到每一个医疗方案的正确实施，也直接关系到每一位患者的有效治疗和生命健康。因此，确保药物生产的质量，首先要认真贯彻执行《药品管理法》和按照有关规定严格管理，卫生行政和药政药检等部门要加强检查监督，并要加强对药物生产人员进行职业道德教育，增强药物生产人员的道德责任感。

1. 明确药品生产目的，端正经营思想　药品是用于防病治病的，国家制定一定的生产计划以避免由于生产过量而导致的积压、霉变或过期失效所造成医药资源的浪费。如果某些药品生产过少或不生产，则又可能导致药品短缺，影响医疗、防疫和卫生保健工作的需要。因此，生产单位应严格执行上级下达的生产计划指标，按时按量完成各种药品的生产任务。要切实做好职工的思想教育工作，使他们明确生产的目的，端正经营思想，要把国家和人民群众利益放在首位，正确贯彻微利原则，及时完成指令性计划指标，减少药品生产的盲目性。特别强调的是，不能单纯考虑经济效益，更不能“一切向钱看”，要把社会效益放在首位。那种不按国家计划生产，哪些药赚钱多就多生产、哪些药赚钱少就少生产或不生产的思想和行为都是与社会主义道德相违背的。

2. 加强药品管理，抵制不正之风　在卫生管理方面，要定期对工作人员进行健康检查，凡患有传染病的人员不能从事药品生产。药厂全体人员要发扬艰苦奋斗的光荣传统，注意节约，勤俭办厂，每一道工序要按规定要求完成。但不能为了节约，便随意以伪充真、偷工减料、粗制滥造。对药品宣传要实事求是，不能夸大。凡在报刊、广播电视上进行宣传的各种药物宣传品，要上报省、市卫生健康主管部门批准。不允许单纯在包装上做文章，也不准用生活用品包装或随药附送生活用品等进行诱购，更不得以回扣手段推销假冒伪劣药品。

三、药物经营的伦理

（一）药物经营道德的含义和意义

药物经营道德是在药物经营过程中调整药品生产、销售、消费三者关系，调整药物经营者与社会之间关系的行为规范的准则。明确药物经营道德，加强药物经营人员的道德素养，对改善经营态度，提高服务质量，保证人民用药的供应和安全，加强社会主义精神文明建设，都具有十分重要意义。

（二）药物经营的特点

1. 药物商品的特殊性　药物作为商品进入市场，但药物不同于一般商品，而是一种特殊商品。首先是用来防病治病，为人民健康服务的。其次是药物具有两面性，任何药物既对一定的疾病有治疗作用，但药物对人体也产生一定副作用。药物用于人体，如使用得当，就能起到防病治病的作用；如果使用不当，失之管理就起不到应有的作用，甚至会危及人们的健康和生命。药物既是商品也是治疗的药品，药物经营道德也有两重性，即商业道德和医药道德。“人命至重，有贵千金”，人最宝贵的是生命。由于药物直接用于人体，与人的健康和生命直接相关，因此药物经营人员必须把人民的健康和安全放在第一位。

2. 药物质量的重要性　药品比一般商品具有更严格的质量要求，质量只有合格和不合格品之分。药品经营单位或个人必须按照国家《药品管理法》的有关规定收售合格的产品，对于不利于人民身心健康的不合格药品，不能降等、降价经营，即使带来的利润再高，也不能收购或销售。这就要求药品经营人员必须坚持“质量第一”的原则，把人民的健康、安全放在首位，药品经有关部门检验合格后才能销售。任何人不能见利忘义，转手倒卖质次、霉变、淘汰或伪劣药品以牟取暴利，危害人民的健康和安全。有的单位或个人在收购中不负责任，不注意质量检验，购进伪劣药品加以销售，这些都是对人民身心健康不负责任的表现，不仅违反了医药道德和商业道德，而且触犯了国家医药管理的法律法规，应受到道德谴责和法律的制裁。

3. 药物经营企业的两重性　药物经营企业既是社会主义经济事业，又是社会主义福利事业。它不仅要求一般销售人员坚持应有的商业道德准则，而且必须牢固树立全心全意为人民健康服务的道德宗旨。由于药物经营具有两重性，企业在经营过程中，一方面要考虑赢利，另一方面要考虑防病治病。药物经营必须保持储备，以适应突然发生的疫情、灾情、中毒抢救治疗的需要。同时，在一般情况下，药物经营的社会主义福利事业的性质还要求其经营宗旨是微利，在特殊情况下，为了疫情治病的需要，则不讲利润、不计成本、不惜代价，赔钱也要送药上门，确保供应。这就要求药物经营人员在处理与消费者的关系时，需要具有更加无私的品德和顾全大局的风格。药物经营的特殊性和重要地位要求，不仅依靠行政的、法律的、经济的手段来保证经营活动的顺利进行，而且要通过道德的力量、社会的舆论来启迪、激励药物经营人员，使他们自觉用道德规范来约束自己的行为，做好药物购销工作；用道德来调整药物经营活动中的各种人际关系，从而促进生产和流通的发展，努力为人民健康做出贡献。

（三）药物经营的伦理要求

1. 满足需要，保证质量 ① 按需收购：社会所需药品的质量能否得到充分的保证，主要看收购工作做得如何，要牢固树立医药为医疗、科研和生产单位服务的思想。为了满足临床医疗和人民群众卫生保健的需要，药品经销单位要认真负责地制订周密的计划，切实做好药品采购工作。做到所供药品品种与规格齐全、数量充裕、质量保证、供应及时，注意做好边远山区、农村和厂矿企业医疗单位的药品供应。对市场紧缺的药品，要设法及时解决，只能药等人，不能人等药。经营内部要树立一级为二级、二级为三级、批发为零售服务的思想。小规格药品优先保证零售，地方病用药优先保证，病区、灾情、疫情用药优先供应。实行电话要货和预约服务，建立缺货登记簿，将每日缺药的品种和需要单位登记下来，经常反馈脱销、短缺药品信息。短缺药品到货后，应及时通知登记单位和个人。对特殊需要、特殊规格的药品，组织专项进货，或者陪同需用单位专项采购，以保急需。② 看质选购：不能“隔山买牛”，单凭经验办事，或马虎从事。收购人员要做到眼勤、手勤、腿勤、不辞劳苦，深入到生产现场，如工厂车间、商业仓库、药材种植场等，亲自看样品、问质量，防止伪劣和不合格药品进入销售市场，欺骗群众，坑害顾客。要争取深入工厂现场察看配方、用料、制作、包装。货到后，配合商品保管人员按质量要求验收入库。只有这样严肃认真，才能使那些投机取巧的生产者和经营者无计可施，从根本上维护消费者的利益。③ 合理收购：保护药物资源和自然环境，维护生态平衡。收购药品除按需按质收购外，还要合理收购。药品大部分是来自大自然的动植物、矿物及物理、化学加工提取的合成品，药品资源来源有限，尤其是动植物来源。为了使药品原材料得到长期供应和保护药源，收购药品时要坚持合理收购，不能为了赚钱和一时之利而大量收购，标价竞相掠夺，导致乱采滥挖，致使药品资源枯竭甚至灭绝。因此，药品经营的单位或个人要自觉执行国家有关保护药材资源的法规、政令，履行自己的道德义务，保护药材资源，维护人民健康，造福子孙后代。

2. 谨慎出售，服务周到 谨慎出售，保证人民用药安全有效，这是药品销售人员重要的道德责任。药品经营企业在销售中要谨慎小心，必须采取切实的措施，避免售错药品的现象。要配备责任心强、与所经营的药品相适应的药学技术人员，负责药品的检验工作，以保证售出药品的质量。在出售药品时，要严格执行规章制度，专心致志，小心仔细，反复核对，确保操作准确无误。发放麻醉药品、精神药品、毒性药品和危险药品时不得擅自更改或代用。对有配伍禁忌或超剂量的处方，应当特别慎重，拒绝调配，必要时须经处方医生更正或重新签字，方可调配，切忌错发错卖。如发现错发售出，要主动向领导报告，采取应急措施，迅速追回，防止事故发生。过期失效、霉蛀变质和国家明令禁止使用的以及质量可疑的药品不能出售。

服务周到，保证人民用药安心，这是药品销售人员重要的伦理要求。顾客是药品销售的中介者或直接消费者，药品经营企业应针对顾客可能遇到的困难和不便，制定多种服务措施，方便顾客，顾客提出合理要求，应尽量满足。在售药过程中，还应主动向购药者耐心介绍药品的性能、用途、用法、剂量、禁忌和注意事项，以免错用。要关心顾客，以高度的社会责任心，体察患者、顾客神情，了解用药的目的，以防不安全因素出现。药品中的成药，要贴上商标和使用说明；原药、饮片则分种包装贴上标签，在配方检药时要认真核对方能发出，并在药袋注明使用方法。

3. 一视同仁，买卖公平　对顾客一视同仁，公平交易，这是要求药品经营人员应避免对顾客、对患者亲疏有别，厚此薄彼。无论是对领导还是群众、熟人还是生人、城市人还是农村人、本地人还是外地人、成人还是小孩，都能一样对待、一样热情、一样周到，使顾客感到温暖、方便满意，绝不能徇私情、开后门、优亲厚友、以貌取人、看人打发。药品经营人员要廉洁自好、一尘不沾，不能搞“近水楼台先得月”。药品购销部门和零售药店在销售中应买卖公平、价格统一、童叟无欺，严格执行统一价格标准，做到货真价实，不以假充真，以劣充优；不抬级抬价，不变相涨价；不搞“人情价”“关系价”。在出售中药时要称准量足，任何克扣顾客、欺骗顾客、损害顾客利益的思想和行为都是损人利己的不道德行为。要树立全心全意为人民服务的思想品德，反对见利忘义、乘人之危、借机发财等的不良现象。

4. 忠于职守，文明礼貌　经营人员在药品经营中应忠于职守、坚持原则、秉公办事、抵制不正之风、廉洁自律，决不利用工作之便谋取私利。有些药品经营部门，利用药品购销之机不惜“馈赠”生活用品，甚至采取拿回扣、送现金的做法，行贿受贿。这种见利忘义、行贿受贿、损公肥私的行为，腐蚀一部分干部、职工，败坏了社会风气，坑害了患者。这既违背了道德又违反了法律，是十分可恶的行为。

药品对外经营也必须遵循维护国家利益和人道主义的原则。进口药品要严格把关，防止疗效不确、有不良反应、副作用大等危害人民健康的药品入境。出口药品不能冲击国内需要，应先国内后国外，坚持质量第一、优质优价，保护国家声誉；对国内已明令不生产或已停止销售的药品，也要本着人道主义精神，不组织出口，即使外商提出要货，经营部门也应主动说明药品情况，以防损害别国人民的健康和安全。

药品经营人员应讲究文明经商，礼貌待客。经营场所要保持清洁卫生，药品存放要整齐美观，防止污染。经营人员工作时间，衣着要整洁、举止要文雅；不谈笑打闹，不东倒西歪，有失尊严；不办私事，不冷眼看人，品头论足；对顾客要尊重，要有礼貌，不与顾客吵闹。交谈中，要使用礼貌语言。要注意“您”字当头，“请”字在前，“好”字达意。如果自己在工作中服务欠周到，顾客不够满意，就说声“对不起，请原谅”。交易完毕，一定要与顾客道别，说声“再见”。对买药的患者要使用关切、同情的语言。患者由于生病带来的痛苦，一般情绪不好，经营人员用语更应柔和、谨慎，有不能满足顾客渴求的地方应加以解释，即使患者发火也应体谅，切勿与其争吵，“得理让三分”。语言是否文明礼貌，决不单纯是语言艺术问题，它也是营销人员心灵的反映。营销人员只有加强自身的道德修养，使自己有一个美好的心灵，才能自觉使用文明礼貌的语言，热情待客，文明经销。遵纪守法，也是药品经营人员必须具备的基本道德，经营药品必须遵守国家各项法律法规政令，守法经营，按章纳税，不坑害顾客。

5. 广告宣传，实事求是　药品的广告宣传是向医药人员和人民大众传播药品信息、介绍药品知识、促进药品营销的一种手段。但必须遵守国家法律法规，实事求是。因此，必须遵守以下伦理要求。

（1）正确利用药品广告，提高“两个效益”：药品经营者为了使顾客了解其生产的药品，把药品成分、功能和使用方法、注意事项等通过媒体介绍给顾客、用户，增强客户的信任感，从而促进药品的营销，增加企业的社会效益和经济效益。但药品广告应当经广告主所在地省、自治区、直辖市人民政府确定的广告审查机关批准；未经批准的，不得发布。处方药可以在国家卫生健康行政部门和国家药品监督管理部门共同指定的医学、药学专业刊物上介绍，但不得在大众传播媒介发布广告或者以其他方式进行以公众为对象的广告宣传。

(2) 积极慎重，服务社会：广告是药品销售的开路先锋，通过科学的、多种形式的宣传，能够使更多的医疗单位和患者了解更多的药品，增强他们对药品的选择性和灵活性。同时，通过对药品的种类、用途、功效、副作用等各方面知识的宣传说明，使他们能更合理、安全地用药，这无疑是有利于防病治病的。积极做好药品广告宣传，对促进医药为人民健康服务有一定的积极作用。但是，在如何进行广告宣传的问题上，某些生产、经营单位有忽视道德的倾向，会给人民群众、给社会带来不利的影响。所以，药品广告经营者对药品广告宣传，既要积极又须谨慎，要以对社会负责的态度自觉履行道德义务。

(3) 严肃认真，文明守法：药品广告宣传不仅影响药品的经营和使用，而且面向社会，还影响社会精神文明建设。如果广告宣传严肃认真、真实可信、文明健康，则可以使人们对这样的宣传增加信任感，收到良好的效果。如果药品广告宣传也渗透着拜金主义、利己主义、弄虚作假的恶劣思想作风，就会使人们对医药卫生工作、宣传工作，乃至整个社会风气留下不好的印象，产生消极的作用。目前，有些广告宣传虚假，画面和语言庸俗，对社会造成了不良后果，败坏了医药道德。要改变这种现象，除了加强社会主义法制建设外，还必须加强社会主义医药道德教育，使人们从心里认识到医药广告宣传的严肃性，自觉坚持对社会、对患者负责，搞好药品广告宣传，为人民造福。

(4) 实事求是，尊重科学，真实合法：这是药品广告宣传道德的核心，也是广告宣传的生命。药品广告的内容必须以国务院药品监督管理部门批准的说明书为准，不得含有虚假的内容。不能虚构、编造事实，也不能违背科学性，吹嘘夸大，滥用各种赞美之词，胡乱吹捧。有的广告为了抓住人们医病心切或追求健康、安全等社会心理，使用各种诱人词句，欺骗购药者，这是极不道德的。夸大药品宣传危害性很大，容易使患者不能正确使用药品，甚至误用药品，以致延误病情，危害健康。另外，药品广告不得含有不科学表示功效的断言或者保证；不得利用国家机关、医药科研单位、学术机构或者专家、学者、医师、患者名义和形象做证明。非药品广告不得有涉及药品宣传。

第三节　医院药剂工作伦理

医院药剂工作是医院药学工作中的重要内容，主要包括医院药品制剂、医院药品配方与调剂、医院药品采购和医院药学服务等工作，是与临床用药密切结合的环节。随着药学事业的发展和国家医疗卫生制度的改革，今后药师工作将对临床用药产生重要影响，如对药物治疗方案、用药合理性、不良反应直接提供建议。医院药学工作人员与医生、护士人员一样，同样需要具备良好的道德素养，不仅要承担对患者的义务，还要承担对国家、对社会的责任。

一、医院药剂工作的伦理要求

1. 全心全意服务患者　药品是防病、治病、诊病的武器之一，药剂人员是以药品为武器维护人民健康的卫士。患者就医取药，乃为解除身心之病。作为掌握医药武器的药剂人员，应当急患者之所急，想患者之所想，帮助患者之所需要，及时地、保质保量地为患者提供所必需的药品，并且不计较个人得失。

2. 严格执行药剂制度　在调配处方、配制制剂过程中，应当对患者生命安危负责。严格执行配方和投料过程的查对制度，做到仔细、准确，防止差错、事故发生。执行药剂工作制度贵在自觉，要做有人检查和无人检查一个样，在独立工作中确保药品的质量和数量。任何草率从事，都将造成患者的痛苦，以致生命危险。

3. 高度重视技术更新　为了不断提高药品质量，研制更多更好的新药品和新剂型，首先必须刻苦钻研药学技术，重视吸取别人的新经验、新理论和善于总结自己的实践经验、教训。同时，要注意克服和防止似懂非懂、满足现状、因循守旧、固执己见的不良思想和行为。要发扬学术民主、尊重同行、互相学习、互相取长补短、不耻互问，不断提高全科人员的学术和技术水平。

4. 正确处理"己—他"关系　社会主义分配原则，主张实行按劳分配、多劳多得、优质服务有奖的公平原则。要坚持从患者利益出发，反对以职权谋私利和拿手中的药品做交易，不倒买倒卖药品、药材，不粗制滥造药品，不出售伪劣和失效药品，坚决反对趁患者之危进行勒索，不乱抬药价，把社会效益放在首位。

5. 文明开展药事服务　药学道德是社会主义文明建设的一部分。药学职业道德，要求药剂人员必须坚持文明办药事。首先，坚持按医生处方发药，并重视处方药品配伍、用量和自费药的监督，及时发现和纠正其中的错误，不发"人情药"和"违纪方"。其次，不搞变换包装和扩大推销、专购、专制有特殊包装的药品。以包装品来吸引患者买药，是不文明的，也是违反职业道德的表现。再次，坚决反对利用出售药品作为条件，将自制滋补药品、家用电器、化妆用品、食品当作药品销售的不正之风，这是与药学职业道德是背道而驰的。

二、医院制剂过程的伦理要求

1. 严格执行制剂规范　医院生产制剂，首先必须经上级卫生健康行政部门批准，并发给《制剂许可证》方可进行生产。在制剂生产中，首先必须按照《中华人民共和国药典》规定的质量标准选用原料和辅料。如配制中药制剂，其原料应当经过中药品种鉴定、净选，并除去非药用杂物，方可采用。其次，对不合规格或规格不明的原料，不任意使用。那种照顾所谓"关系"，从中捞取回扣，任意放宽规格要求，是违背职业道德的。至于以化工原料充作医药原料，不仅违背道德原则，并且为法律所不容。

每种制剂制成之后，必须实行质样检测，以保证制剂使用安全、有效。凡经过检验不符合医用标准者，就不应当用于防病治病。

2. 认真落实操作规程　卫生健康行政部门制定的制剂技术操作规程，是制剂科学技术的具体化要求。每一种制剂投料、加工、成型、包装等各个工序，都应按照国家卫生健康行政部门制定的相关规程进行操作，任何偷工减料、粗制滥造，都会影响制剂质量，从而影响临床疗效。如果这种不合质量规格的制剂用于防病治病，就会有损于人体健康或增加患者不应有的痛苦。

在制剂技术操作过程中，承担制剂的药学人员应当严格卫生保护，保持个人和制剂场所的清洁。在制剂室内一切不讲卫生、纪律松懈、秩序混乱的行为，都不符合职业道德，都将影响制剂质量，从而影响制剂药物的效果。

3. 正确处理制剂"三废"　在制剂过程必然会出现一些废水、废气、废料。如果不能正确处理，就可能污染环境，损害制剂场地的周围人群的身体健康和审美要求，也会污染制剂环境，影响制剂质量。

4. 切实做好制剂质检　制剂是否符合质量标准，不是凭主观臆测或肉眼观察就能明确的，它必须通过科学方法的检测。承担制剂质量检测的药剂人员，必须以高度负责、一丝不苟的工作态度，按照药品质量检测技术操作规程，准确无误进行实验检测，并实事求是地报告检测结果，决不能用“大概”“可能”的主观印象来发报制剂质量合格证明书，更不允许以自己的药检职权谋取私利，伪造制剂质量合格证明书。

5. 科学使用设备原料　制剂、药检所用的设备和原料都是国家或群体的宝贵财产，以最小的损耗、获得最大的效益是制剂室必须遵守的一个重要道德原则。一些重要仪器应当实行“四专两定制度”，即专室装置、专台置放、专人使用、专人保管和定期检查、定期保养，以保持良好的性能状态。制剂投料前，必须经过科学的处理设计，原料投放的品种和数量都应经精确的计算，以免影响制剂质量。

三、药品配方、调剂工作的伦理要求

1. 体贴患者　药品配方、调剂工作是直接为患者服务的，药学人员道德素养的好坏，不仅关系到药剂工作的信誉，而且影响患者常有的药物心理效应。为此，药学人员的时间观念要强，尽量缩短发药时间，减轻患者痛苦。体贴患者还表现在文明配发药品方面，对待患者应亲切热情，说话和气，介绍药物性质和服用方法时应语言准确，不以貌取人，对各类患者应一视同仁。特别是对一些文化程度较低和弱智患者更应主动热情，细心交代药物用法及注意事项，以防发生差错。只有药学人员用自己的真诚和热情与患者建立起亲切感、信赖感、安全感和愉悦感，才会提高药物的心理效应。

2. 严谨审方　处方是指由注册的执业医师和执业助理医师在诊疗活动中为患者开具的、由取得药学专业技术职务任职资格的药学专业技术人员审核、调配、核对，并作为患者用药凭证的医疗文书。药学人员从对医师开方负责及患者服用药品安全、有效出发，必须以严谨细致的工作态度对处方详细审查。要彻底了解处方内容，详细审查患者姓名、性别、年龄、药物名称、剂量等是否符合规定要求，分析药物是否适合取药患者年龄、性别的应用，剂量是否准确，推敲处方中有否存在配伍禁忌和不合理用药的现象，特别要核对剂量是否有误。如发现问题应立即与医师联系，问明原因，商定解决办法，决不可随意处理。

中药调剂时的处方审查，除与西药处方相同外，还应审查是新方还是旧方，若是旧方必须向取药人询问服药人姓名，查对处方日期、医师姓名等，以防拿错药方而发生误服药品的事故。特别要审查处方剂量是否过大，有无“相反”“相畏”及“含毒”药品。凡有“相反”“相畏”情况时，只有请医师重新签名或盖章后才可调剂。因此，药学人员应以一丝不苟的精神、严谨细致的态度来审查处方，保证配方、调剂的药物质量安全有效，绝不能马虎从事。

3. 合理计价　计价必须按照国家规定价格计算，不得任意估价和改价。特别是目前大部分药品价格上浮或下降，在没有接到政府正式通知以前，不得擅自提价和变相涨价，更不能把近期内可提价的药品囤积起来等待涨价，而不出售给患者，让患者舍近求远。也不许将已降价药品仍以原价出售，这种只图经济效益、不顾患者疾苦的行为是违背药学职业道德的。

4. 准确调配　配方、调剂是将药物直接给患者的主要环节，调配中剂量要准确，中药调剂不能“一手抓”，凭经验“天女散花”。特别是毒剧药更应仔细称量，煎药和服用方法等均应有明确区别、注明，如先煎、包煎、冲服等。化学药品的配方时，也应按医嘱的药名、剂量给药，写明用法，不许随意更改药名和剂量，以免发生用药事故。在调配完后，应全面复核一遍，确无漏配、错配方可发出。药学人员只有具有对患者高度认真负责的精神，才能保证调配的药品准确无误，尽快解除患者的痛苦。否则，药学人员粗心大意，私自更改用药，将会造成用药事故。

5. 秉公办事　医院药剂科（药房）是管钱管物的部门，一定要坚持医疗原则，富贵不能淫，廉洁奉公，不为名利所诱惑。处处秉公办事，一切从患者利益出发，全心全意为患者服务。反对以职权为资本，拿药品做交易，将贵重、紧俏药品做人情、走后门的恶劣作风。杜绝讨好上级、熟人，照顾亲友，不论病情，乱给补药；杜绝将奶粉、面粉混匀加入少量维生素粉，当高级补品发出及将果子露当作婴儿补品发出等不道德的做法。更不允许乘人之危，进行违法乱纪活动。一旦发生上述问题，将会造成用药不当，后患无穷。

6. 讲究效益　当前经济改革正在深入发展，医院在实行技术、经济承包制后，有的单位不顾患者的实际需要，片面追求经济效益，造成了极坏的社会影响。社会主义药学伦理要求医院药剂科（药房）的一切经营活动不能以赚钱为目的，必须时刻不忘以防病治病、保护劳动力、提高整个民族的健康水平为己任，这是区别社会主义药学事业与资本主义药学事业的根本所在。当经济效益与社会效益发生矛盾时，经济效益应服从社会效益。药剂人员任何时候都要把社会效益放在首位，应该在提高社会效益的基础上提高经济效益。为此，要树立正确的效益观，把提高药品质量、保证医疗需要、改善服务态度作为提高社会效益的主要目标。依靠优质服务取信于患者，扩大药物品种，满足患者用药的需要，才能提高合理的经济效益。

7. 关注用药　随着医药科学的发展，药事活动的扩大和发展，医院的药学工作已经远远超出原来供应、调剂、制剂等范畴。医院就是为人防病治病的，药学知识只有密切联系临床，切实解决好为患者用药的需要，为防病治病服务，才能发挥作用。因此，药剂人员应该做到努力钻研业务，技术精益求精，积极主动地为临床医师提供药学情报资料，组织有关药物知识、药学进展、新药介绍的讲座会，介绍国内外药品使用情况及国际上临床药学发展动态，为临床实践、提高医疗质量服务。

8. 关爱同志　在同志关系上的伦理要求，归纳起来说，就是“关心党和群众比关心个人为重，关心他人比关心自己为重”。一方面同志之间要相互尊重，相互关心，相互爱护和帮助；另一方面又不能在是非、善恶的重大原则问题上相互迁就，闹自由主义，搞江湖义气，损害党和群众的利益。药学人员在配方、调剂工作中，与医生、同行有着密切的同志关系，也应遵循上述伦理要求。与医师之间，都是为了患者的利益，要相互配合，加强团结，工作不推诿、拆台、制造难题。对违反规定，乱开人情方、大处方，滥用药品的情况，既要耐心规劝，又要坚持原则拒绝发药。对有配伍禁忌、不良反应的处方应及时与医生联系，诚恳协商，避免药源性疾病的发生。工作中也要相互学习，互通临床治疗用药情况，提出合理化建议。不断提供新药物、新制剂、新协定处方的信息，尊重同行，尊师爱徒，相互支持，加强协作，维护整体利益。不应当文人相轻，互不服气，封锁技术，抬高自己，或借工作之便刁难别人，对同行的成就妒忌，对他人的差错冷嘲热讽、幸灾乐祸。只有如此，药学人员才能搞好同志关系，团结协作，在为患者服务的岗位上做出优异的成绩来。

四、医院药品采购的伦理要求

1. 积极主动，及时提供药物信息　药房所拥有的药品是为医院临床和科研配方服务的。药品采购者的职业道德责任应为治疗患者着想，为医疗提供方便，自觉迅速提供各种配方和中西医药物产品的信息及药农生产的中药材和采集的中草药的信息。随着医学和药学的不断发展，医药产品也不断增加。能将这些信息迅速介绍、推荐给药剂科和各临床科室，有利于增加医生用药的选择余地，对症下药，准确处方，也有利于患者的康复。这是一个合格药品采购者的应尽责任，符合药品采购的职业道德。

2. 认真负责，竭力满足用药需要　药品是治疗疾病的物质基础。没有必要的药品，不能达到治疗的目的；药品不全，也不会有好的治疗效果。药品采购者的职业道德应体现在认真贯彻医院的方针、政策和措施上，主动积极地通过各种渠道和信息，配合临床，保证药品需求。具体有以下主要工作：① 以过去月份、季度、年度各种药品的实际购进和消耗数据为依据，掌握各种用药的动态，摸清各科的用药情况及其规律。② 与有关医师经常保持联系，因各医生用药习惯不完全一致，要随时了解他们的用药情况。③ 注意当地的常见病、多发病的发病率，以及季节性疾病的用药问题。药品采购者要具有职业道德责任感，掌握好用药的规律，才能有预见、有计划地采购药品，满足用药需要。

3. 谨慎细致，严格检查药品质量　药品质量的好坏对于治疗疾病的效果有着极为密切的联系。伪劣药品不但不能治疗疾病，反而会导致疾病的加重，或引起其他疾病，严重者会危及患者的生命。因此，药品采购者采购药品时，要从以下方面仔细检查。① 是否有卫生药政部门的批准文号，防止伪造药品。没有批准文号的药品，不得购进。有批准文号的药品，还要根据药物学知识和经验判断名称与实物是否相符，防止以假冒真。对中药材还要经过有经验的药工人员负责验收。② 药品成分和规格是否符合要求，防止以劣充优。有的药品成分不全，或比例不当，没有治疗作用，就不能购买。③ 是否有变质和虫蛀现象。对于易风化、吸湿、挥发及需防止异物污染的药品，应注意瓶口是否密封；对于遇光易变质的药品，应检查是否储存于遮光容器内，中药材应检查是否霉变或被虫蛀等。④ 检查生产日期和有效期，防止药品过期。⑤ 是否有混装现象，防止误用药品。总之，药品采购者要有对患者负责的精神，要对所有购进的药品进行严格检查，对不同性质的药品要不厌其烦地进行认真鉴定，不能有半点疏忽。否则，就是对患者不负责任的表现，是医药职业道德所不容许的。

4. 精心计算，节约经费开支　药品采购者的职业活动中不能离开经济活动，要加强对药品的计划预算和经费支出的计划预算。药品采购者应考虑国家、医院、患者三者的利益，为国家、为医院节约开支，为患者减轻经济负担。在计划购进药品时，要根据资金的多少和周转情况，做好安排；在进行经费预算时，必须根据药品的需要量，以满足药品需要为原则。要统筹兼顾，把有限资金用在合理购买药品中，服从治疗的需要。药品采购者还要定期清点医院库存的药品，并做出相应的补充购药计划。

在采购药品中，要多了解市场行情，尽力采购质好价廉的药品，以减轻患者的负担。只有这样，才能体现出药品采购人员的高尚职业道德。有的医院药品采购人员为了照顾关系户，或贪图私利，不惜购买高价药品，这就严重损害了患者的利益，违反了药品采购道德。

第十章
生命伦理道德

导学

1. 掌握器官移植的含义和伦理原则。

2. 熟悉人类辅助生殖技术、胚胎干细胞研究的伦理原则；临终关怀、安乐死的伦理内容。

3. 了解人类辅助生殖技术、临终关怀和安乐死的含义。

生命伦理学，是对涉及人的生命和健康行为实践中的道德问题进行综合研究的一门应用伦理学科。生命伦理学的发展，是来自21世纪生命科学时代新医疗科技的应用而引发的伦理争议。钮则诚说："生命伦理学所探讨的是人类及动物生命、生活、生存修养的道德抉择问题；它并非超越时空的道德教训，而是无逃于天地之间的伦理反思与实践。"

伴随着科学家在人类辅助生育技术、胚胎干细胞研究、器官移植等领域的突破和进展，生命伦理研究越来越受到世界各国的重视。人类辅助生殖技术不断更新和突破，人工授精、体外受精、无性生殖使人工生育衍生出许多生育伦理问题，如代理孕母所涉及的交易和剥削行为、婴儿被视为制造出售的商品、谁是婴儿的合法父母、试管婴儿移植前基因筛检或基因改造等按未来父母需求而订造的婴儿等。器官移植是当今世界医学走向高科技的重要标志，由于器官移植技术的复杂性，接受移植的人本身要承担巨大的风险，包括移植失败的可能性和抗排斥性等巨大的副作用。为此，提高医务工作者的生命伦理意识和职业道德素质，具有重要意义。

第一节　人类辅助生殖技术与胚胎干细胞研究的伦理

一、人类辅助生殖技术的伦理

（一）人类辅助生殖技术的含义

人类辅助生殖技术简称生殖技术，是指采用医疗辅助手段使不孕不育夫妇妊娠的技术，包括人工授精和体外受精—胚胎移植及其衍生技术两大类。人工授精是指用人工方法收集精子并直接注入女性生殖道内以取代性交途径使其妊娠的一种技术。根据精液来源不同，分为夫精人工授精和捐精人工授精。体外受精—胚胎移植技术及其衍生技术，是指从女性体内取出卵子，在器皿内培养后，加入经技术处理的精子，卵子受精后，继续培养，到形成早期胚胎时，再转移到子宫内着床，发育胎儿直至分娩的技术。由于体外受精—胚胎移植技术是有技术人员在试管器皿中操作，用这种技术生育的婴儿也称为"试管婴儿"。

现代人类辅助生殖技术把过去不可想象的事变成现实，以辅助生育技术代替自然生殖过程，表明人类在崇高的生殖功能面前实现了能动的技术干预，打破了传统的生殖观念。但是，生殖技术的目的可以是个人的（如解决不孕不育）也可以是社会的（如优生），可能是正当的也可能是不正当的。因此，人类辅助生殖技术在广泛应用于解决生育问题的同时，其所涉及的伦理道德问题逐渐引起社会的重视。要求从事该专业的人员及其有关人员包括医学、社会学、法律界的各类人员，提高对生命伦理道德的重视，做到以生命之重为基本，努力探索，逐渐形成符合我国国情的操作规范，并通过一系列法律的制定，以保证人类辅助生殖技术真正造福于人类社会。

（二）人类辅助生殖技术的伦理原则

为了进一步规范人类辅助生殖技术发展与应用，减少这一技术引发的道德问题，我国卫生与计划生育委员会根据2003年颁布《人类辅助生殖技术规范》《人类精子库基本标准规范和技术规范》《人类辅助生殖技术和人类精子库伦理原则》，制定了《人类辅助生殖技术配置规划指导原则（2015版）》，进一步明确了人类辅助生殖技术实施过程中的伦理原则。

1. 严格控制原则　实施人类辅助生殖技术必须严格控制适应证，即必须符合不育、不孕、不能自然生育等适用的指征，不能任意扩大实施范围。实施人类辅助生殖技术，必须严格确保手术安全，对受术者要进行全面体检，只有在检查正常的情况下，才能实施手术。实施人类辅助生殖技术，必须严格控制供精者的质量。

采用人类辅助生殖技术的目的之一就是为了优生优育，提高生命质量。因此供精者必须具备下列条件：① 发育正常，身体素质好，没有遗传疾病家庭史；② 没有不良的生活习惯和行为；③ 精子数量和质量正常；④ 考虑血型、智力水平、外貌等因素。人类辅助生殖技术必须用以服务于计划生育和优生优育，严防滥施人工授精、体外受精及克隆技术。2003年卫生部下发的76号文件中规定，1名供精者的精子最多只能提供给5名妇女受孕。

2. 自愿原则　人类辅助生殖技术的应用要坚持夫妻双方完全自愿的原则，尊重受术者的意愿，即坚持供、受双方或夫妻双方的意愿，并向提供该项技术的部门提出书面申请，否则不予受理。

3. 知情同意原则　对于异源人工授精者，必须让供精者知情同意，绝不能采取欺骗、强制的手段获取精液。无论是人工授精还是体外受精，都必须在夫妇双方知情的前提下进行。医务人员对要求实施辅助生殖技术且符合适应证的夫妇，必须让其了解实施该技术的程序、成功的可能性和风险以及接受随访的必要性等事宜，并签署知情同意书。医务人员对捐赠精子、卵子、胚胎者，必须告知其有关权利和义务，包括捐赠是无偿的、健康检查的必要性以及不能追问受者与出生后代的信息等情况，并签署知情同意书。

4. 互盲和保密原则　为了保护各方参与者的利益，凡是利用捐赠精子、卵子、胚胎实施的辅助生殖技术，捐赠者与受方夫妇、出生后代须保持互盲，参与操作的医务人员与捐赠者也必须保持互盲。同时，要求医疗机构和医务人员必须对捐赠者、受者的有关信息进行保密，不得对任何人透露授精事实。

5. 反对生殖性克隆技术原则　目前，虽然国际上普遍对克隆人即生殖性克隆持反对态度，但对治疗性克隆，也就是利用克隆技术获得人类干细胞以用于对病变组织和器官进行替代治疗，则基本认同。但目前能用于临床的治疗性克隆技术尚处于细胞替代性治疗阶段，真正克隆出可用于移植的人类组织和器官，现在还为时尚早。

6. 维护社会公益原则　医务人员禁止对单身妇女实施辅助生育技术，禁止实施非医学需要的性别选择，禁止实施代孕技术，禁止实施胚胎赠送。也就是说，不孕不育症患者如果想通过“借腹生子”要个孩子，即使夫妻双方和代孕者都同意，医院也不允许做这样的胚胎植入手术。

7. 严防商品化原则　医疗机构和医务人员对要求实施辅助生育技术的夫妇，要严格掌握适应证，不能受经济利益驱动而应用于有可能自然生殖的夫妇。供精、供卵、供胚胎应以捐赠助人为目的，禁止买卖，但可以给予捐赠者必要的误工、交通和医疗补助。对实施辅助生殖技术后剩余的胚胎，由胚胎所有者决定如何处理，但禁止买卖。严禁人类精子商业化。

二、胚胎干细胞研究的伦理

（一）胚胎干细胞研究的现状

干细胞是在生命的生长发育中起“主干”作用的原始细胞，它是具有自我更新、高度增殖和多向分化潜能的细胞群体。按照干细胞的分化潜能大小可分为全能干细胞、多能干细胞和专能干细胞三类。胚胎干细胞是胚胎或原生殖细胞经体外分化抑制培养而筛选出的具有发育全能性的细胞，可以进行体外培养、扩增、转化和筛选，又可以分化为包括生殖细胞在内的各种组织，易于进行基因改造操作，能够形成嵌合体动物从而成为联系细胞和个体之间的桥梁。

胚胎干细胞研究现已成为当今生命科学和生物技术研究的热点，这与它具有“发育全能性”的功能密切相关。目前研究的热点主要在胚胎干细胞的分离、体外培养和建系、体外定位整合外源基因的研究、胚胎干细胞与正常细胞嵌合体在体外重建胚胎等方面。人类胚胎干细胞的体外建系获得成功和成体干细胞的可塑性的发现，是干细胞领域具有里程碑意义的两大进展。而胚胎干细胞研究最重要的意义体现在医学临床上，是它有可能成为今后细胞替代疗法和基因治疗的主角。我国的综合性干细胞研究虽然刚刚起步，但现已与世界水平取得了同步发展。

胚胎干细胞研究的伦理问题主要集中在干细胞的来源上，人类胚胎干细胞主要有三个具体来源。① 胚胎干细胞(ES)从人工授精中捐献的多余胚胎中获取；② 胚胎生殖细胞(EG)从死亡尸体的原始生殖组织分离出来；③ 从体细胞核转移术(SCNT)所创造的胚胎中分离所得。在这三种来源中，科学家们把目光重点集中在体细胞的复制上，因为前胚胎多能干细胞最有利于经诱导分化后为医疗服务。但是这又造成了新的问题：能否为了研究的目的而制造胚胎，利用后将其毁坏或再植入子宫继续发育？这就关系到早期胚胎是否具有人的价值和权利，毁坏胚胎是否就是杀人。而胚胎分离和培养干细胞的实验还未被广泛接受，其根本问题在于胚胎是不是人，胚胎是否具备“道德人格”和“道德地位”，在这个核心问题上存在着一些看法和伦理道德的争议。

（二）胚胎干细胞研究的伦理原则

尽管国际上对胚胎干细胞的研究存在着激烈的争论，但我们认为在人类胚胎实验的过程中要坚持理性的态度，依法依规进行人胚胎干细胞研究，严格执行国家《涉及人的生物学研究伦理审查办法》《人胚胎干细胞研究伦理指导原则》《干细胞制剂质量控制及临床前研究指导原则(试行)》等规定，遵循以下基本伦理原则。

1. 知情同意原则　尊重和保障受试者是否参加研究的自主决定权，严格履行知情同意程序，防止使用欺骗、利诱、胁迫等手段使受试者同意参加研究，允许受试者在任何阶段无条件退出研究。

2. 控制风险原则　首先将受试者人身安全、健康权益放在优先地位，其次才是科学和社会利益，研究风险与受益比例应当合理，力求使受试者尽可能避免伤害。

3. 免费和补偿原则　应当公平、合理地选择受试者，对受试者参加研究不得收取任何费用，对于受试者在受试过程中支出的合理费用还应当给予适当补偿。

4. 保护隐私原则　切实保护受试者的隐私，如实将受试者个人信息的储存、使用及保密措施情况告知受试者，未经授权不得将受试者个人信息向第三方透露。

5. 依法赔偿原则　受试者参加研究受到损害时，应当得到及时、免费治疗，并依据法律法规及双方约定得到赔偿。

6. 特殊保护原则　对儿童、孕妇、智力低下者、精神障碍患者等特殊人群的受试者，应当予以特别保护。

第二节　器官移植的伦理

一、器官移植的概念

所谓器官移植，是指摘除一个健康个体器官并把它置于同一个体（自体移植），或同种另一个体（同种异体移植），或不同种个体（异体移植）相同部位（常位）或不同部位（异位），并使之迅速恢复功能的手术。提供器官的一方为器官移植的供体，可以是在世的人，也可以是刚刚去世的人。接受器官的一方为器官移植的受体。

器官移植目的是代替因致命性疾病而丧失功能的器官，使被移植个体能重新拥有相应器官，并正常工作，使患者重获新生。自 1954 年肾移植在美国波士顿获得成功以来，人类已能移植除了人脑外几乎所有的重要组织和器官。我国的器官移植工作始于 20 世纪 50 年代末期，70 年代应用于临床。目前已开展数十种同种异体器官或组织移植，包括肾、肝、心、肺、小肠、脾、胰岛等，并形成自身特色和优势。

二、器官移植的伦理原则

器官移植是当今世界医学走向高科技的重要标志，特别是近年来，随着器官移植向广度和深度的发展以及显微外科术的提高、免疫抑制剂的改进，大量在过去难以治愈的器官衰竭患者重新获得了生命和健康。但是，这种现代新兴技术也引发了伦理道德领域的冲突与碰撞。诸如器官需求与供给的矛盾、公共政策的器官资源分配的矛盾、医生如何处理与供体以及供体家属之间关系的矛盾等，并对传统的伦理观念构成了重大挑战。为了确保充分发挥器官移植在征服疾病、造福人类健康方面的作用，规定严格的伦理原则无疑是必要的。

1. 知情同意原则　美国医学会根据世界医学协会《赫尔辛基宣言》的精神制定的器官移植伦理原则，在一定程度上反映了医学人道主义的伦理价值观，强调在器官移植的临床应用过程中，必须保持医生对患者健康的关心与尊重，体现供者与受者之间生命权利的平等，真正做到知情同意。

(1) 在器官移植手术中，应遵循受体的知情同意原则：器官移植在挽救人类生命，给患者带来生的希望和福音的同时，也给患者带来很大的痛苦和副作用，手术中的风险、感染的风险以及抗排斥药物的反应作用等问题都有可能是患者难以承受的。医学界也可能出于自身利益的考虑，有些负责器官移植手术的医生忽视器官移植的风险，甚至向受者隐瞒移植的风险、失败的概率及其副作用，夸大移植成功的概率。而一般患者对医疗活动通常不太了解，故执行手术的医生更应尊重患者的知情权利。

（2）在器官采集手术中，应遵循供体的知情同意原则：器官移植涉及供体、供体家属和医生三方之间的关系，供体是其身体及其器官的所有人，因此器官的摘除必须取得供体的有效同意。在活体供体接受摘除器官手术之前，医生有责任告知捐献器官的目的、器官摘除过程的危险、器官摘除以后对其身体造成的影响等。

供体的家属与供体之间存在法律、社会关系，以及心理和血缘等方面的紧密联系。在器官采集的过程中，应尊重供体家属的意见。即使有供者的同意，在器官摘除手术之前，往往也要签署供者家属的意见；而如果供者是尸体，死者生前又没有留下是否捐献的意愿表达，则家属的同意是至关重要的。未成年人以及其他无民事行为能力的人，不能独立做出有效的同意。按照法律规定，他们的捐献意愿应由其监护人做出。但是，由于监护人的同意有可能不是基于无行为能力人的最佳利益，而是基于别的考虑，如对急需器官的另一子女的怜爱，故监护人代表无民事行为能力人的同意还得经过另一标准的审核，即供体的最佳利益。

2. 生命平等原则　生命不仅具有工具价值而且具有内在的固有价值，中国人的人命关天观念蕴涵了生命的神圣性观念。正因为如此，对生命的尊重才成为检验一切价值体系合理性的最终尺度。

从生命伦理的角度出发，基于人的生命平等性和人的天赋平等权利，任何人都有接受同等治疗的权利，即任何人成为器官移植受体的机会是均等的。但是，由于器官供应的严重短缺，为了极度匮乏的器官资源得到有效的利用，我们就不得不考虑对器官移植的患者进行筛选，选择最合适的受体，以达到资源的最有效利用。

活体捐献者作为供体时也需要考虑生命平等的基本原则。这一原则不允许以健康人的器官去替换另一人的器官，器官移植所需要的从供体摘除器官的手术不能给供体带来不合理的生命危险。因此，活体提供器官的一个最基本的伦理原则是不能危及供体的生命。只有人体中可以再生的组织和不可再生的双组织器官中的一个才允许捐献给需要做移植手术的患者。例如，骨髓和肾脏，骨髓是可以再生的，自愿捐献骨髓不会引起伦理争议，由于移植骨髓是根治白血病的唯一手段，建立骨髓库并发动广大社会成员出于仁爱之心进行自愿捐献是十分重要的。然而，对于肾脏的捐献我们应持更理性的态度，除非万不得已，我们不应过多鼓励活体肾脏的捐献。肾脏作为双器官，只要两个肾都健康，摘除其中一个之后并不影响原有的生理功能，对捐献者的健康也没有威胁，不会因此而导致残废。但是，对捐献者的潜在影响毕竟是存在的。如果捐献者的另一只肾出了问题，那就无异于给捐献者宣判“死刑”，除非他们也接受肾脏移植手术。

3. 公正原则

（1）对移植器官的医疗费用要核算公正：患者和医务人员的关系在某种程度上是一种从属与依赖的关系。患者为了康复，常愿付出一定的代价接受器官移植的手术，这就涉及受体和医学科研人员双方的负担、收益的公平分配的伦理问题。按照美国著名伦理学家约翰·罗尔斯的表述：“所有的社会价值——自由和机会、收入和财富、自尊的基础，都要平等地分配，除非对其中的一种价值和所有价值的一种不平等分配合乎每一个人的利益。”既然如此，每个社会成员都应平等地享有公共资源医治疾病的权利。但是，由于公共医疗费用有限，而器官移植费用(包括手术费用、抗排斥药物的费用、后续治疗费等)极其昂贵，鉴于我国的器官移植医疗服务尚未纳入政府保障的基本医疗服务范畴，应该按照《人体器官获取与移植成本核算和经费管理试行办法(草案)》公正执行。

(2) 对受体的选择要体现公平的伦理标准：在几个人同时等候移植同一类型的器官，而供应的器官只有一个时，我们应该遵循什么标准才能体现对受体的选择的公平性，这是从事器官移植工作的医生和管理人员经常面临的并感到困惑的问题。假如 10 个心脏病患者等待心脏移植，但是可供移植的心脏只有一个，医院方面不得不面对一个残酷的现实：只能选择一个患者进行移植手术，其他患者很有可能在等待中绝望地死去。从某种意义上讲，对患者的选择过程在类似情况下就变成了决定谁生谁死的过程，我们该按照怎样的标准或原则来选择患者呢？如果根据市场供求关系来解决这个问题，势必会导致谁出钱最多就给谁优先安排移植手术的结果，这显然会把器官移植引向商品化的道路，导致天价手术费用，从而违背医疗这一特殊行业的根本宗旨。如果根据患者、家属、朋友等社会关系乃至医院医生的人情来安排优先顺序，显然有悖于社会的公正原则。如果根据患者登记的时间先后顺序来安排移植手术，但是从医学的客观标准而言，先登记的人未必是适合做器官移植的人。因此，我们也无法仅仅依靠先来后到的顺序去安排器官移植。

目前，国际上比较普遍的做法是遵循医学标准进行操作，即首先考虑等待器官移植的患者的适应证和禁忌证。在移植时首先要排除有禁忌证的人，充分考虑器官移植患者的适应证。但是，这种完全由医生来决定受体的医学标准，遭到伦理学家的质疑，医生是否有能力公平地选择患者？是否会更容易导致混乱无序和滥用？例如，根据 1998 年美国的一项研究显示，年收入在 35 000 美元的家庭与年收入在 20 000 美元的家庭相比，前者的成员比后者得到的器官移植的机会多 30%，男子接受移植的机会比女子多 3 倍；白人的机会比黑人多 2 倍，以至于有人将器官资源的分配称作医生的“最肮脏的伎俩”。

美国医学伦理委员会制定的卫生资源合理分配的若干准则规定了一定的伦理标准，包括照顾性原则(照顾患者过去对社会的贡献)、前瞻性原则(即考虑患者未来对社会的贡献)、家庭角色原则(即考虑患者在家庭中的地位和所承担的责任)、科研价值原则(即考虑有科研价值的患者优先于一般的患者)、余年寿命原则(即考虑移植后患者生命质量和预期寿命)和社会行为原则(即有不良嗜好和不良行为的人接受移植的机会应受限制)。这些原则体现了一定的公平性，然而仔细分析，我们会发现这些原则大多基于伦理学的功利主义而导出的，即只从社会利益的角度考虑，选择受体的移植机会。如社会价值，有的人对社会的贡献比别人大，似乎应该优先；有的人对他周围人更为重要，理应优先；一个哺育期的母亲似乎优先于没有子女的妇女；某个社会地位举足轻重的人也应该比一个普通劳动者优先。然而，这与医德的一视同仁、公平原则和平等观念相冲突。况且，判断社会价值在一个具体问题上的比较上往往又是十分困难的，甚至是主观的。如一个医生、一个工程师、一个军事指挥官、一个企业经理，如何判断他们的社会价值高低呢？每个人在生死面前是否具有同等的权利呢？

在器官资源分配的问题上，1986 年国际移植学会发布了以下准则：即所捐赠的器官给予最适合移植的患者；绝不浪费可供使用的器官，应成立区域性或全国性的器官分配网络，做到公平合理的分配；分配器官必须经由国家或地区的器官分配网安排；分配器官的优先顺序，不能受政治、机构或对某团体偏爱的影响；参与器官移植的外科与内科医生不应在本地、本国或国际上从事宣传；从事移植的外科医生或其他小组成员不可以直接或间接地从事牵涉买卖器官或任何使自己或所属医院获益的行为。

总之，尽管受体的身体状况、移植成功的可能性等离不开医生根据医学标准的判断，但是纯医学标准作为唯一的标准是行不通的，医学标准与伦理标准必须结合，注重这些标准的综合应用。从功利主义的观点来分析，病例的选择原则应着眼于科学发展及手术成功的远景因素，如同一脏器移植给年轻人比移植给一个老人，无论从成功的相对因素、预期寿命的因素，还是将来的贡献潜力来讲都大得多，故道德标准是无可非议的。从人道主义的观点来分析，只能由医学标准来选择移植对象，用非医学的因素挑选手术对象不符合平等原则。我们认为应该是动机与效果的统一，承认功利，绝对的平等是行不通的，也不一味地反对人道主义。因此，受体选择的标准是多方面的，它取决于这个国家或社会通行的伦理道德规范和价值。

第三节　临终关怀与安乐死的伦理

临终关怀是 20 世纪 60 年代以后兴起的一种新型医疗设施和卫生保健服务，其兴起，反映了现代医学模式的转变，反映了医疗卫生事业多层次、多渠道的发展及全社会参与的趋势，也反映了人类物质文明和精神文明的巨大进步。安乐死是人对自身价值的一种追求。当一个人丧失了主体意识后，就失去了人的价值和生命价值。维持一个毫无意义的生命，已失去了社会的意义，这就使安乐死成为可能。安乐死的提出是人类社会的一次勇敢的反传统的实践，是否接受“尊严死亡的权利”是极其复杂、极其重要的课题。对临终关怀与安乐死进行伦理学分析是有必要和具有重大意义的。

一、临终关怀的伦理

（一）临终关怀的含义

“临终关怀(Hospice)”一词来源于拉丁文 Hospes，它的原来含义是“人们之间的相互照顾”。现医学上引申其意，是指一套组织化的医护方案，帮助那些暂停于人生路途最后一站的临终患者。临终患者一般是由于疾病或意外事故而造成人体主要器官的生理功能趋于衰竭，现代医学技术已治愈无望、生命活动已趋向终结的状态并濒临死亡的患者。

现代意义上的临终关怀是一种“特殊服务”，即是指对临终患者及其家属所提供的一系列立体化的社会卫生保健服务，包括医疗、护理、心理、伦理和社会等方面，其目的是使临终患者的生命质量得到提高，能够在舒适和安宁中走完人生的最后历程，并使家属得到慰藉和居丧照顾。

现代临终关怀医院的创始人是英国的桑德斯(D.C.Saunders)博士。1967 年，她与许多热心奉献的人士经过多方筹措，在伦敦创办了世界上第一家临终关怀机构——圣克里斯多弗临终关怀医院，这家慈善机构依靠多种捐助而成立，其目的是为临终患者创造一种舒适、安宁的环境和气氛，进行善终前、善终后的良好服务，让老年人安心地回归大自然。由于临终关怀既不加速也不延缓死亡，充分体现了医学人道主义的精神，因而桑德斯在世界上“点燃了临终关怀运动的灯塔”。目前世界上已有很多国家和地区建立了或正在筹建临终关怀机构。

与国外相比，我国开展临终关怀工作起步较晚。1988 年 10 月，天津医学院组建了我国第一家临终关怀研究中心，标志我国临终关怀事业迈出了实质性的一步。同年，上海诞生了我国第一家临终关怀医院——南汇护理院。1991 年，北京松堂临终关怀医院开始接待临终患者。1998 年，在李嘉诚基金会的捐助下，汕头大学医学院第一附属医院成立了首家“全国宁养医疗服务计划”的宁养院。此后，在北京、天津、上海、江西、广西等地建立了共 20 所宁养院。至 2020 年底，基金会每年捐资约 5 200 万元人民币，累计捐款 7.9 亿元人民币，前后共资助 39 家医院成立宁养院，分布于全国 29 个省、自治区、直辖市，年服务患者约 1.6 万人，总服务患者逾 21.5 万人，累计服务超过 316 万人次，发展宁养义工超过 2 万人，提供志愿服务逾 60 万小时，有力推动了我国临终关怀事业的发展。

尽管临终关怀在我国起步较晚，临终关怀的讨论也比安乐死晚。然而，随着社会的进步和医学技术的发展，临终关怀服务将会得到社会、政府更多的关注和支持，以及公众的理解和欢迎。医学的发展需要临终关怀，同样社会也需要临终关怀，临终关怀已经成为社会文明的一个重要标志。

（二）临终关怀的伦理意义

临终关怀是对临终者全方位地实行人道主义的一种服务措施。从其发展的历程来看，无不彰显了其特殊的伦理意义，具体表现在以下方面。

1. 是医学人道主义的具体升华　长期以来，医院是救死扶伤的场所，以维护人的生命和促进人类健康为宗旨。但是，对于一些无法救治的临终患者，即使送往医院也只是痛苦生命的延长，不能得到更多的关心和照顾。临终关怀事业，不以延长患者的痛苦生命为目标，而主要是满足临终患者及其家属在生理、心理、伦理和社会等方面的需要。在临终关怀的阶段，医务工作从医疗功能转换为整体性照护，从治疗性服务转换为舒适性服务，服务的对象也由“病”转移到人。细致地进行躯体护理，尽量减轻患者肉体上的痛苦。例如，对患者采用止痛剂，控制疼痛；搞好口腔护理，保持口腔卫生；采用各种形式，增强患者的食欲，以保证必要的营养和水分；及时吸出呼吸道分泌物，保持呼吸道畅通；对垂危患者要细心观察，不放弃最后的抢救机会。因此，临终关怀是人道主义在医学领域内的具体升华。

2. 体现了人类对生命尊严的终极关怀　生老病死，这是一个客观的自然过程，谁也无法避免和逃脱。在对待生老病死的各个阶段，过去人们比较重视生而忽视死，对于死很少给予关注和研究。当代死亡理论，肯定了死亡的价值，坦然地接受死亡，死得安详、舒适、无痛苦、有尊严，这是人们对死亡提出的更新更高的要求。临终关怀对临终患者致力于用科学的心理关怀方法、精心的照护手段，以及支持疗法，最大限度减轻了患者生理和心理的痛苦以及对死亡的恐惧与孤独感，使他们充实地、有尊严地走完人生的最后旅程，这充分体现了人类对自身生命的终极关怀。

3. 是人类文明进步的重要体现　死亡不仅是生理和病理现象，还是一个文化和心理现象。现代的临终关怀学对死亡的探讨已经突破了传统医学的范围，广泛涉及哲学、伦理学、心理学、社会学等人文学科，极大地拓展了医学的领域。临终关怀是人类死亡文化发展的产物，它反映了人类文化的时代水平。临终关怀是一种道德品位极高的慈善事业，必将广泛地为临终者、家庭和社会所需要，充分展示了人类情感的真诚，是人类文明发展的重要标志。

临终关怀是现代社会最具人性化的一种医疗服务发展模式。从事临终关怀的医务人员需要有全心全意的精神，不分贵贱贫富、长幼妍媸、华夷愚智，都应一视同仁，平等对待。医院开展临终关怀，医务工作人员要实现一个死亡观的转变，要完成价值观、道德观、审美意识等一系列观念及交往形式、语言、行为等的改造和重塑。因此，开展临终关怀，是医院护理业务的延伸，是一种新型的临终护理服务。

医学的目标既不是消灭死亡，也不是消灭疾病。对于那些目前无法治愈的临终患者，临终关怀要为其缓解痛苦、赢得生命的尊严，这样做既有利于自己和亲属，也有利于国家和社会，是一种最好的"治疗"。随着社会的进步，人们坚信："最后的死去和最初的诞生一样，都是温馨的时光。最后的晚霞和最初的晨曦一样，都是太阳的辉煌。"

（三）临终关怀的伦理要求

临终关怀的对象是临终的患者，他们是一群特殊对象，尤其是晚期癌症患者，或有类似疾病身心正遭受折磨的患者。临终关怀不以治疗疾病为主，而是以减轻症状、支持疗法和全面照护为主。因此，临终关怀不论什么形式，都必须了解患者的基本需要，维护至死尊严，尊重患者的临终生理、心理及安全需要，为临终者安宁走完生命的最后历程提供满意的服务。

1. 控制患者的疼痛症状，尽量满足其生理需求　对一些癌症患者制定合理的止痛方案，在给予足量、有效的止痛药后，都能取得满意的疗效，满足患者的生理需要。如对间歇性疼痛者应在感到疼痛时立即给药，而不是等疼痛剧烈发作或难以控制时才给药；对持续疼痛的患者要定时给药。

2. 耐心做好心理护理，减轻患者的心理痛苦　尽管医务人员的辛勤劳动改变不了患者死亡的命运，但是面对身心巨大痛苦的患者，医务人员要认识、了解临终患者的心境和需要，积极地履行自身的道德义务，以最真挚、亲切和慈爱的态度对待他们，耐心帮助他们。

3. 关注临终患者的安全需求，使他们树立正确的死亡观　临终患者深感疾病危重而无法救治之时，对死亡会产生不安和恐惧。因此，这一阶段特别需要人间的温暖、社会的尊重、精神的照护、亲友的依依恋情及其他人的关怀。然而，在现实中患者的这些需求往往被忽视，有些医护人员对濒临死亡的人爱护不够，有的医院甚至运用"隔离屏障"，以减少临终患者对其他患者的影响为由，让临终者与其他患者分开。这样客观上会造成临终患者对死亡的恐惧心理，加剧临死前的孤独感。中国香港临终服务会在这方面的工作值得我们借鉴，即医护人员针对患者心理变化的不同时期对其进行各种不同的心理疏导，帮助患者逐渐了解死亡、进而接受死亡的事实，并对患者进行承诺：不论你的情况多坏，我们仍然尽一切努力减轻你的痛苦（包括寂寞的痛苦），不会离你而去，我们会陪伴着你度过你最感困难的日子。

二、安乐死的伦理

（一）安乐死的含义

"安乐死"一词源自希腊文 Euthanasia，是由"美好"和"死亡"两个字所组成，原意为"无痛苦的、幸福的死亡或尊严的死亡"。它最初表达的是人们的一种希冀和向往：在身心安泰之中走完人生的最后旅程，从容告别人生。现在的安乐死有两层意思：一是无痛苦的死亡，安然地去世；二是无痛致死术，为结束患者痛苦而采取致死措施。基于以上对安乐死的理解，安乐死一般可分为主动和被动安乐死两种形式。主动安乐死，即采用药物等措施加速患者死亡。被动安乐死即对患者停止一切医疗措施，任其自行死亡。根据患者有无机会表示意愿，还可分为自愿安乐死和非自愿安乐死，后者通常是指患者在癌症晚期无法表达自己的意愿时，由患者家属或其他有关人员提出安乐死及协助安乐死。

人是自然界最高级生物，人的生命具有崇高的价值。求生是每一个人的本能愿望，而安乐死直接目的却是将人致死。因此，安乐死自其产生之日起，人们就从来没有中断过争论，在每一个国家都是如此，我国亦不例外。现在安乐死对于许多国家来说，仍是一个法律上的难题，就连一向以立法处于前沿而著称的美国，在安乐死立法上也是保守的。只有荷兰、比利时等少数国家议会通过了安乐死法案，使安乐死合法化。

在我国，真正触动人们对安乐死问题做理性思考的是中国的首例安乐死案件——1986 年汉中案件。1986 年，陕西省汉中市医生蒲连升因给患者夏某实施安乐死手术，被患者家属以故意杀人罪告上法庭。1991 年 5 月，由汉中市人民法院做出一审判决，被告的行为属于剥夺公民生命权利的故意行为，但情节显著轻微，危害不大，不构成犯罪，依法宣告被告无罪。汉中市人民检察院认为此案做无罪判决没有法律依据，提请抗诉。1992 年 6 月，二审法院对此案做出终审裁判：维持原判，依法宣告被告无罪。

1988 年，在七届人民代表大会会议上，中国妇产科专业的医学泰斗严仁英在议案中写道："生老病死是自然规律，但与其让一些绝症患者痛苦地受折磨，还不如让他们合法地安宁地结束他们的生命。"这次议案虽然没有被通过，但是争论却持续了下来。目前，我国在安乐死问题上之所以踌躇不前，总的原因有三：① 在《刑法》中是"帮助自杀"行为，涉嫌故意杀人罪；② "安乐死"如果以法律形式确认下来，可能会被一些人利用，用以非法剥夺他人的生命；③ 在人类对疾病的认识还十分有限的情况下，未经法律许可而结束他人生命，有悖于生存权利的道德准则。

（二）安乐死的伦理原则

我们分析安乐死的问题，不能持绝对肯定或绝对否定的态度，而必须用科学的立场、以人道主义的道德观、按照医学伦理学的原则来研究和讨论。为了使安乐死成为一种积极的行为，目前在安乐死的道德评价上应该注意以下方面问题。

1. 公正原则　从社会公正原则出发，安乐死使人生命的死亡阶段也能对他人及社会产生有益的作用，做出最后的奉献，这本身就提高了个体生命的价值，也是符合道德的。对脑死亡者、植物人和身患不治之症面临死亡、遭受疾病痛苦折磨不堪忍受的患者，希望通过安乐死尽早结束自己的生命，从社会利益来说是更合情合理的，也是更符合人道主义精神的，也可减少国家、集体或个人的巨大而沉重的经济负担。

2. 自主原则　从自主的原则出发，一个人对自己的生命拥有自主权。无法医治又存在身心极端痛苦的患者，可以决定拒绝一切救治措施或加速死亡。在这种情况下，自愿自主的安乐死应成为有意识的成年人的权利。因为生的权利本身就包含对死亡的选择，这是一个人最基本的权利之一，这种自主权应予以保护。医生和社会在不违背患者自身利益同时，也在不对其家属、他人和社会造成危害、损失的前提下，应给患者以帮助，尊重他们的自由表示愿望、知情同意和自主抉择，这是符合道德的。

3. 生命价值原则　安乐死道德价值在于从生命价值出发，尊重生命，同时也应该接受死亡。人人都享有生命的权利，但是死亡也是不可逆转的规律。因此，我们在尊重人的生命权利的同时，还应该十分重视人的生命价值。人生价值反映了一个人的人生目的和社会行为对他人所具有的意义，这也是人生价值的内在和外在表现。

我们认为，一个人有尊严地活着的权利，同样也应当有尊严地死去的权利。人的生命之所以神圣，就在于它是有价值的，有价值的生命是神圣的。生命的完整意义不仅在于充实的生存、生活、发展之中，还包容于生命终结的过程、生命的更替繁衍之内。人的生命价值的真正体现不应包括生命无意义的延续，结束失去价值的个体生命而提高生命的社会价值，将是社会伦理的一个内容。当一个人处于永久性的不可逆昏迷，仅仅以植物人存在时，即仅仅有生物学的生命而无作为人的生命时；或患者的死亡只是时间问题，治疗所花的巨大代价只能使生命在痛苦不堪的状态中拖延时，选择安乐死方式当是可取的，对之实施安乐死也是人道的。

强调公正原则、自主原则和生命价值原则的安乐死，不能离开两个前提，即患者极端痛苦和疾病不可挽救。如果疾病可以救治，治疗就是主要矛盾，医生在治疗中即使暂时增加患者痛苦也是道德的；当疾病完全控制了人体，死亡不可避免时，主要矛盾就转化为患者死亡过程中的痛苦。在这种情形下，全力解除死亡过程中的病痛折磨才是人道主义的体现，而安乐死则是选择的方法之一。

第十一章

性医学伦理道德

导学

1. 掌握性病防治的道德规范。
2. 熟悉医学中的性道德。
3. 了解性道德及其时代特征。

性是所有物种维系生存、发展、进化最基本的需要之一，也是人类生活中的一项重要内容。性医学是一门研究人类性解剖、生理、心理以及性功能障碍的科学。人们对性的认识形成一门较完整的、更广泛的性科学，是近三四十年代的事情。近年来，人们无论是对性的理论研究，还是对性咨询、性治疗等性的临床实践，都取得了很大进步，对提高人们的生活质量产生深刻的影响。在现实生活中，性受到道德的规范和约束。性道德作为社会道德重要的内在因素之一，自身也随着社会道德的发展进步而不断完善。性医学道德是医学道德的重要组成部分，它对于解除人们的性疾患和性忧虑、提倡健康的生活方式、提高生活质量以及在计划生育、医学发展、人类文明进步等方面的意义十分深远。

第一节　性道德及其时代特征

一、性道德概述

性道德是调节人类两性性行为的社会规范的总和。性道德是社会道德渗透在两性生活方面的行为规范，是人们性行为的标准，也是衡量人类两性关系文化发展水平的重要标志。性道德也是一种社会意识形态。

性及性活动是所有动物最原始、最基本的需要之一，是维持种族生命延续所不可缺少的重要内容。动物都有性的生理需要，人是高级动物，也必然有性的需要，异性相吸、性爱、性冲动和性行为是人类的一种本能。但是，人是社会属性和自然属性的统一。人的性需要必然包含着复杂的成分，既有生理的又有社会和心理的因素，构成包括个体个性、自我力量、社会意识和社会道德准则等与生理功能密切结合的一个高度复杂的体系。人，能够与禽兽区别开成为真正的人，其中的一个重要的标志就是道德。人们的各种行为都有各自的道德准则，人们的性行为也必须遵守性道德，否则就要受到道德的谴责和法律的制裁。

二、性道德的作用

从广义上讲，性道德发展水平的高低既反映着一个国家、一个民族道德发展水平的高低，也反映着一个国家、一个民族文明发展程度的高低。从狭义上讲，性道德是一种社会意识形态，它与其他社会上层建筑的社会意识形态一样，在调节两性关系的具体实践中，对个人、婚姻家庭以及社会所起的作用十分突出，具体表现有以下方面。

1. 影响个体道德的形成，促进人格的完善　性道德以其独特的方式存在于人们的私生活中，渗透到个人的思想、感情、心灵的深处，对个体道德的形成和发展有不可忽视的影响及作用，这是任何人都不可回避的事实。人们接受什么样的道德观，就会用什么样的道德观来指导自己的个人生活、规范自己的思想行为，形成相应的道德思想、价值观念、生活方式和人生态度，最终形成一定的道德观、价值观和人生观。健康积极向上的性道德，可以激发人的自尊心和进取心，培养人的责任心和义务感，提高人的自我约束能力和理性思维能力，这不仅有利于个人身心健康，而且有助于推动个体道德的发展和人格的完善，有助于事业的成功和人生价值的实现。

2. 可以调整婚姻家庭关系，促进婚姻家庭的稳定和谐　婚姻是人类两性结合的社会形式，这种结合形成了法律或风俗习惯公认的夫妻关系。家庭是社会的细胞，它是以夫妻关系为核心，包括父母、子女在内的社会关系的组织形式，而作为社会关系的婚姻家庭关系必然要反映整个社会的政治关系、经济关系、法律关系、道德文化关系等。因此，性关系始终是婚姻家庭关系的核心关系，性道德也就成为调整婚姻家庭关系时最重要、最经常、最直接和最有效的规范及手段。通过性道德的规范和要求，在很大程度上能有效地调整婚姻家庭关系，促进婚姻家庭的稳定和谐。

3. 有助于维护社会的正常秩序，促进社会稳定和文明的发展　性道德的直接对象是个人和婚姻家庭。但个人和婚姻家庭的性道德状况，不仅仅是属于个人的私生活范围，而且还会外化到社会生活中，影响社会的稳定和文明的发展。因此，可以通过性道德的宣传、教育、评价，积极能动地引导和改造社会道德风气，创造出符合社会需要的社会道德环境和氛围，从而维护社会生活的正常秩序，促进社会的稳定和文明的发展。

当今，在全世界范围内都出现青春期发育提前、婚前性关系、未婚先孕等增多的现象；现代社会"性问题"的频增，西方"性解放"思潮的冲击，对我们的现实生活也产生影响，出现许多消极的现象，因此性道德教育已成为当务之急。

三、性道德的形成和发展

人类的性道德与社会道德一样，是在人类社会进化中产生并发展起来的。原始社会初期，人类过着群居杂交的生活，在两性问题上并无道德可言。性关系不受任何限制，性交可以不论辈分和血统，只要是异性，随时随地都可以进行。因而，性关系表现出动物似的性交，没有禁忌，也没有性道德。到了原始社会的中期，由于生产力的逐渐发展，原始人的活动范围逐渐扩大。为了利于开拓新的生活领地，寻找新的生存环境，原来较大规模的群体分化为规模较小的群体。在群体的分化过程中，年轻力壮者往往是新领地的开拓者，而老年人则留在原来的地方。这样，就逐渐分出了长幼之辈，于是就逐渐形成了禁止辈分间乱伦性交的共同规约，这对人类性关系来说是一大进步。

由于生产力的进一步发展，人类意识的进步和生活条件的变化，人际交往范围扩大，对群婚的限制也就越多。群婚现象随之逐渐解体，一对男女之间较长期地结合在一起的现象逐渐增多，促成了"大氏族"向"小家庭"的分化。原始社会后期，相对稳定的两性关系越来越多，群婚制随之逐渐被偶婚制所代替。

随着人类社会由蒙昧阶段、野蛮阶段向开化阶段发展，混乱的性关系给物质生产和人类自身发展带来的阻碍作用日益为人们所认识，随便的、不受约束的性关系逐步有所收敛。于是，原始的性道德开始产生。原始社会后期的性道德主要表现为性禁忌，这些性禁忌是在人类长期与大自然斗争中积累或基于生活经验自发形成的，虽然还不能称为完全意义上的性道德，但也是性道德的萌芽。

人类进入阶级社会后，性道德也渐渐形成。如奴隶社会和封建社会，男性在社会生活和经济生活中占主要地位，社会习俗以男性为中心。性道德也以保护男性的权利为中心，一方面允许男性以妻妾成群为荣，另一方面却严格要求女性从一而终，即所谓“嫁鸡随鸡，嫁狗随狗”，性道德的不公平性和不科学性是明显的。在资本主义社会，妇女解放的呼声很高，但资本主义社会的本质决定了妇女不可能得到真正的解放，社会习俗也不允许妇女在性活动上与男性平等，这种矛盾导致了“性解放”思潮的产生。特别是 20 世纪 60 年代中期，第二次世界大战后成长起来的一代青年，精神空虚，没有正常的追求目标。因此，在以藐视传统价值为中心的所谓性文化思潮影响下，掀起了“性解放”的高潮，传统性道德的底线被冲破。然而，随着科学的论证和人们生活实践的启示，它所带来的性放纵、性自由的严重恶果令人望而却步，性病已严重地威胁着人类的健康，影响了社会的稳定。西方性道德经历了淡化—开放—冷漠三个阶段，现正逐渐被人们所重新认识。但是，由于社会、政治、经济制度所决定，资本主义社会强调个人的因素，赞赏个人的自由和独立。因此，直至今天，人们的性观念还是比较开放的。

社会主义制度的建立，从根本上改变了历史上形成的以男尊女卑、婚姻不自由、一夫多妻以及漠视妇女利益为特征的旧制度的经济基础。在社会主义社会，性道德的基础是完全建立在一夫一妻制度上的。诚然，社会主义社会性道德是在以往社会的性道德的基础上发展起来的，难免遗留着传统习俗的痕迹，但从整体上来看，社会主义的性道德对男女两性是基本一致的。它要求男女之间互相尊重、互相爱护，在自我完善的基础上不断促进双方的完善。同时，在社会关系上保持相当的稳定性与和谐性，从而有利于最大限度促进人们的幸福和美满。

人类性道德的历史演变说明，人类的性道德是随着社会的发展而发展的，原始社会是性道德的萌芽和形成时期，奴隶社会、封建社会、资本主义社会是性道德的片面发展变化时期，社会主义社会是性道德的逐渐全面发展时期。

第二节 医学中的性道德

一、临床诊疗中的性道德要求与性道德历史传统

（一）临床诊疗中的性道德要求

性是人生中的重要组成部分，它既是人类生理结构的一部分，承担繁衍后代的基本功能，又代表着个人的性身份，维持着家庭和社会的正常运转。性方面的失常，不管是生理方面的，还是心理和社会方面的，不仅会给个人带来不幸，而且还会影响家庭和社会。所以，积极地解除性疾患给患者带来的疾苦，是医学和医务人员的重要任务，在诊疗中应遵守以下性道德原则。

1. 科学原则　性疾患诊疗与其他疾病的诊疗一样都是消除病痛、促进健康。因此，医务人

员要以认真的态度对待性、对待患者、对待性问题;以严肃、科学的态度严格按照诊断标准及相关规范的要求,采集完整病史,进行体格检查、临床检验和诊断、治疗,帮助性疾患者解除病痛。在临床诊疗过程中,也要正确认识和处理各种疾病与性的关系,减少药物对性功能的影响。

2. 公平原则　许多性问题是由于男女不平等、不公正引起的。因此,进行性治疗,都要倡导男女双方的地位、权利和义务具有一致性、对等性的公平原则。只有建立起平等和谐的男女关系、夫妻关系,才能促进家庭幸福、社会安定。

3. 进步原则　人类社会的性发展史,是一部不断从野蛮走向文明、进步的历史,虽然中间也出现过不少曲折,但总的趋势是进步的。因此,我们要以发展的眼光看待性问题,用先进的诊疗方式、方法和手段来处理性疾患,促进性问题的健康、文明和进步。

4. 保密原则　为患者保守秘密是医务人员应尽的义务。临床诊疗中的性问题往往会涉及患者的隐私,因此要求医务人员不得泄露性疾患者涉及个人隐私的有关信息、资料,维护其隐私权,避免因泄密而给患者带来危害。

（二）临床诊疗中的性道德历史传统

在封建社会,人们对性的神秘观念常常表现在对性器官的神秘感上,特别突出的是对女性性器官的神秘。成年后女性的躯体是不能让丈夫以外的男子看到和接触的,否则就是极大的羞耻和侮辱。史载,元代有一妇女乳房生疮,疼痛难忍,家人劝她请医生诊治,她却说:“宁死,此疮不可让男子见。”最后竟因此而死。古代医生对女性诊病是“隔帐诊治,以示男女有别”。明代医学家李挺在所著《医学入门》说:“如诊妇女,须托其至亲,先问症色与舌及所饮食,然后随其所便,或症重而就床隔帐诊之,或症轻而就门隔帏诊之,亦必以薄纱罩手。”这段论述就十分清楚地反映了当时性医学职业道德观念。

医务人员以医疗为职业,在诊治疾患时患者常常需要身体裸露,包括性器官在内,这是医治疾病的需要,是社会授予医务人员的特权。医务人员必须有高尚的道德修养,切忌产生任何邪念。治疗中绝不允许乘机放纵私欲、污辱患者,做出违反道德或触犯法律的行为,要保持医务人员神圣的职业荣誉。这也是古代医学家所尊崇的传统职业道德,在《希波克拉底誓言》中,就有关于医生不能受患者的异性诱惑而与患者发生性关系的戒条。印度古代医德规范中也有“女患者要与丈夫同来,立准诊治”的职业道德要求。在我国,早在汉代就有人研究性医学道德,其论述被后人收集到中国古代医著《医心方》中。我国历代名医都极为重视性医学中的道德。陈实功在《外科正宗》中着重指出:给妇女看病“愈加敬谨,此非小节”,“必须侍者在旁,然后入房诊视,倘旁无伴,不可自看”。这些古代医疗中对性道德的要求,说明了古代医家对性道德的重视。现代医学家批判性地继承了古代性医学传统道德,并将其规范化。中国医学伦理学规范中要求,男性医务人员在给女性患者做检查时,应有女护士或第三者在场,不允许对异性患者躯体做不当的检查,更绝对不允许利用职权之便侮辱女性患者,违反者要酌情给予政纪或法律制裁。

古今中外的医德文献说明,自古以来医学界都十分重视医务人员的性道德修养。

二、性医学研究和性教育的道德

在我国,性医学研究和性教育的开展都经历了一个非常曲折艰难的历程,特别是性教育。早在20世纪50年代,周恩来总理就指示过要开展青春期教育,要让年轻人懂得一些性科学知识。可是,这项工作还没正式开展起来就夭折了。长期以来,我国性医学研究和性教育工作受到了来自两方面道德观念的桎梏和影响：① 来自落后的封建礼教禁欲主义道德观的影响，大多数人将性医学研究和性教育一直视为淫秽之事；② 受享乐主义道德观的毒害，西方影响恶劣的“性解放”“性自由”思潮，也影响了人们对性医学研究和性教育的正确认识。可喜的是，在改革开放的今天，人们的道德观念发生了积极的改变，已经能够把普及性科学知识提高到关系生活质量、婚姻家庭幸福乃至社会安定团结的新高度，这无疑对性医学研究和性教育具有积极的作用。但是，如何正确地进行公开的性医学研究和性教育依然是个难题。

（一）划清性医学研究和性教育中的道德观念问题界限

性医学研究和性教育中常遇到以下方面道德观念问题的困扰，划清是非界限，对于促进性医学研究和性教育的健康发展有着积极的意义。

1. 划清科学与黄色的界限　在性医学研究和性教育中首先遇到的是科学与黄色的界线问题，它一直困扰着人们，成为一个难题。性医学研究和性教育的动机是旨在提高生活质量，倡导性文明，维护性健康，促进人的全面发展。而黄色的东西，则是以牟利为目的，采取诱惑的手段，不分对象和场合，进行挑逗性刺激，导向性放纵，甚至容易使人走上性错误和性犯罪之路，造成恶劣的社会影响。所以，性医学研究和性教育必须由卫生部门、教育部门有组织地进行。无论是性医学研究还是性教育，凡是引起不良社会效果的性公开都是不科学的。

2. 划清性治疗与性教唆的界限　性治疗是性医学的重要组成部分，是以医治性疾患和性忧虑为目的，为性患者提供医疗保健、恢复身心健康，但它必须由医生在医院、诊所进行。而性教唆则截然相反，它是以营利为目的，以诱骗、授意、纵容及示范等方式，唆使他人性放纵与性乱，导向性犯罪。可见，性治疗如不分对象、场合和地点是极不严肃的，其后果与性教唆是难以区分的。

3. 划清性审美与性诱惑的界限　性教育中的性审美是探讨男性美和女性美的魅力所在，并用于指导性美育的实践。它对提倡健康高雅的两性美，升华人们性的显现、表达与行为，促进社会主义精神文明建设具有重要作用。中国人的性审美倾向于含蓄和深刻，避免轻狂和浮浅。它强调自尊、自重、自爱，使人们的天性更加美好。性审美的过程是性与人格修养和成熟的过程，可以提高人们的精神境界。而性诱惑则是利用人的爱美之心、色欲之念，不择手段、不讲道德，想方设法地刺激感官、挑起性欲，鼓励性放纵，造成人们思想格调低下、追逐低级趣味、行为轻浮放荡，甚至使一些人性心理变态，走上流氓犯罪之路，其社会后果是十分有害的。

4. 划清性教育与“性解放”的界限　性教育是根据人的性生理发展阶段，给予相应的性知识介绍，使处于青春期的青少年懂得生殖系统的解剖、生理知识和发育期的各种现象，以及生理和心理上的各种变化。同时，还要着重进行性道德教育，使其懂得性行为的社会道德规范和自我控制的意义，懂得正确对待性、性欲和性行为，这也是社会主义精神文明建设的需要。可是，在我国有些人一提性教育往往就唯恐造成“性自由”，怕被扣上“性解放”的罪名。其实，性教育与“性解放”有着本质的区别。“性解放”鼓吹“一切为了享乐”，主张婚姻离合以能否感到“满足的享乐”为唯一标准，不考虑他人和社会，不受法律和道德的约束，其恶果是离婚者多、私生子多，使家庭处于不安定之中，也使社会负担加重。因此，我们要把握好性教育与“性解放”的界限，一方面破除陈旧的“性禁忌”观念，加强科学的文明的性教育；另一方面则要健全法制，掌握限度，抵制各种错误思想，防止出现类似“性解放”的思潮和现象。嫖娼、卖淫、重婚或者包养情妇(夫)、与他人通奸发生性关系的，都是严重违反社会主义道德的行为。

（二）性医学研究和性教育中应遵循的道德原则

为保证性医学研究和性教育的顺利进行，在性医学研究和性教育中必须遵循以下道德原则。

1. 科学原则　科学原则是要求把性从神秘和肮脏的观念中解放出来，要把性医学研究当成科学，把性教育当成性科学来传播。要解决患者的问题，首先，必须是医务人员头脑中的偏见。为此，医务人员要接受教育，系统地学习有关性医学的新进展，既要反对封建传统观念，也要与性自由、性放纵划清界限，以科学的态度对待性、对待患者、对待性问题。其次，社会及社会舆论应给予性医学研究和性教育以应有的地位。凡是性医学所提供的性治疗、性咨询，性教育中的性审美，乃至人们利用现代科学技术成果发展的性技巧、性工具、性药品和性手术等以解除性疾患、提高性健康和生活质量为目的的行为和研究，都应视为是科学的。再次，性疾病患者应大胆破除旧道德观念的束缚，像一般患者一样看病求医、寻求帮助。同样，性医学工作者、性教育社会工作者要像对待其他疾病的患者一样，关心体贴自己的工作对象，以严肃的科学态度进行工作。

2. 适度原则　开展性教育，进行性研究，唯有坚持适度原则，才能顺利进行。所谓适度就是性教育应根据教育对象的年龄情况，适时提供性知识；性研究则根据社会需要和社会心理承受能力开展研究。

3. 进步原则　我们要以发展的眼光看待和处理性问题，要把开展性医学研究、性教育、性知识普及作为社会主义精神文明的组成部分，让人们探索和学习更多的性知识，使夫妻生活更加美满，这将有利于家庭巩固和社会安定，有利于青少年的健康成长，有利于计划生育和优生优育。

4. 人格高尚原则　人格高尚原则就是在性医学研究和性教育中要严肃、认真，尊重每个工作对象的人格，要出于公心，不可有淫思邪念，更不能出现调戏、侮辱等不良行为。性医学研究和性教育工作者对自己工作对象的尊重，其实就是对自己人格的尊重。因此，在性治疗和性教育中，首先要注意对象、场合和地点；其次在性医学研究中，不能为达到个人目的而对正常人片面施用以改变人格的实验。

第三节　性病防治的道德规范

性病是在世界范围内广泛流行的一组常见传染病，并呈现流行范围扩大、发病年龄降低、耐药菌株增多的趋势，尤其是艾滋病的大幅增加，已成为严重的公共健康问题，性病的防治工作将是一个十分艰巨而长期的任务。我国《传染病防治法》中规定：艾滋病、淋病、梅毒属乙类传染病。卫生部制定的《性病防治管理办法》中所指定的性病为 8 种，即艾滋病、淋病、梅毒、软下疳、性病性淋巴肉芽肿、非淋菌性尿道炎、尖锐湿疣、生殖器疱疹。这 8 种疾病是国内公认的性病，临床上一般也将阴部念珠菌病、滴虫病、细菌性阴道炎、阴部传染性软疣、性病肉芽肿（腹股沟淋巴肉芽肿）、阴虱病、巨细胞病毒感染归入性病范畴。世界卫生组织将性病分类为 4 级：一级为艾滋病，二级为梅毒、淋病、软下疳、性病性淋巴肉芽肿、腹股沟肉芽肿、非淋菌性尿道炎、性病性衣原体病、泌尿生殖道支原体病、细菌性阴道炎、性病性阴道炎、性病性盆腔炎，三级为尖锐湿疣、生殖器疱疹、阴部念珠菌病、传染性软疣、阴部单纯疱疹、加特纳菌阴道炎、性病性肝周炎、瑞特综合征、B群佐球菌病、疥疮、阴虱病、人巨细胞病毒病,四级为梨形鞭毛虫病、弯曲杆菌病、阿米巴病、沙门菌病、志贺菌病。

一、防治性病的意义

人类对性病的认识经历了一个漫长的时期。15世纪以前,人类对性病缺乏明确的认识,也缺乏有效的治疗方法。15—16世纪,欧洲梅毒大流行,人们才开始探索性病的致病原因、诊断方法和治疗手段。最初治疗性病的药物少、毒性大,效果也不理想。直到20世纪30年代,青霉素的广泛使用,才逐渐地减轻了性病对人类的危害。据考证,我国的娼妓始于夏、商、周三代,而盛行于唐代。但唐、宋以前的史书和医学书籍上却未见性病的记载,有案可查的是明代葡萄牙人远航广州经商,才把性病传入我国,逐渐蔓延开来。

性病是一种社会性疾病,一旦感染,除了给自身、配偶及子女造成健康上的严重损害和精神上的极大痛苦外,还会给国家、社会和家庭带来一定程度的损失,已成为当今世界严重的社会经济问题和公共卫生问题。因此,树立正确的道德观念,坚持不懈地贯彻"预防为主、防治结合"的方针,认真做好预防工作,防止性病蔓延与流行,对于我国经济发展、社会进步,提高人民的健康水平有着积极意义。

二、防治性病的道德规范

性病是一类比较特殊的疾病,不仅牵涉患者及其家属的隐私,而且还会对社会的卫生保健带来极大的影响。性病的诊治是一项医疗工作,同时也是一项社会工作。医务人员在此过程中,不仅要对患者个体负责,也要对全社会的卫生保健负责。医务人员的道德水准如何,是搞好防治性病的关键。

患者是受害者,也是疾病传播者。必须强调的是,医务人员有义务、有责任在治疗过程中,积极开展防治性病的健康教育,采用多种形式,宣传健康的性观念和性道德,讲解性病的防治知识,提倡健康、道德的性行为,使全社会都能重视性病的防治。具体道德规范参见第七章相关内容。

第十二章

健康伦理道德

导学

1. 掌握健康伦理与健康伦理道德；公共健康伦理。
2. 熟悉健康的知识。

健康伦理学于20世纪80年代出现在我国学术界，其研究涉及人类健康与自然、与社会的各种伦理道德关系。健康伦理旨在通过加强政治、经济、文化、生物、环境、行为等各方面的伦理建设，帮助人类更为深刻地认识健康与疾病的关系，充分认知健康的价值，树立正确的健康意识，掌握必要的健康知识和技能，积极关注自身和他人的健康，提高健康素养，对自己和他人的健康负责，助力健康中国建设，为实现"两个一百年"奋斗目标、实现中华民族伟大复兴的中国梦打下坚实的健康基础。

第一节 健康伦理

一、健康

1. 健康的定义　健康，在不同时代对它的理解存在一定差异。1948年，世界卫生组织对健康的定义为，"健康乃是一种在身体上、心理上和社会上的完满状态，以及良好的适应能力，而不仅仅是没有疾病和衰弱的状态"。1990年，世界卫生组织又进一步提出了健康四维观：即一个人只有在躯体、心理、社会适应和道德四个方面都健康，才算是完全健康。

因此，健康的内涵有以下方面。① 健康：没有疾病，没有虚弱，表现出积极的健康(完满状态)。② 躯体：长寿，没有躯体疾病，健康风险低，不健康生活方式少。没有躯体症状，没有躯体失能。健康状态完好，保持促进健康的生活方式。③ 心理：没有心理疾病，没有心理痛苦，没有心理失能。自尊、达观，有心理适应能力。④ 社会：没有与社会或家庭解体，没有与社会或家庭摩擦。能发挥社会功能，得到社会支持，有归属感。⑤ 道德：有健康、积极向上的信仰。具有高尚的品德与情操，有完美的人格。

2. 中医学对健康的认识　中医学认为，健康即是一种"能形与神俱"的状态。正常状态下，人体生理活动及其与外界环境处于相互协调的动态平衡之中，即所谓的"阴平阳秘"乃是"健康"，形容为"平人"。

"平人"(健康人)的判断是通过脉象、呼吸等进行描述的。《黄帝内经》中就有对平人非常详细的描述，且一年四季各有共同变化特征。如脉象，《素问·平人气象论篇》曰："黄帝问曰：平人何如？岐伯对曰：人一呼脉再动，一吸脉亦再动，呼吸定息脉五动，闰以太息，命曰平人。平人者，不病也。常以不病调病人，医不病，故为病人平息以调之为法。""平人之常气禀于胃，胃者平人之常气也。"而且，四季的正常脉象和异常脉象各有不同特点，如："夫平心脉来，累累如连珠，如循琅玕，曰心平，夏以胃气为本……平肺脉来，厌厌聂聂，如落榆荚，曰肺平，秋以胃气为本……平肝脉来，软弱招招，如揭长竿末梢，曰肝平，春以胃气为本……平脾脉来，和柔相离，如鸡践地，曰脾平，长夏以胃气为本……平肾脉来，喘喘累累如钩，按之而坚，曰肾平，冬以胃气为本。"详细描述了如何区别正常人脉象的特征以及强调"人以胃气为本"的观点。

中医学在认识不同时代人们健康状态时，正如《素问·上古天真论篇》记载："余闻上古之人，春秋皆度百岁而动作不衰。今时之人，年半百而动作皆衰者，时世异耶？"在对健康状态的判断上，后世都遵从《黄帝内经》的思想，认为人体是一个有机的整体，并与社会、自然环境息息相关，人体生命活动是在内外环境的作用下，多种因素相互作用而维持的一种动态的、相对平衡的过程。平衡即健康，平衡失调即为疾病。

3. 健康的标准　为了指导、帮助人们了解个人健康、掌握个人健康的衡量方法，世界卫生组织提出了健康的10项具体标准：① 精力充沛，能从容不迫地应付日常的生活和工作。② 处事乐观，态度积极，乐于承担任务，事无巨细，不挑剔。③ 善于休息，睡眠良好。④ 应变能力强，能适应环境的各种变化。⑤ 能抵抗一般感冒和传染病。⑥ 体重适中，身材匀称，站立时头、肩、臂位置协调。⑦ 眼睛明亮，反应敏捷，眼睑不发炎。⑧ 牙齿清洁、无缺损、无疼痛，牙龈颜色正常，无出血现象。⑨ 头发有光泽，无头屑。⑩ 肌肉丰满、皮肤有弹性。

据统计，按照世界卫生组织的健康衡量标准，只有约5%的人达标，另约有20%的人有疾病，大约75%的人处于既无疾病又不完全健康的中间状态，即亚健康状态。亚健康是近年来医学界提出的新概念，包括身体成长、心理素质、情感、思想、行为亚健康等类型。中医学中称为"未病"，《素问·四气调神大论篇》曰："圣人不治已病治未病，不治已乱治未乱，此之谓也。夫病已成而后药之，乱已成而后治之，譬犹渴而穿井，斗而铸锥，不亦晚乎！"中医"防病于未然"的治未病思想，包括未病先防、欲病救萌、既病防变和病后防复等方面。

根据世界卫生组织"人人为健康，健康为人人"的新健康观，强调任何集体、个人的不道德行为、不卫生行为，以及对自然生态环境的污染和破坏，既危害自身身心健康，也危害他人身心健康。所以，我们要追求的健康应当是躯体、心理、社会适应健康和道德健康四部分组成的高水平健康状态。

二、健康伦理与健康伦理道德

（一）健康伦理的含义

所谓健康伦理，泛指关于健康的伦理学研究，是研究与健康相关的所有伦理问题以及解决这些问题所应遵循的伦理原则和道德规范。健康属于伦理领域，是因为它不仅关系到对于社会中疾病出现的解释，也关系到这一状况的改善，还涉及整体性的目标，表达了全体人民精诚团结面对死亡和疾病的承诺。

健康伦理的主要使命，是为促进公众健康、预防疾病、减少风险和伤害提供伦理支持，具体表现为：① 为公共健康提供伦理价值观指导；② 为公共健康提供制度和政策伦理依据；③ 为解决公共健康领域的利益冲突提供伦理途径；④ 为政府、公共健康机构以及从业人员确立伦理规范;⑤ 为公民进行公共健康领域的道德教育。

（二）健康伦理道德的含义和意义

1. 健康伦理道德的含义　所谓健康伦理道德，是指关于调整人与人、人与自然、人与环境以及人与社会之间的关系，使之适应人类健康需要的行为准则和规范的总和。它作为一种特殊的社会文化现象和观念形态，是人们在保护与增进健康的实践中形成的，是社会发展状况的反映，其历史与人类自身发展的历史一样久远。它主要包括三层含义：

(1) 健康伦理道德是社会意识的一种形式，它是依靠社会舆论、传统习俗、内心信念的力量来调整社会经济发展与健康环境之间关系的行为规范的总和。它要求人们充分重视健康的价值，树立正确的健康观念，对自己和他人的健康负责。

(2) 健康伦理道德作为人们防病治病、维持完满的身心状态、社会适应能力和道德健康的行为规范的总和，是调节人们自身以及他人和自然环境、生态关系中有关健康问题的准则。它可以帮助人们认知并纠正自身行为，养成良好的生活和行为习惯，提升健康素养。

(3) 健康伦理道德是有关增强人类对环境的适应能力，挖掘人类对环境的适应潜力，消除与人类生理、心理有关的环境危险因素的道德理论、道德情感和道德意识。

2. 健康伦理道德的意义　我国社会医学工作者将健康分为了以下三个层级：第一级健康，或称躯体健康，包括无饥寒、无病弱，能精力充沛的生活和劳动。第二级健康，或称身心健康，包括有一定的职业和收入，满足经济要求，调节自己的心理状态以缓解社会与工作的压力。第三级健康，或称主动健康，包括能主动追求健康的生活方式，并过着为社会做贡献的生活方式。越高层次的健康伦理道德对维护和实现“人人健康”、推动健康中国建设、积极参与全球健康治理、履行我国对联合国“2030 可持续发展议程”承诺等均具有重大意义。

(1) 是实现“人人健康”的思想基础：人的健康意识，不仅包括医学方面的意识，而且还包括道德方面的意识。人们只有对健康和维护健康行为的认识达到了一定的健康伦理道德境界，形成了一定的道德意志，才能自觉自愿地去遵循有助于健康的行为规范，抵制不利于人类健康的有害行为，这样人类的健康利益才能得到保护。所以，要实现“人人享有卫生保健”，需要健康伦理道德意识作为思想上的保证。

(2) 能促进参与并维护实现“人人健康”：实现“人人健康”的社会目标是一个极其复杂的社会工程，在这个庞大复杂的工程中，需要各种关系的各种成员、团体以共同接受和遵守的行为规范来评价自己、他人的各种行为。只有道德健康的人，才能按照社会道德行为规范来约束自己，支配自己的言行，并使自己拥有辨识善恶、美丑、真伪、荣辱等的是非观和能力。而这需要健康伦理道德的参与，树立全民的健康道德观念，增强全民的健康道德责任意识，提高全民遵守健康道德规范的能力。在这方面，健康伦理道德就是通过自身的作用，通过社会舆论、内心信念、传统习俗，抵制有害人类健康利益的行为，从而创造一个有利于人类健康利益的社会环境，从客观上有助于“人人健康”措施的贯彻落实。

(3) 有利于推动健康中国建设：健康是每个人成长和实现幸福生活的基础。健康伦理道德可以帮助人们辨识善恶、美丑、真伪、荣辱等的是非观和能力，并按照社会道德行为规范来约束自己，支配自己的言行。尤其是在进行与医疗服务、疾病预防和健康促进有关的日常活动时，拥有获取、理解、评价和应用健康信息来做出健康相关决定，以维持或提高生活质量的知识、动机和能力，最终成为具备较高健康素养的健康人。因此，健康伦理道德的建设和发展在维护、实现“人人健康”的基础上，可以有效推动健康中国建设、引领全球实现健康治理。

（三）健康伦理的道德准则

健康伦理道德的准则是健康道德的本质和核心，是衡量和评价人们的健康行为的最高道德标准。其确立的依据就是看经济和社会的活动是否有利于人民健康水平的提高，是否有利于维护全人类的健康利益。为此，必须坚持经济发展与人类健康效益相统一、局部利益与整体利益相统一、保护劳动者身体健康与重视劳动成果相统一、民族利益与人类健康利益相统一的准则。

1. 经济发展与人类健康效益相统一　世界卫生组织前总干事布兰特博士在 1999 年指出，“健康是强大经济发展的首要资源，增进健康是消除贫困的首要战略”。经济的发展为人类生存、发展和健康的保持提供了必要的物质前提，而人类健康水平的提高对经济发展可以起到积极的促进作用。发展经济不以牺牲人类健康利益为代价，这就要求国家在制定国民经济和社会发展计划时，必须坚持科学的发展观，协调处理好经济发展与环境保护、人类健康利益的关系。

2. 局部利益与整体利益相统一　衡量一个单位、企业对社会的贡献，不能只看其所产生的经济效益或上缴国家利税的高低，还应该看其社会环境效益及其对社会人群健康的影响。不能以牺牲整体利益获得局部利益，而应依法治理、保护环境、保持生态平衡，防止和减少人类生存环境的破坏及污染，达到保护和促进人类健康及让最大多数人获得最大健康、幸福和快乐的目的。

3. 保护劳动者身体健康与重视劳动成果相统一　劳动者身体健康与劳动者劳动成果的联结性密不可分。任何单位和企业既要关心自身的利益、关心劳动者创造的劳动成果，也要按照劳动法的规定，为劳动者创造必要的劳动条件和健康的劳动环境，提供必要的劳动保护，切实保障劳动者的身心健康。

4. 民族利益与人类健康利益相统一　健康关乎民生与民心，关乎民族的前途未来与社会和谐。对于个人：健康是 1，其他都是 0；对于社会：如果绝大多数人处于亚健康或不健康状态，社会就会成为一个病态社会。因此，在发展经济的过程中，必须正确认识和正确处理民族利益与人类健康利益的相互关系，既要照顾本民族自身的实际利益，又要考虑全人类的健康利益，要把维护本民族利益和对全人类健康利益负责有机地统一起来，竭尽全力实现全人类的身心健康和繁荣富强。

第二节　公共健康伦理

一、公共健康伦理概述

公共健康伦理是指个人、团体、国家对公共健康应该承担的道德责任，或者说是个人、团体、国家在对待公共健康时应该遵守的行为准则和道德规范。公共健康伦理包括公共健康危机应对、重点疾病预防控制、公共健康风险管理三大领域中的伦理问题，以及公共健康决策的伦理导向、公共健康干预的伦理规制等环节，具有独立的学科性质。

公共健康伦理旨在构建以健康为中心的经济社会发展模式，实现人人享有健康的生产、生活和社会环境，人人形成健康的生活行为方式，人人得到有效方便的医疗卫生服务，地区间人群健康差异明显缩小，大幅度提高全民健康水平，构建全民健康型的社会，实现健康发展目标和社会的可持续发展。公共健康伦理的根本目标就是要实现公众的健康,包括增进人口健康的利益;避免、预防和消除伤害;在伤害和其他代价之间取得最佳的利益平衡,公正地分配利益和负担,保证公众参与和有关各方的参与(程序公正);尊重自主选择和行为自由;保护个人的隐私权;履行承诺和责任等。

二、公共健康伦理原则

健康是人类幸福的载体,是人类最根本的共同利益。公共健康伦理原则是处理健康领域中人与人、人与社会、人与自然之间利益关系的根本指导原则,贯穿于健康伦理道德体系,是衡量和评价人们健康伦理道德行为的标准。

1. 人类健康利益至上原则　人类赖以生存的自然环境在人类为了自身生存、发展进步的过程中遭到了极大的破坏,并且严重影响着人们的身心健康。因此,人类在社会经济发展过程中,要尽可能科学地处理好生产与生活的关系,正确地处理好经济发展与人类健康利益的关系,确保有利于公众健康的生活环境;国家各级政府要重视并加强健康投资,把健康投资提高到与经济投资均等重要的地位,尤其要保障基本公共卫生服务落实到位;要正确处理人与自然的关系,加快治理水污染、大气污染,提供清洁舒适的自然环境,保持生态平衡,进一步消除或限制威胁人类健康的自然因素和社会因素,创造有利于健康的自然社会环境,优化人类生存环境。确保在所有生产发展的过程中均要守住道德底线,把人民健康放在首位。

2. 健康公正原则　我国宪法明确规定了健康是每个人的基本权利,也就是说健康面前人人平等,国家有责任为增进公民的健康提供客观条件。世界卫生组织规定初级卫生保健至少必须包括以下工作内容:增加必要的营养物质和供应充足的安全水,基本的环境卫生;妇幼健康,包括计划生育;主要传染病的预防接种;地方病预防与控制,关于目前主要卫生问题及其预防、控制方面的宣传教育;常见病和创伤的恰当处置;促进精神卫生,提供基本药物。这也是世界卫生组织和各国政府在未来数十年内的卫生目标,是实现人人健康的基本保证。

健康公正原则,就是要消除那些不合理的因素,使不必要的健康差别尽可能减少,使不同人群都得到公平的健康待遇,从而使每个人获得公平卫生保健。也就是说,每个人可按平等的需要,平等地享有可获得的卫生保健,按平等需要平等利用卫生保健资源,人人享有平等质量的卫生保健服务。让每个人避免不必要的影响健康的因素,努力保持自己应有的健康水平,得到合理有效的卫生资源。

3. 社会公益原则　这是强调健康应当包括自身健康和他人健康两个方面,每个公民不仅对自身健康负有义务,还要对他人的健康承担一定的责任。每个人在增进自己健康的同时,也有义务为维护和增进他人的健康做出贡献。当个人权利与公共利益发生冲突时,个人权利必须服从公共利益。健康伦理意识是衡量群体健康水平的重要依据,较低层次的道德要求是:不危害他人健康,避免传播疾病给他人,不人为制造环境污染,如不在公共场所吸烟、不随地吐痰等;保持良好的人际关系。较高层次的道德要求是:主动促进他人健康,积极推动健康事业的发展,积极保护环境,与违反健康道德的行为做斗争,为他人创造舒适的生存空间;对全民进行健康教育,普及健康知识,增强全民健康保健意识,如开展健康科普活动,依靠社会舆论进行健康宣传教育等,使全民行动起来,做到"人人参与,人人健康",以提高社会群体健康水平。

4. 人人参与原则　作为社会的一员,每个公民有义务维护和增进人类健康。当前世界亿万人民的健康状况,特别是在发展中国家存在着较严重的问题。自我生活方式和行为习惯的健康与否，不仅影响自身的健康状况，而且会影响到他人的健康。所以，培养良好的生活方式和行为习惯是维护健康、促进健康的良药，也是每个社会成员应尽的义务。

因此，世界上每一个国家、每一个集体、每一个人都应当积极地参与到维护自身健康、维护全人类健康的行动中来，树立科学的健康观、生态观，养成良好的生活和行为方式，把"健康为人人，人人为健康"作为最高的健康道德目标，实现"人人参与，人人健康"。

三、医务人员的健康伦理责任及其意义

1. 医务人员的健康伦理责任　医务人员的健康伦理责任主要是宣传普及医疗卫生常识，对公民进行健康教育和健康指导、扩大城乡医疗卫生服务、推进公共卫生设施建设、进行预防接种、开展计划生育和妇幼保健工作、对各类疾病的预防和诊治等。需要特别强调的是，医务人员的健康伦理责任还应当包括维护和促进自身健康。2017 年新修订的《日内瓦宣言》中新增一句：我将照料自身健康，维持能力，以提供最高质量的服务。为此，呼吁医务人员关注自己的健康。

2. 医务人员健康伦理的意义　医务人员是患者的"守护神"，通过神圣的天职，以健康伦理观为指导，有计划、有组织、有系统地开展健康教育活动及防治工作，促使人们自觉自愿地、理智地建立和采用有益于自身及他人健康的行为、生活方式，消除或降低影响健康的危险因素，预防疾病，促进健康，降低发病率、伤残率和死亡率，提高生活质量。具体表现为：① 促进和培养个人和社会对预防疾病和促进健康的责任感，对自己和他人的健康负责；② 帮助人们正确认知，充分重视健康的价值，树立正确的健康观念，选择有利于健康的生活方式和行为；③ 有效地促进全社会都来关心健康和疾病的问题；④ 医务人员只有保证自身的健康，维持能力，才能为患者提供更高质量的、更好的医疗服务。

四、个人的健康伦理责任及其意义

1. 个人的健康伦理责任　健康是个人的权利也是义务，健康的身体是充分享受权利并履行对家庭、对社会的义务的前提条件。个人应该学习、掌握健康相关知识，树立科学的健康观念；养成良好的生活和行为方式，平衡膳食，合理运动，陶冶情操，保持身心健康；传播健康知识，倡导健康行为；遵守社会公德，自觉克服和戒除可能给他人健康带来损害的不良行为，制止危害健康的事件发生，为增进他人健康做出贡献。

2. 个人健康伦理的意义　个人健康伦理责任尤其是自主自律健康行为，对促进个人、他人及整个社会的健康均具有积极作用。首先，明确个人健康伦理责任，使得个人拥有正确的公共健康伦理观念，在各种威胁人类健康的疾病到来之前能够做到"防患于未然"；其次，可以将公共健康危机带来的损失减少到最低限度；再者，可以创建更加有利于个体和整个人类社会生存、发展的自然环境及社会环境，从而创造一个更为健康和幸福的社会；最后，可以成就"健康个人"，塑造"健康家庭"，助力"健康城市"和"健康中国"。

五、社会发展与健康伦理道德

根据党的十八届五中全会战略部署制定，由中共中央、国务院于 2016 年 10 月 25 日印发并实施的《"健康中国 2030"规划纲要》指出："要坚持以人民为中心的发展思想，坚持正确的卫生与健康工作方针，坚持健康优先、改革创新、科学发展、公平公正的原则，以提高人民健康水平

为核心，从广泛的健康影响因素入手，以普及健康生活、优化健康服务、完善健康保障、建设健康环境、发展健康产业为重点，把健康融入所有政策，全方位全周期保障人民健康，大幅度提高健康水平，显著改善健康公平。”其工作方针、原则、重点和目标都与健康伦理密切相关。因此，为了促进健康中国、健康城市、健康乡村和健康场所的建设，营造良好的支持性环境，广泛地提升人们的健康素养，构建以健康为中心的经济社会发展模式，实现人人享有健康的生产、生活和社会环境，人人形成健康的生活行为方式，人人得到有效的、方便的医疗卫生服务，地区间人群健康差异明显缩小，大幅度提高全民健康水平，构建全民健康型的社会，实现健康发展目标和社会的可持续发展，必须处理好生态环境、经济发展、卫生事业发展等多方面与健康伦理道德的关系。

1. 环境保护与健康伦理道德　由于人类对自然界、生态环境的严重破坏，打破了自然界的动态平衡，人与自然之间的矛盾越来越突出，也给人类健康带来严重威胁甚至巨大灾难的许多疾病。这与在社会经济的快速发展进程中，健康伦理教育发展滞后，社会道德、公共伦理失范，大多数人缺乏正确的生态伦理观等密切相关。众所周知，良好的环境有利于人类的生存和发展。而生态环境的污染和破坏，将使环境质量恶化，直接或间接地影响人体健康。公共健康伦理能够为进行公民公共健康领域的道德教育提供全面、系统、丰富且科学的健康教育内容，使人们逐步形成正确处理人与自然关系的意识、观念和态度，逐步养成保护生态环境的行为。防止和消除人类生存环境的污染，保持生态平衡，最终可以达到保护人类健康、延长寿命的目的。这也正是中医学理论所强调的人与自然和谐相处的“天人相应”健康原则的体现。

2. 经济发展与健康伦理道德　经济发展为人类的生存发展和健康的保持提供了必要的物质前提，人类健康水平的提高对经济发展又可以起到积极的促进作用。因此，必须正确认识和处理经济效益与生态效益和健康效益三者关系。例如，当公共健康危机发生后，在健康伦理道德的指引下，拥有正确公共健康伦理观念、态度、行为的广大民众就能够严格按照党和政府的政策、措施要求，密切与政府有关部门及其工作人员配合，将公共健康危机带来的损失减少到最低程度。

3. 卫生发展与健康伦理道德　医疗卫生事业是维护人类健康的事业，医疗卫生事业的发展，可以为人民提供更加完善的医疗卫生保健服务，在党和政府的领导下及各有关部门协调与支持下，要建立为人们提供费用较低的医疗保健服务，普及必要的科普保健知识和方法，并开设健康处方，充分动员社区和群众参与，贯彻预防为主、防治结合的方针，使有限的卫生资源，发挥最大的社会效益，达到预防疾病、保障健康的目的。

此外，维护人类健康是一项宏大的社会工程。为了处理好社会发展与健康伦理道德之间的关系，所有社会成员都应具备良好的健康参与意识和健康促进的道德责任感，积极、主动地承担起相应的健康伦理责任。与此同时，政府也必须承担起相应的健康伦理责任，尤其在制定卫生法律法规，建立更为公正的公共健康体制，出台更有效、更可行的公共健康政策，合理分配医疗卫生资源，改善生态环境，加强公共卫生监督和健康教育，向公民提供基本的医疗卫生保健服务等方面。使公共健康服务能够平等地落实到每一个公民，从而创造一个更为健康和幸福的社会。

第十三章

医学科研伦理道德

导学

1. 掌握医学科研的性质和医学科研伦理道德的意义。
2. 熟悉医学科研的道德准则。
3. 了解特定医学科研中伦理道德问题。

恩格斯说："每一个阶级甚至每一个行业都各有各的道德。"医学科研道德是一般社会道德在医学科研领域里的特殊表现，是每一个医学科研人员都应遵守的行为准则。从具体科研过程来说，一个医学科研人员，无论是选题、搜集有关材料、动物实验、临床实验，直到鉴定成果、发表论文或出版著作，都存在一个是否合乎道德规范的问题。

医学科研是推动现代医学发展的重要手段，医学科研水平与医疗工作质量、医学理论建设和医疗实践发展有着十分密切的关系。医学科研中的道德，也是医德的重要组成部分，是医学科研中不可或缺的一个重要因素。医学科研人员必须具备一定的道德修养，才能胜任科研工作。在科研工作中，研究者的道德理想、道德信念和道德品质始终影响和决定着对待这项工作的根本态度，影响、制约着研究者的行为和工作质量。

第一节　医学科研的性质和医学科研伦理道德的意义

一、医学科研的性质

探求、揭示生命和疾病发生发展的过程及其规律，是医学科研的目的。在医学科研过程中，以基础学科的理论和方法为指导，以人类疾病为研究方向，借助精密仪器，对生物个体从病理、免疫、遗传、诊断、治疗、预防等方面进行研究，实现推动医学的进步，保障人类的健康，促进人的全面发展。医学科研的作用在于：通过探索和创造，丰富和发展医学科学知识，发明新技术、新方法，因而它具有所有科研活动的继承性、探索性和创造性特点。同时，医学科研又是一项极其严肃的工作，与其他学科的科研工作相比，医学科研的性质有以下特点。

1. 利害关系的直接性　医学科研是直接与人的生命打交道的，而生命是不可逆的，这样就使许多试验、观察要受这种客观条件的制约，不宜直接在人体上进行。因此，研究者必须要有严密、合理的科研设计，采取模拟方法，建立动物模型，经过一定时间的观察，当确定对人体无害时，才能用于人体，之后再进行分析比较、综合判断，这样方能获取正确的结论。在任何一项医学科研成果推广运用到临床时，不仅要考虑近期效果，还要关注长远作用；不仅要考虑患者的治疗效果，还要注意到副作用；不仅要想到一般的作用，还要重视可能发生畸变的严重后果。医学科研这种利害关系的直接性决定了医学科学研究内容从选题、设计到成果的论证、应用，必须具有很高的预见性。

2. 生命活动的复杂性　人体生命和疾病现象是物质运动复杂高级的运动形式，是人体生物结构运动和自然、社会结构运动的对立统一。客观事物的复杂性给人们研究和认识也带来艰巨性、复杂性。科学真理是客观的，也是复杂的，认识人的生命和疾病更是一个极其复杂曲折的过程。如疾病在临床表现上有时出现表里不一的假象，容易使人迷惑，产生错误的判断。人的个体差异性和人体本身的复杂性，使同一病变在不同的人体上可呈现出不同的临床表现。同一药物的使用，在不同患者体内会有不同的效果和作用；有些药物近期效果明显，而长期效果则不佳；有些药物在动物实验中作用明显，而对人体则无效。

3. 研究过程的创新性　医学科研中的创新性特点，是指研究者要有自己的新观点、新见解、新方法，所反映的内容应在理论上和技术上有新的发展，有新的改进，有新的提高。也就是要力求有所发现，有所发明，有所创造，有所前进。具体来说，医学科研的创新性主要包括两个方面。一是挖掘在医学领域中没有被他人发现、尚未涉及的新问题；二是在综合他人对医学科研已有的成果和认识的基础上进行创新，从新的角度展示新的见解、新的成果。以有利于医疗实践为患者的治疗和健康造福，有利于医学科学事业的发展服务。

4. 科研成果的严肃性　科学发现往往存在着两重性，或有益于人类的生存和发展，或给人类带来危害和灾难。又加上医疗活动的对象直接是人本身，是与生命打交道的，因此任何一项医学科研成果，不管其在研究过程中考虑得如何细致周密，在局部范围内使用是多么可靠、有效，但其可行性和有效性仍需在大面积人群中才能得到验证。在确定一项医学科研成果推广使用时，必须注意到整体效应和长期影响。为了实现促进和维护人类健康利益这个神圣的目的，科研工作必须持以严肃的态度。科研的成功往往给“不治之症”的患者带来生的希望，但一旦研究失败，就可能导致患者健康的损害，甚至生命的结束。

医学科研本身的特殊性决定了要对从事医学科研的人员提出更高的要求，只有具备高尚伦理道德修养的医务人员，抱着对人类极端负责的态度，才能实事求是地权衡利弊，审度得失，从而决定进退；反之，则会给社会和人民带来严重的危害。

二、医学科研伦理道德的意义

医学科研伦理道德是医学道德的重要组成部分，贯穿于医学科研活动的全过程，是医学工作者的行为准则和规范的总和，是开展科研工作取得科研成果的重要保证，因而对医学科学事业的发展具有重要意义。

1. 推动医学科研发展的重要精神力量　古今中外，许多有成就的医学科研工作者在事业上取得成功，不仅依赖于渊博的科学知识和精湛的科学技术，更重要的是他们具有高尚的医学科研道德。因此，高尚的医学科研道德是每一位从事医学研究的人必须具备的素质要求。爱因斯坦在谈到居里夫人时说：在像居里夫人这样一位崇高人物结束她的一生的时候，我们不要仅仅满足于回忆她的工作成果对人类已经做出的贡献。第一流人物对于时代和历史进程的意义，在道德品质方面，也许比单纯的才智成就方面还要大。即使是后者，它们取决于品格的程度也远远超过通常所认为的那样。

医学科研道德是促进医学发展的强大动力。崇高的医德情感和医德理想，能激励人们为了人类的健康、幸福和发展医学事业而百折不挠、勇敢奋斗。

2. 把握医学科研方向的重要思想保障 当今,自然科学和技术的突飞猛进,高分子化学、分子生物学、分子遗传学等学科的迅速发展,电子计算机技术的广泛应用,推动了生命科学研究的进展。现代医学研究领域正在不断拓新,研究的内容日益丰富,器官移植、试管婴儿、DNA重组等新的成果和技术相继问世。只有抱着对人类健康极端负责的态度,才能在新药物、新技术的研发和临床使用中,积极进取,脚踏实地,勇于探索,忠于事实。而任何方面的诱惑和各种原因的干扰以及抛弃求实的原则,都会给人类带来灾难。科学和道德常常是相互渗透、相互支撑的,科学和道德都属于社会意识的范畴,都是对一定社会存在的反映。医学道德和医学科学也是同步发展的。医学的进步,必然引起医学道德的发展变化,而医学道德的变化又推动了医学科学的发展进步。如中国中医研究院著名研究员屠呦呦发现的青蒿素,可用于治疗疟疾,挽救了全球特别是发展中国家的数百万人的生命。2011 年 9 月,她获得被誉为诺贝尔奖“风向标”的“拉斯克奖和葛兰素史克”生命科学杰出成就奖;2015 年 10 月,她获得诺贝尔生理学或医学奖,这是中国医学界迄今为止获得的最高奖项,也是中医药成果获得的最高奖项。这不仅提高了我国医学科研的学术地位,也使中医药走向了世界。2019 年 9 月 17 日,她被授予“共和国勋章”。

3. 正确处理医学科研利益关系的重要指导规范 科研活动不可能孤立、封闭地进行,需要处理个人与个人、个人与集体、个人与社会、个人与国家和集体与集体等多端节、多层次的复杂关系。当代科学的整体化和学科间的互相渗透,尤其是医学与其他学科的互相交叉、互相影响,科研协作越来越需要在本系统或跨学科、跨单位的协同配合、共同作战。这样,道德的作用、要求显得更加突出和重要。科研人员间若没有切实具体的道德调节系统,没有个体的道德修养,就会出现不顾大局、各自为政、嫉贤忌能、缺乏民主、垄断霸道等不道德的行为。只有加强科研道德修养,严格遵守科研道德规范,才能在科研活动中做到谦虚谨慎、坚持真理、团结协作、尊重他人劳动,而这正是科学研究顺利进行的重要导向要素。

第二节 医学科研的道德准则

随着医学科研事业的不断发展,医学科研道德在医学研究领域里的主导地位越来越明显,医学科研道德对于医学研究取得成功与否有着举足轻重的作用。医学科研具有自身的道德准则,这些道德准则是医学科研工作者在科研活动中应该遵循的道德规范,是科研工作者的行动指南。

一、目的纯正,造福人类

医学科研的根本目的是发展医学科学事业,增进人类身心健康,为人类造福。离开了这一根本目的,也就无所谓科研道德。因此,科技活动应坚持以人民为中心的发展思想,有利于促进经济发展、社会进步、民生改善和生态环境保护,不断增强人民获得感、幸福感、安全感,促进人类社会和平发展和可持续发展。

崇高的目的和动机,是科研道德的灵魂,是保证科学事业造福人类的前提,它支配着科研工作者的行为,贯穿于科研工作的始终。医学史上,许多杰出的医学家为了人类健康、为了造福人类而勤奋忘我地工作。如我国汉代末年名医张仲景，目睹许多人死于疫病的悲惨情景，于是“感往昔之沦丧，伤横夭之莫救，乃勤求古训，博采众方”，经过几十年的艰苦劳动，终于在晚年完成了《伤寒论》这一不朽的名著，为我国医学的发展做出了突出的贡献。西方的路易·巴斯德为了研制狂犬病防治药物，想让疯犬咬伤兔子。疯犬尽管由于阵痛而口流唾涎，却始终不肯攻击兔子。巴斯德无奈，只好用自己的嘴将疯犬的有毒唾液吸入，再滴入滴管。他极其安详，好像忘了这样做其实是在与死亡游戏。当摄取了足够的标本后，他诙谐地对助手说：“好了，各位先生，实验可以进行了。”正是这种纯正的科研目的，激发了他为科学献身的行为，终于征服了狂犬病。与此形成鲜明对比的是，在第二次世界大战期间，德、日法西斯中有些医学专家，无视人们的生命安危，进行惨无人道的人体实验，使数以万计的无辜者致伤、致残、致死，这是惨绝人寰的不道德行为，也是沉重的历史教训。因此，尊重生命权利是医学科研伦理的一项原则。科技活动应最大限度避免对人的生命安全、身体健康、精神和心理健康造成伤害或潜在威胁，尊重人格尊严和个人隐私，保障科技活动参与者的知情权和选择权。

根据医学科研的目的，要求医学科研工作者在选题时必须考虑科研工作是否能造福于人类。在选择和确定科研课题时，应从国情出发、从维护人们身心健康出发，以是否符合国家、社会的利益，是否符合人民群众健康利益的需要为标准，来确定课题方向，争取少花钱，多出成果。如果只是从个人的名利和兴趣出发，对那些容易见成效、有名利的课题争相抢夺，而对一些短期内不易见成效的或无名无利的，但又是人们健康需要的课题置之不理，就是科研动机不纯的表现。另外，科研选题也要与防病、治病相结合，要与医学教学相结合。医学科研的任务是要揭示生命运动的本质和规律，探求疾病发生、发展的客观过程，寻找战胜疾病、提高人类健康的途径和方法。如果医学科研离开了防病治病的需要，也就失去了科研的意义。医学科研又是发展医学科学、培养卫生技术队伍、提高教学质量的基础，在高等医学院校里，医学科研如果不与医学教学相结合，也是目的性不明确的表现。

医学科研是一种探索性、创造性的活动，其中充满了困难和危险，医学科研工作者只有动机纯正、目的正确，才能在科研活动中形成坚定的意志，不畏艰险，并能正确处理与其他相关人员的关系，相互配合、团结协作。

二、实事求是，严谨治研

医学科学研究是关系到亿万人身心健康和生命安危的严肃问题，要求医学科研工作者对人们的健康和生命负责。要做到这一点，其中一个重要前提是尊重科学，尊重事实，实事求是，严谨治研，严格地按客观规律办事。实事求是、严谨治研是进行科学研究的一条根本原则，也是科研工作者必须遵守的一项道德规范。真正的科学家治研是十分严谨的，一旦发现自己的科研过程中的失误会实事求是地加以改正，不能以主观代替客观，以错误代替真理。不幸的是，在医学界中存在有的人在实验中暗示、诱导受试对象只提供自己主观上希望的实验“效应”。有的人只按自己主观愿望片面收集资料，随心所欲地取舍数据，甚至伪造资料、照片。有的人则凭主观想象编撰论文，假报成果。有的人甚至抄袭别人论文、剽窃他人成果等，这些都违背了实事求是的精神。科学就是实事求是地反映客观存在，科学必须诚实，有一说一，有二说二，医学科研来不得半点的虚假。

实事求是、严谨治研体现在科研中则要求做到：① 实验设计必须建立在坚实业务知识和统计学知识的基础上，以科学的方法论为指导，使设计具有严密性、合理性、高效性和可行性。② 在实验中，必须严格按设计要求完成全部实验步骤和项目，必须严格遵守操作规格，必须进行客观的观察和如实的记录，不能暗示实验对象去反映实验者所希望的情况。③ 对实验结果的分析和评价，要客观地对待。只要实验不符合设计要求的，必须重做，以保证实验结果的准确性、可靠性和重复性。做实验结论时，要细心斟酌，反复推敲，切忌草率从事。报道科研成果要慎重，如果稍有麻痹和疏忽，有意无意地歪曲事实，则可能导致危及人的生命的严重后果。万一因某种原因使报道失实，一经发现，应主动及时更正。同时，科研活动应客观评估和审慎对待不确定性及技术应用的风险，力求规避、防范可能引发的风险，防止科研成果误用、滥用，避免危及社会安全、公共安全、生物安全和生态安全。

三、团结协作，密切配合

医学科研中的高尚医德，可以促使科研工作者谦虚谨慎，团结协作，尊重他人的劳动，这也是医学科研取得成功的重要条件。医学科研的发展和进步，从来都是集体共同奋斗的结果，特别是在医学科学发展到高度综合又高度分化的今天，如果没有团结协作、密切配合，要想有所成就是不可能的。现代医学一方面朝着微观方面不断发展，另一方面又朝着宏观方面不断前进，因而新知识、新技术、新学科不断出现，各学科的传统界线正在日益消除。其主要的特点是基础科学和技术科学向医学大量渗透，许多医学重大课题的研究需要多学科、多方面力量的通力合作。由于医学科研协作趋势的日益加强，要求科研工作者要讲究医德修养，具备团结协作、密切配合的道德精神。

1. 要正确对待他人和尊重他人　对于每一个参与者的劳动成果都要给予高度尊重，要懂得任何一项科研任务的完成，都是他人的劳动成果和众人的共同努力下取得的。

科研活动应尊重宗教信仰、文化传统等方面的差异，公平、公正、包容地对待不同社会群体，防止歧视和偏见。保持公开透明，鼓励利益相关方和社会公众合理参与，建立涉及重大、敏感伦理问题的科研活动披露机制。公布科研活动相关信息时应提高透明度，做到客观真实。

2. 要正确对待自己和评价自己的成就　在自己成绩面前不骄傲，有缺点和错误要敢于纠正。在发表论文、公布成果时，要学会正确评价哪些是前人或别人已有的，哪些是自己取得的新进展，哪些是自己存在的缺点，不能狂妄自大。更不能把他人之功据为己有，那种在自己的研究工作尚未完成就剽窃他人成果抢先发表的行为是不道德的。要实事求是地对待文章的署名，没做贡献者却要署名，也不道德。

3. 要正确对待同志之间、学科和部门之间的关系　科研成员是科研的群众基础，学科是科研的专业之源，部门是科研的后勤保障，正确对待和处理好这三者关系是科研成功的根本保证。1858 年达尔文在《物种起源》发表前就收到了另一位生物学家华莱士寄来的论文，其中阐述的观点恰与《物种起源》吻合。这时，达尔文想到的不是抢先发表文章以取得“首创权”，而是写信称赞华莱士说：“您就是最应该得到成功的人。”华莱士也谦虚地表明：达尔文比自己高明得多。他建议把生物进化论定名为“达尔文主义”，而他自己则以“达尔文主义者”自豪。他们这种互相尊重的高尚品德永远值得我们学习。

四、正确认识，慎于保密

医学科研过程中常常涉及保密问题，能否正确地认识和对待医学科研中的保密问题，将会直接影响到医学科研的进展和结果，这一问题随着全球化的发展将会越来越突出。因为医学科学发展的高度分化和高度综合的新趋势，需要科研更注重多方面连续性的协作攻关。因此，协作单位间要互相支持，互通信息和情报，在图书资料、仪器设备等方面，互通有无，互相提供方便，任何封锁保密和故意设难的做法都会妨碍医学科研的顺利发展。

同时，在处理一项具体的医学科研成果是公开还是保密时，应在不涉及国家安全的情况下，以医学科研的根本目的为标准来判断。成果的公开是绝对的，医学科研的每一项成果都应是全人类的共同财富，是不应当保密的。保密则是暂时的，是有条件的，是在一定时间、一定范围内进行保密。随着社会的发展，以前保密的科研成果会逐步公开，成为全人类共同的财富。

第三节　特定医学科研中的伦理道德问题

医学科研是一种探索性活动，其根本目的是维护和增进人类的健康。医学科研伦理道德贯穿于医学科研活动的全过程，人体实验、尸体解剖和基因工程是医学科研中重要组成部分，都不可避免地涉及伦理道德问题。如何处理这些问题，对于促进医学科研的发展具有重要的意义。

一、人体实验的伦理道德问题

从医学发展的历史看，没有人体实验便没有医学，更没有现代医学的发展。中国古时的“神农尝百草”可以说是最早的人体实验。近代西方医学的发展无一不是建立在人体实验成果的基础上的，如哈维血液循环的发现、詹纳牛痘接种的发明等。近代实验医学产生后，科学的动物实验和人体实验成为发展医学科学的关键。现代医学大量地使用了人体实验，并对医学发展、对人类健康做出了许多贡献。可见，医学科学的发展和进步，离不开人体实验。可以说，人体实验是医学的起点，是医学研究成果从动物实验到临床应用的中介，人体实验的医学价值和道德价值是无可非议的。

由于人体实验具有不明确性、危险性的事实。这就要求进行人体实验之前，必须经过动物实验，并经过主管部门批准，还要向受试者及其家属说明实验的内容和目的性，征得本人及其家属的同意。但第二次世界大战期间，纳粹和日本军国主义的医生用政治犯、战俘和难民进行惨无人道的人体实验。为了杜绝人体实验中的非人道行为，防止人体实验的滥用，世界卫生组织和一些国家的医学界、法学界多次研究人体实验的原则，并针对有关人体实验道德发表了许多宣言，概括起来主要有以下道德原则。

1. 有利于医学和社会的发展　这一原则要求人体实验的目的必须正确而明晰，即人体实验的目的只能是为了研究人体的生理机制，探索疾病的病因和发病机制，改进疾病的诊疗、预防和护理措施等，以利于提高人类健康水平以及促进医学科学和整个社会的发展。

2. 受试者知情同意　受试者享有知情同意权，知情同意是人体实验进行的前提。凡是采取欺骗、强迫、经济诱惑等手段使受试者接受的人体实验，都是违背道德或法律的行为。这一原则要求：① 必须保证受试者真实、充分地知情，即实验者必须将实验的目的、方法、预期效益、潜在的危险等信息告知受试者或其代理人，让其理解，并回答对方的质疑；在知情的基础上，受试者表示自愿同意参加并履行书面的承诺手续后，才能在其身体上进行人体实验。如果受试者缺乏或丧失知情同意能力，则由其家属、监护人或代理人代替行使知情同意权。② 正在参与人体实验的受试者，尽管他已经知情同意，但仍享有不需要陈述任何理由而随时退出人体实验的权利；若退出的受试者是患者，则不能因此而影响其正常的治疗和护理。

3. 维护受试者利益　维护受试者的利益是指在人体实验中要保障受试者的身心安全。这一原则要求：① 必须以动物实验为基础，在获得了充分的科学根据并且确认对动物无明显毒害作用以后，才可以在人体上进行实验。② 在人体实验的全过程中要有充分的安全防护措施；一旦在实验中出现了严重危害受试者利益的情况，无论实验多么重要，都要立即停止，并采取有效措施使受试者身心上受到的不良影响减少到最低限度。③ 人体实验必须有医学研究或临床经验丰富的专家共同参与或在其指导下进行，并且运用安全性最优的途径和方法。

4. 严谨的科学态度　这一原则要求：① 人体实验的全过程都必须遵循医学科研的原理，采用实验对照和双盲的方法，以确保实验结果的科学性，经得起重复的验证。② 在人体实验结束后，必须做出实事求是的科学报告，任何篡改数据、编造材料的行为都是不道德的。

二、尸体解剖的伦理道德问题

尸体解剖是医学发展的重要条件和基础，医学的发展离不开尸体解剖。当代著名病理学家蒙哥马利博士，曾把尸体解剖称为“医学的心脏和灵魂”。在一定意义上讲，没有人体解剖学的发展，就没有医学的发展，尸体也被尊称为“大体老师”。它的实施过程中，必须遵循以下伦理道德要求。

1. 目的纯正，理由得当　尸体解剖的进行必须用于医学目的和法律目的：普通的尸体解剖主要用于教学，而病理解剖主要用于医疗和临床研究，法医解剖为社会司法服务。

2. 贯彻知情同意原则，办理必要手续　尸体解剖必须是在死者生前或其亲属同意以后，并办理了合法的相关手续才能进行。如果死者在生前没有同意进行尸体解剖，或家属没有同意，而进行尸体解剖，这是不符合道德。

3. 严守操作规程，尊重爱护尸体　人的本质是一切社会关系的总和，人死后仍有其人格尊严，死者应当继续得到人们的尊重。因此，在解剖过程中，应保持严肃认真的态度，爱护和尊重尸体。在解剖室内不得打闹嬉笑，不任意摆弄尸体，不乱切乱丢。尸解完毕后应放好洗净，穿好衣服，摆正位置。这不仅是对死者的尊重，是对死者亲友的尊重，也是医学道德的要求，是医学人文关怀的体现。

4. 宣传新观念，扩大尸体来源　作为医务人员，应该在社会中宣传尸体解剖的社会意义，引导人们破除传统的观念，这也是我们医务人员的责任。

三、基因工程的伦理道德问题

遗传学的飞速发展使基因工程的道德问题在20世纪已经显得非常突出。21世纪更是生命科学和基因工程迈入的新纪元，基因工程伦理问题的解决将为人类生命和健康展示出更广阔的应用前景。

基因工程是指应用现代化的生物科学和遗传学技术，对基因进行操纵或改造的科学工程，包括人类基因组研究、克隆技术、胚胎干细胞研究、生殖技术等。基因工程是一项严肃的科学实践，通过基因工程，可以提高疾病诊断水平，改进治疗和预防措施，进一步探索发病机制，对于医学的发展、造福人类具有重要意义，并在提高人类生命质量方面具有广阔的应用前景。基因工程技术的发展，已使人类在逐渐揭示基因这一遗传学物质的奥秘中，使它为人类服务。然而，也存在着许多不同观点和争议，面临许多必须认真思考和解决的伦理难题。基因工程中的道德争议虽还未形成定论，但仍应遵循以下基本原则。

1. 尊重原则　主要包括两个方面。① 对所有人的尊重：在基因工程技术的应用中，应该对胚胎、受试者、遗传病患者、残障人及相关的所有人采取平等的尊重态度。这是对生命的尊重。② 对受试者自主权的尊重：人类遗传信息与人体器官一样是个人财富，要特别尊重受试者的自主权。任何人想要以不正当的目的和手段取得，都是不道德的。即使是为了促进人类共同的福利，如克服某些严重遗传疾病，也要事先取得当事人的同意才可以获取这些遗传信息。

2. 安全原则　主要包括两个方面：① 对实验对象安全的保证；② 对全人类安全的保证。对实验对象安全的保证主要体现在实验中必须采取充分的安全措施，以保证受试者在身体上、精神上受到的不良影响减少到最低限度。在实验过程中一旦出现意外风险，只要其严重性威胁到受试者的生命安全，实验就应该中止。

安全原则应贯彻在基因实验的整个过程，具体要求如下：① 从实验设备到生物材料要确保安全；② 把实验按其危险性分为最低、低、中、高四类，分别采取相应的安全措施；③ 具有剧毒病原体的重组 DNA，含有毒素基因的 DNA，培养液达 10 升以上的 DNA，以及对人或动、植物有潜在危险的实验，应延期进行；④ 对实验人员进行危险性和安全管理教育，定期进行检查；⑤ 制定对实验研究进行安全管理的监护体制。

3. 保密原则　当科学可以在基因上揭示人与人的不同时，人类的隐私就到基因的层面。保密原则在基因工程技术应用中就比任何其他临床或公共情境中都更重要，其主要有两个含义：① 为患者保守秘密，如对患者的隐私应守口如瓶；② 要对患者保密，如有些病情让患者知道会造成刺激，加重病情的恶化。具体表现在基因诊疗中，医务人员应尊重患者的隐私权，保守遗传秘密。未经患者同意，医务人员不得向学校、企业、公司、保险机构等单位公开或泄露患者的 DNA 信息，保密的目的在于防止“基因歧视”，维护患者的隐私权。同时，医务人员应谨慎地解释有关基因与疾病相关的遗传信息。否则，不恰当的医学解释将会给携带疾病基因但又不会生病的人带来不必要的精神负担。

第十四章
医院管理伦理道德

导学

1. 掌握医院管理道德的特征和作用。
2. 熟悉医院管理的道德原则与道德要求。

“我们社会中的每一个组织，不论它在社会中的作用如何，这个组织的成功都依赖于组织的管理者的卓有成效”，这是彼得·德鲁克著《卓有成效的管理者》中的一句名言。医院是依法定程序设立的从事疾病诊断、治疗、预防、保健活动的卫生机构，应用现代管理的理论和手段促使医院正常运行即医院管理。医院按照发展的目标与任务、计划与措施、组织与协调对自身进行管控，保证各项工作的完成，是通过医院管理道德这一门科学的具体指导、保证和“催化”作用下实现的。因此，为提高医院管理的效益和医院管理人员的道德水平，深入学习与研究医院管理道德意义重大。

第一节　医院管理道德的特征和作用

习近平总书记 2020 年 9 月 22 日在教育文化卫生体育领域专家代表座谈会上的重要讲话中明确指出，要把人民健康放在优先发展战略地位，努力全方位全周期保障人民健康，加快建立完善制度体系，保障公共卫生安全，加快形成有利于健康的生活方式、生产方式、经济社会发展模式和治理模式，实现健康和经济社会良性协调发展。要实现这一伟大构想，保障人民群众的身体健康和生命安全，无疑是医务人员的初心、是医者的使命。加强医院道德的建设、提高医学技术水平和扩充医疗活动，以及完善医院的有效管理，无疑是当前医疗卫生工作既光荣又艰巨的任务。

一、医院管理道德的含义

（一）道德与职业道德

道德，是指由一定的社会经济关系决定的，依靠社会舆论、传统习俗和人们的内心信念来维系的表现为善恶对立的社会意识形态及行为规范的总和。

职业道德，是指在一定的职业活动中所应遵循的、具有自身职业特征的道德原则和规范的总和。它是一种与人的职业角色和职业行为相联系的高度社会化的角色道德。恩格斯说：“实际上每一个阶级,甚至每一个行业,都各有各的道德。"诸如治学的有"学德",执教的有"师德",从艺的有"艺德",经商的有"商德",做官的有"官德"一样,行医的要有"医德"。如果每个医务人员都在工作中以职业道德要求和规范去热情服务患者,那么就能建立良好的医患关系,形成优良的社会道德风尚。

（二）医院管理道德

医院管理道德,是指医院管理工作中调整科室与科室和医务人员与患者、亲属以及医务人员之间关系的行为准则和规范。医院管理机构必须通过运用科学管理的理论和手段,遵循相应的医院管理道德,组织每个个体的才能,有条理、有系统的工作来完成行动计划。医院管理道德既伴随着医院管理工作的发展而逐步完善,又推动着医院管理水平的不断提高。

医院管理道德的形成经过了一个漫长的历史过程。医院的科学管理始于20世纪初,随着社会经济和科学技术的发展,医院规模日趋扩大和结构日趋复杂,推动着医学技术和医疗活动的不断扩充与进步。同时,影响医院行为和发展的外部因素也逐渐增多。如果医院管理人员没有丰富的医学知识、管理知识以及相应的伦理学知识,就难以胜任管理工作。日本医学博士七藤宽、美国学者豪兰和外科协会调查委员会主席麦克依陈等医学专家、学者先后提出,医院管理就是以医院道德为基础的理论或者开展的医院标准化运动。第二次世界大战以后,美国、日本等国家许多大学设立了医院管理课程或者成立了医院管理研修所,负责医院管理教育和培训医院管理人员。美国和日本的这一经验和成果,引起了世界各国的重视和效仿。

1982年1月12日,卫生部发布《全国医院工作条例》,这是我国第一个全国统一的医院管理法令。9月4日,向各省、市、自治区卫生厅、局下发《关于公布淘汰127种药品的通知》,决定对127种药品予以淘汰并公布,这是我国第一次通过药物评价方法淘汰药品。在这一过程中,医院管理道德的重要性越来越受到人们的重视,医院管理道德建设也被提到了重要的议事日程。特别是医学模式的转变以及人们对疾病与健康概念认识的深化,医院功能已逐渐从单纯的诊护患者向疾病的预防和康复方面发展,医疗、教育、科研、预防和社区卫生保健服务成为医院工作的五大任务。要完成这些任务,需要加强医院管理,需要医院各科室之间、医务人员之间团结协作,共同奋斗。如果把医院比作一部机器,各个科室、人员就是机器上的零件,而不可或缺的润滑剂,就是医德的养成。唯有所有的医务人员都具有良好的医德,方能使医院这部"机器"正常运转。

（三）医院管理道德的特征

1. 现代医院竞争力的重要内容是以医院管理道德为核心　医院的发展是以管理道德为巨大推动力,随着知识经济时代的到来,医院管理道德在医院发展中的作用日益凸显。

2. 现代医院管理道德的要务是实行人本管理　现代医院是多学科交叉,集技术服务与生活服务于一体的整体,其管理对象和服务对象都是人,现代医院管理道德发挥的独特作用是其他力量不可替代的。

3. 现代医院管理道德是医院的底蕴和灵魂　医院管理道德作为医院的一种无形精神,是医院生存的基础和精神支柱,是信念追求、思想情操、行为规范、价值标准、发展方向等因素的总和。在现代医院里必须"以患者为中心,以人为本",广大医务工作者要具备全心全意为人民服务的思想情操;严谨求实的科学作风;团结协作的集体主义精神;敬业爱岗的艰苦创业精神;廉洁行医,遵纪守法的职业道德。

4. 现代医院管理道德是医院发展中的一个重要的信念导向　构建全新的医院管理道德需

要重视调查研究，要审时度势、确定新的管理思路和经营理念。道德文化是一种“软力量”，能增强医院管理道德的贡献力，有利于形成现代化医院的综合竞争优势。医院管理道德文化是现代化医院持续发展与生存的坚实平台。

二、医德在医院管理工作中的作用

医院管理是以医德为导向、以医术为基础的科学管理。医院建设的重要任务之一，就是造就一批技术精湛、道德高尚的医务工作者队伍，以保证医院的生存与发展。加强医德教育，提高医务人员的道德素质，是医院管理的基础性工作。

（一）良好医德是医院管理的基础

医院管理在于实现医院的人、财、物以及时间、空间、信息等管理要素的最佳组合和合理流通，以取得最佳医疗效率和医疗效果的管理活动过程。要实现对医院的科学管理，需要依靠有效的管理手段，更需要医院管理人员具有优良的医德修养。

1. 为人民健康服务是医学道德原则的核心，它确定了医疗卫生工作的出发点和宗旨　医院管理是一项系统工程，管好一个医院，单靠行政命令的方法很难达到预期效果。要进行科学化管理必须首先抓住管理工作的根本，牢记医疗卫生工作的宗旨，这是医院管理工作的命脉所在。医院管理必须以医德为基础，在提高管理者职业道德素质的同时，提高医疗队伍的整体职业道德素质。

2. 加强医务人员职业道德修养，能调动其工作积极、主动、创造性，使之尽力高效服务　为患者提供良好的医疗服务，是搞好医院管理的基础和重要内容。只有医务人员的道德信念与医院管理一致，医务人员才能自觉遵循患者第一、信誉第一的原则，严守纪律，忠诚医疗事业，对人民满腔热忱，对工作高度负责，承担其职业道德义务，医院也才会有高水平的医疗服务和良好的工作秩序。可见，医院管理道德贯穿于医院管理的各个环节，是搞好医院管理的伦理基础。

（二）良好医德是提高医疗质量的根本

医院的服务对象是患者，医院的各项工作都是围绕着提高医疗质量而进行的，医疗质量是医院管理的核心和主要目标，也是衡量医院管理水平的重要标志。医院的医疗质量涉及的因素很多，主要取决于两个方面。一是医务人员掌握精湛的医疗技术和医院具有必要的仪器设备等诊治条件；二是医务人员必须具有良好的医德，对患者高度负责，对技术精益求精。医疗技术和医疗设备是提高医疗质量的物质基础，医德医风是提高医疗质量的精神力量，两者密切联系。虽然，技术在医疗活动中起直接的重要作用，但掌握和运用技术的人能否具有为患者服务的责任心，则取决于运用技术之人的道德修养。同样的技术和设备，因责任心不同，会出现不同的效果，反映出不同的医疗质量。事实证明，高尚的医德在保证医疗质量方面，对医务人员不仅起着约束作用，而且是提高医疗质量的强大动力。高尚的医德能激励医务人员一切从患者利益出发，千方百计地为恢复患者的健康做出努力。在运用医疗技术为患者服务时，总是力争取得最理想的效果，尽可能避免诊断和治疗工作中的差错、事故，竭力消除和减少不良反应。对于疑难杂症勇于探索，敢于实践，敢于打破旧框框。在疾病诊治的困难和风险面前，不计较个人得失，认真负责，不分份内份外，扩大实践范围，有所发明，有所创造，促进医疗水平和医疗质量的不断提高。同时，医务人员具有高尚医德，还可以使患者减少顾虑，产生良好的信任感和安全感，处于良好的心理状态，增加战胜疾病的信心，提高治疗疾病的效果。可见，良好的医德修养，是保证医疗质量的重要条件。

（三）良好医德是协调医院人际关系的纽带

彼得·德鲁克著《卓有成效的管理者》中提出："在自己的工作上和人际关系上都比较重视贡献的管理者，往往都有良好的人际关系，他的工作也因此而富有成效。"医院是一个多系统、多层次的有机整体，它的正常运转依靠各部门的有机结合和协调。医院管理者的责任之一就是在医院内外建立起一个团结协作、互敬互学、保障及时、运转科学的良好的医际关系。把医院各部门和全体职工的积极性充分调动起来，密切配合，团结协作，以患者为中心做好医院各项工作。这种协调除需要合理的规章制度外，还必须协调好医务人员之间和各科室之间的关系，使之相互协调合作，共同提高服务质量。但在实际工作中，由于各自的任务不同，岗位有异，常会出现一些矛盾，妨碍工作的顺利进行。因此，医院管理者一方面应通过医德教育，加强医德医风建设，使医务人员懂得相互支持、亲密合作是高尚医德的体现，应致力于降低内耗，消除彼此间的矛盾和误会，为患者提供优质的服务，提高医疗质量。另一方面要充分认识医院各科室、各类医务人员的工作特点和作用，贯彻执行各项规章制度和医德规范，调整好各类医务人员之间的关系，解决矛盾。通过管理控制，使医院内所有的人员共同为患者服务，在提高医疗质量的总目标上共同协作、团结一致、尽职尽责、科学有序地做好医疗服务工作。

（四）良好医德是执行医院规章制度的保证

医院的有效管理和各项工作的正常运转必须依赖各项规章制度的贯彻、实施及医院医德医风的建设。这两个方面，以不同的方式在医院管理中发挥作用。

1. 良好医德是医务人员贯彻规章制度的内在动力　没有规矩，不成方圆。规章制度是医院工作人员的行为依据，是保证医疗质量、防止医疗差错，使医院工作保持正常运行的重要手段。医务人员良好的医德修养，是一心赴救、认真贯彻执行医院规章的重要保证。医务人员自觉主动执行医院制度，有利于维护规章制度的严肃性和权威性，维护医院正常秩序，保证医疗工作的正常运转和工作的高效率、高质量，防止医疗差错事故的发生，使医院管理走上惯性的、规范化的轨道。

2. 良好医德是执行规章制度和抵制不正之风的有力武器　严格按规章制度办事，是医务人员应尽的义务，是医务人员的内心信念及其带来的自觉行动，有利于抵制各种不正之风。但是，规章制度的严格性不能光靠制度条文规定，还必须依靠医务人员在执行规章制度过程中发挥主动性和创造性，一切从患者利益出发、对患者高度负责，以提高人民的健康水平为最高原则，灵活地、创新地处理一些问题。在特殊的情况下，如急诊时，医务人员若还机械地执行规章制度，就会贻误病情，甚至给患者造成严重的后果。

第二节　医院管理的道德原则与道德要求

德国哲学家康德说："两样东西，我们愈经常愈持久地加以思考，它们就愈使心灵充满始终新鲜，不断增长的景仰和敬畏：在我之上的星空和居我心中的道德法则。"人类与动物的区别不仅仅是直立行走和制造工具，还在于人类有着道德良心，道德无所不在。医院是以医疗工作为中心，以防病治病、保障人民群众健康为目的的社会公益性事业单位。医院各项任务的完成有赖于科学的、和谐的医院管理，而科学的、和谐的医院管理必须以良好的职业道德为基础。医院管理者必须遵循一定的道德原则和道德要求，才能使医院得以生存和发展。

一、医院管理的道德原则

史蒂芬·柯维《高效能人士的七个习惯》中强调：以原则为中心，以品德为基础，进行能达到个人效能和人际效能的“由内而外”的修炼。为了实现医院管理的总体目标，有效地提高医疗质量，医院管理应遵循以下医德原则。

（一）坚持以人为本的原则

以人为本的医院管理，是以信任人、理解人、关心人、培养人为基础，追求人与技术设备的有机结合，培养每个医务人员的责任感、参与意识和服务意识的新型管理思想。以人为本是现代医院管理最基本的道德要求之一，医院对内要为员工负责，对外要对患者负责，一切都以人为中心，调动人的积极性（包括医患双方的积极性），协调人与人之间的各种关系。坚持以人为本的原则，要求医院管理者树立主体人的观念，尊重人才、培育人才，提高人的素质，满足医务人员的需要。

1. 满足医务人员的生存和发展的需要　即改善生活条件、在事业上获得成功、有一个好的工作环境。应及时解决职工的实际困难，让他们全身心地把精力投入到医疗工作中去。

2. 满足医务人员的感情需要和社会需要　根据医务人员的情感和社会需要，从人的全面发展去构建医院，尊重医务人员的人格及其主体意识，创造能发挥积极性、主动性，实现人生价值的环境和氛围，激发和保护医务人员的创造潜能，强化医务人员的主人翁责任感。医院管理者要认真听取并积极采纳医务人员的合理化意见和建议，改进医院管理，促进医院的发展，使每个职工的个性主体意识与医院的发展建设协调一致。

3. 满足患者的需要　医院管理坚持以人为本的原则，也要求医院管理者坚持以患者为中心，改进服务模式，转变服务作风。要改变不方便患者就医的工作程序，修订不符合患者需求的工作制度，采取综合措施，优化服务流程，简化服务环节，改善就诊环境，方便患者就医，缩短患者等候和各项检查预约、报告时间，努力解决患者就医难的问题，为患者提供清洁、温馨、私密性良好的就诊环境和人性化的服务，使“以患者为中心”的服务理念落实到实际的医疗工作中去。

（二）坚持患者利益第一位的原则

医院管理的主体是医务人员，客体是患者，医院的一切工作的基本内容是以患者为中心、为患者服务、方便患者。医者父母心，医院管理道德的原则要求必须把患者的利益放在第一位，坚持一切为了患者、为了一切患者、为了患者的一切。把患者利益放在第一位，就是要以患者为中心、以患者的正当利益为医务工作的出发点。

1. 把患者健康放首位　就是把有利于患者健康放在第一位，并切实为患者谋利益，做到各项工作都着眼于患者的利益。通过高质量的管理工作，使患者在医院得到良好的治疗和热情的服务。

2. 医患双方相互尊重　医患双方应相互尊重对方的人格尊严，建立良好的医患关系。尤其是在诊疗、护理实践中，一方面医务人员要尊重患者的人格尊严及其自主性，如医务人员要尊重患者的意愿，保证患者自主、理性地选择诊疗方案；另一方面患者要尊重医务人员的人格尊严和劳动，对于医务人员的工作，患者及社会各方面要给予理解和支持。

3. 搞好医院“窗口”服务　做好挂号、划价、收款、取药等“第一关”的工作，对“窗口”人员进行经常性的职业道德教育。

4. 维护患者利益　贯彻患者利益第一的原则，也要求医院管理工作要引导医务人员追求高层次的医德标准，以先进的科技和优质服务实现“救死扶伤，防病治病，全心全意为人民服务”的宗旨，使医务人员无论在什么情况下，都要维护患者利益，不以医权谋取私利，把“患者至上”作为自己的道德要求，爱护患者，关心患者，时时为患者着想。在中国抗击新型冠状病毒肺炎疫情最紧要的时刻，正是成千上万的逆行白衣天使们，以高尚的职业道德、大无畏的自我牺牲精神、精湛的医疗技术诠释了医者仁心，用担当和奉献换来了山河无恙、人民安康。

然而，由于种种原因，医患利益也存在着矛盾。特别是在当今还存在卫生投入不足、补偿机制不健全、医疗保障薄弱、卫生服务价格不尽合理的情况下，医患利益冲突时有发生。因此，在医院管理过程中，应该兼顾医务人员与患者双方的利益，既不能忽视医务人员的利益，挫伤医务人员的工作积极性和创造性，更不能忽视患者的利益，损害患者的身心健康。医院应该时时处处把患者的利益放在第一位，把患者和社会利益作为医院各项工作的出发点和归宿，当两者的利益发生冲突时，必须坚持患者利益优先的原则。

（三）坚持医疗质量第一的原则

医疗质量关系到患者的生命安全和身心健康，是检验和衡量医院医疗工作的根本标准，更是维系医患关系、医院生命的关键所在。不断提高医疗服务质量，是医院管理的永恒主题，也是医院管理所追求的道德目标。医疗质量具有时间性、安全性和效应性三个特点，要求医务人员在诊疗过程中，尽可能做到缩短疗程、缩小损耗、提高疗效，这是提高医疗质量的主要内容。它强调患者的满意度、医疗工作的效率、医疗技术、经济效益以及医疗的连续性和系统性等。医院管理要坚持以医疗质量为核心，建立健全关系到医疗质量和医疗安全的管理制度，如首诊负责制度、三级医师查房制度、疑难病例讨论制度、会诊制度、危重患者抢救制度、术前讨论制度、病历书写基本规范与管理制度等。同时，还必须建立和完善医疗质量、安全的控制体系，监督医务人员遵循医疗管理规章制度、执行操作规程和技术规范。加强对医务人员的医德教育，强化责任意识，实现医德建设与制度管理的有机融合，使医务人员以精湛的医术和高尚的医德为患者服务，严防医疗事故，保障医疗安全，提高医疗服务的安全性和有效性。确保医院完成以患者为中心、防病治病、一切为了人民健康的光荣使命，勇于赶超世界先进医疗水平。

（四）坚持社会效益首位的原则

道德随着经济关系的变化而发展变化。市场经济的发展促进了道德的进步，与社会主义市场经济相适应的新道德观念如自主意识、竞争意识、效率意识、民主法制意识和开拓创新意识等逐步主导社会生活，人们的道德价值取向发生了深刻的变革。当然，肯定追求物质利益是人的正当权利，但这并不等于肯定一切对物质利益的追求都是正当的，而是应该依法经营、守法致富。

医院是具有一定公益性福利性的事业单位，是以治病救人、保证人民健康为己任的服务机构。医院的社会效益，主要通过不断提高医疗质量和服务水平、满足社会对医疗卫生保健日益提高的需求、维护人民的身心健康去实现。在医院管理中，必须正确处理经济收益和社会效益的关系，把社会效益放在第一位，防止片面追求经济效益、忽视社会效益现象的出现。坚持社会效益和经济效益相统一，这是由两个效益的辩证关系和我国的医疗卫生事业的社会主义性质决定的。把两者结合起来，促进卫生事业的健康发展，符合社会主义医德要求。

1. 医院经济收益的出发点和落脚点是社会效益　提高经济收益不是以营利为目的，不是以损害患者利益为基础，而是在维护患者切身利益的前提下，在提高医疗质量的基础上，提高经济收益。其目的是为了促进医院、科室的自身建设和发展，提高、激发医务人员的工作积极性和创新精神，最终还是为了增进人民的身心健康。

2. 社会效益的提高必然会带来经济收益的提高　当一个医院依靠优质服务，具有很好的社会效益时，它必然能赢得患者的信任，并带来良好的经济收益。医疗卫生事业的发展，离不开一定的物质条件和经营管理，忽视经济收益，医院就无法生存和发展，实现社会效益的良好愿望也无从谈起。但讲求经济效益不能以加重患者的经济负担为条件，更不能只顾及一时之利，用乱收费、大检查、大处方等一时的经济效益或一时的增长去损害长远发展。如果片面强调经济收益而不顾社会效益，必然会出现违背服务宗旨和患者利益而造成急功近利的短期行为，这是与社会主义性质和卫生事业性质背道而驰的。

可见，医院的经济收益和社会效益并不是对立的，而是相互联系、辩证统一的。追求医院效益，首先要考虑社会效益。明确把社会效益第一、社会价值优先的经营理念体现到医院，落实到管理的章程和各项规章制度中去。当经济效益与社会效益发生矛盾时，应以社会效益为前提，决不能以损害社会效益来谋求经济效益。只有树立良好的医院管理道德理念，正确处理社会效益与经济效益的关系，把社会效益作为追求的目标，以保证人民的健康，促进社会的稳定，在坚持社会效益的前提下提高经济效益，这才符合医院管理的道德要求。

（五）坚持依法行医的原则

法治和德治都是一种行为规范。其不同点主要表现在：法治是一种强制性的行为规范，德治是一种自律性的行为规范。"法治"是约束，"德治"是倡导。道德优良利守法，法律严肃利德行。"德治"与"法治"犹如鸟之两翼，车之两轮，相辅而行。在一个社会里，坚持自律（德治）与他律（法治）的统一，也就是做到建立健全有关法律法规和制度，把公民道德融于科学有效的社会管理之中，逐步完善道德教育和社会管理建设自律与加强法制建设他律相互补充、促进的运行机制；综合运用教育、法律、行政、舆论等手段，更有效地引导人们的思想，规范人们的行为。

一个先进的制度可以使人的不文明念头受到抑制，促进社会发展。而落后的制度则会让人四处碰壁，阻碍社会进步。习近平总书记在党的十九届四中全会的报告中指出，制度优势是一个国家最大的优势，制度竞争是国家之间最根本的竞争。制度稳则国家稳，制度新则国家新，制度强则国家强。大国由大到强，保持制度的稳定尤为重要。

加强医院管理道德靠教育，也要靠制度，两者一柔一刚，同向发力、同时发力。贯彻执行医院各项规章制度和卫生法律法规是加强医院管理的重要保障，而为了规范医院和医务人员的行为准则，医疗卫生系统已建立了等级医疗评审制度、医疗质量评估制度、医德医风考评和各类医务人员评比奖惩制度。这些制度对医疗卫生系统改革和医院建设起到促进作用。但是，随着社会主义市场经济体制的建立，这些制度需要不断完善，并形成强有力的内外约束监督机制，保证它们的贯彻落实。同时，医院管理还要依法办事。目前，全国已制定的卫生法律法规有《食品安全法》《药品管理法》《传染病防治法》《母婴保健法》《国境卫生检疫法》《红十字会法》以及《侵权责任法》《医政管理法》《医师法》《护士管理条例》等。这些法律法规都是根据国家宪法制定的，医院管理必须坚决依法办事、依法管理。

二、医院管理者的道德要求

医院管理者，是指在医院、部门、科室担任领导职责的管理人员。这些管理人员担负着贯彻执行医院工作条例、规章制度和法律法规，组织全体医务人员，不断提高医疗技术水平和服务质量，满足人民群众的医疗保健需要服务的重任，在以医德调整医院与国家、患者及医院各部门的关系中，起着倡导和引导的作用。医院管理者的道德水平如何，集中反映着医院管理的水平，反映着医院的道德面貌和精神文明状况，关系到医院的医德医风建设和医疗服务质量。因此，医院管理人员的道德，在医德中有着突出的地位和重要作用，他们在履行自己的职责时，形成了有别于一般医务人员的行为规范，主要有以下几个方面。

（一）管理科学，忠于职守

医院管理人员必须以马列主义、毛泽东思想、邓小平理论、"三个代表"重要思想、科学发展观以及习近平新时代中国特色社会主义思想武装自己的头脑，坚持辩证唯物主义和历史唯物主义的世界观、方法论，坚持医院的社会主义方向。这是医院管理的根本任务，也是医院管理人员最基本的道德责任。作为医院管理人员，必须掌握为人民服务的本领，有真才实学，懂领导科学和现代管理科学，有科学的工作方法和开拓进取的精神，成为医院管理的行家里手，以适应现代医学的发展和人民健康的需要。一方面，由于医学科学迅速发展，涌现了一系列新理论、新技术、新手段，新的医学模式的出现和发展，使医学为人类服务的领域更宽，服务的质量更高，服务的形式更加多样，这在客观上就要求每个管理者必须钻研医学技术和管理知识，精益求精，努力掌握现代医学科学知识和管理方法。另一方面，为了保障人民的身心健康，管理者必须具有广博的知识，特别是现代管理本领。否则，虽有良好的愿望，强烈的事业心，但缺乏管理本领，是难以胜任管理工作的。

医院管理工作任务重、牵涉面广、人员众多，直接关系到患者的治疗康复，关系到全院医务人员的切身利益。因此，要求医院管理者要以身作则，不畏艰难，敢于担当，忠于职守。以鲁迅的孺子牛精神，一丝不苟，不遗余力地为人民服务。一方面要模范执行党和国家的方针、政策、法令，做遵纪守法的表率；另一方面要把党和国家的方针、政策、法令贯彻到医院各项工作中去，为全院群众所掌握，化为全体人员的实际行动。无论何时何地都要以事业为重，像白求恩那样，具有毫不利己、专门利人的精神，做到对工作的高度负责，对人民的满腔热忱；善于团结，把方便让给别人，把困难留给自己；处理科室、单位之间的关系要顾全大局、善识大体、相互支持、协调工作；要敢负责任、修正错误、讲求效率；对患者要想患者所想，急患者所急。

（二）改革创新，勇攀高峰

习近平总书记在党的十九次全国代表大会上的工作报告中指出，创新是引领发展的第一动力，是建设现代化经济体系的战略支撑。医院管理人员要坚持解放思想、实事求是的原则，不断总结医院管理工作的经验教训，结合具体的实际，积极稳妥地、有计划有步骤地推进医院的改革创新。推动高质量发展，满足人民日益增长的美好生活需要。医疗改革要从尊重知识、尊重人才出发，充分调动全院医务人员的积极性和创造性，为救死扶伤、防病治病和人民群众的身心健康服务，为推进医院的不断改革创新培养人才。只有建构创新体制，才能为创新人才的培养提供强大的体制机制保障和动力支撑。只有具备了创新素质，才能进行创新行为。"中国肝胆外科之父"、中国科学院院士、国家最高科学技术奖获得者吴孟超说："有传承创新，疾病预防治疗、医学科技发展才会不断攀登新高峰。"

（三）任人唯贤，办事公正

要办好医院，必须爱惜和正确地使用人才。因此，尊重知识，爱惜和正确地使用人才，是医院管理人员应有的品德。

1. 坚持选贤任能　医院管理人员在选拔、使用、提升医务人员时，要坚持任人唯贤、德才兼备的标准，做到知人善任、不拘一格选人才、人尽其才、才尽其用，不能求全责备，更不能嫉贤妒能。

2. 提高业务水平　医院管理人员要注意培养和提高医院各类医务人员的业务水平，使每个医务人员都能发挥自己的聪明才智，在各自岗位上为医院工作做出贡献。

3. 实行奖罚分明　医院管理人员要做到奖罚分明，对医德优秀、工作成绩突出的医务人员要表彰和晋升，对工作不称职者也要有批评和惩罚。

4. 做到办事公道　医院管理人员如何正确地行使手中的权力关系重大。因此，办事公道是医院管理人员应遵循的道德要求，是业务管理道德的基本点。医疗卫生工作中的公正问题一直是一个备受关注的问题，既有卫生政策制定和执行的公正，又有卫生资源分配中的公正，还有医院管理中的公正等。医院管理人员的公正品质对全院医务人员影响是非常关键的。医院管理人员能做到公正，不以权谋私，医务人员也能做到廉洁行医，不以医谋私。医院管理人员本身做到公正，才能公正履职。

因此，医院管理人员要加强自身道德修养，克己奉公，做出表率，以自己的模范行动影响医务人员。同时，医院管理人员在管理工作中要敢抓敢管，赏罚分明。否则，容易引起医务人员的反感，使医院失去应有的凝聚力。

（四）和谐统一，群策群力

和谐统一，就是管理者和被管理者之间的和谐一致。和谐统一是管理者的和谐心态，是管理者以和谐的管理理念、管理决策使被管理者的人和事对称，使人尽其才，物尽其用，达到管理者与被管理者同频共振、同向聚合的效果，实现管理者与被管理者思想、意识、行为等方面的协同统一。人是社会化的动物，人的事业也就是社会化的事业，成功和失败都是放在社会关系的环境之中来衡量的。良好的社会关系可以使个人在温馨怡人的环境中愉快地学习、生活和工作。因此，处理好自己与其他社会元素的社会关系便成了成功的基础和前提。健康和谐的人际关系应是相互尊重，相互关心，相互坦诚，相互容纳，以及相互有所期待。当人际关系不和谐时，就会产生孤独、苦闷、憎恶、怀疑、恐惧、怨恨等心理体验。管理人员生活在紧张的竞争氛围中，生活在不良的环境里，应首先学会自我超越，保持和谐的心态，使自己轻松愉快地管理。

和谐统一地管理医院，不仅是社会主义医院性质所决定的，也是医院管理人员道德修养的重要内容。目前，医院改革中公立医院实行党委领导下的院长负责制，要正确处理好以下三方面的关系。

1. 处理好与党委的关系　医院管理人员要贯彻落实党的路线、方针、政策，贯彻落实党的卫生与健康工作方针，接受党组织的监督，做到大事集体讨论，互相通气，以便统一认识，同心协力做好工作，充分发挥基层医院党委、党支部的保证监督作用。

2. 健全民主管理制度　充分发挥工会组织和职工代表大会在审议医院重大决策时的作用，履行监督行政领导和维护医务人员合法权益的职责。

3. 坚持“从群众中来，到群众中去，集中起来，坚持下去”的群众路线　医院管理人员要善于听取和集中群众意见，发现新事物，扶持新事物；要善于通过计划、指挥、组织等协调活动，把全院医务人员的积极性调动起来，团结一致，共同为实现医院管理的目标和任务而努力。

（五）勤政廉洁，遵纪守法

勤政廉洁是业务管理道德的立足点。医院管理者只有为人民服务的义务，没有搞特殊化的权利，任何时候、任何情况下都不能把个人利益置于国家和人民的利益之上。要带头贯彻执行社会主义医疗卫生工作的方针、政策，带头遵守医院的各项规章制度，全心全意办好社会主义医院。在运用手中权力处理问题时必须作风正派、公正无私，在处理个人与医院、患者、社会关系时，必须以患者利益、人民利益为重。即使在为人民的健康事业做出贡献时，也不是为了追求或换取个人的私利，应当自始至终坚持为人民利益而努力奋斗。管理人员只有廉洁奉公、一尘不染，不以权谋私，要求别人做的，自己首先做好，要求别人不做的，自己坚决不做。这样才能取信于民，才有说服力。同时，督促、检查医务人员执行医院各项规章制度，对于遵守和执行得好的医务人员要给予表扬和奖励，对于违反纪律和法律、违反医院规章制度的医务人员，应坚持原则，根据其性质及情节轻重，给予批评或适当的处分和惩罚。

（六）防治结合，履行责任

医院是治疗疾病的重要场所，也是有毒有害和传染性的污水污物比较集中处，如处理稍有不慎，它又将成为一个疾病的感染源，影响社会人群的安全。因此，医院管理人员应从医德的高度出发，妥善处理医院排出的各种污物，积极做好污水、污物处理的各项设备建设，防止环境污染，以免危害社会人群的健康。

预防为主是控制和消灭可能致病的因素，减少疾病，提高健康水平，提高生命质量和生活质量，是最人道、最经济的维护健康的措施，也最符合广大人民群众的愿望，它与医学的目的是一致的。医院管理者必须充分认识预防工作的重要性和发展趋势。

1. 预防为主　在思想上牢固树立预防为主的观念，克服“重治轻防”的思想。

2. 重在落实　把预防为主落实到医院管理的各项工作中去，并保证预防经费的投入，制定预防和控制疾病的规划等。

3. 防治结合　做好三级预防工作，加强医院的预防管理，预防医疗事故，预防院内感染。对于疾病争取做到早发现、早治疗，尽量避免后遗症、并发症，把防和治两者有机结合起来。

此外，医院管理人员不仅要重视院内各项工作任务的完成，而且应当履行医院所承担的社会道德责任。如在完成治疗任务的同时，给予患者有关健康保健或预防疾病复发的康复指导、积极组织医务人员完成社会的救护和急救任务等，最大限度地利用和发挥现有卫生资源的作用，更好地为健康中国建设服务。

第十五章

卫生改革与发展的伦理道德

导学

1. 掌握我国医疗改革与发展沿革；公共卫生服务体系改革的伦理。
2. 熟悉医药体制改革的伦理；民生健康利益平衡与协调的伦理。
3. 了解医疗服务体系改革与发展的成果；中医药服务体系改革的伦理。

第一节　医疗卫生改革与发展沿革

中华人民共和国成立以来，医药卫生体制改革作为维护人民群众健康福祉的重大民生工程、民心工程，得到党中央、国务院高度重视，社会各界广泛关注，也取得巨大成就。

一、中华人民共和国建国初期医疗卫生改革的伦理背景

中华人民共和国建国初期，最基本的医疗卫生体系极为薄弱，社会公众的健康缺乏保障，婴儿死亡率接近200‰，孕妇死亡率高达为15‰，人均预期寿命也只有35岁。为了解决人民群众基本健康问题，国家组织开展了规模庞大的卫生运动，主要任务是建立公共卫生服务体系，发展壮大城乡基层医疗卫生服务组织，向人民群众提供传染病防治、妇幼保健为主的基本医疗卫生服务。1950年第一届全国卫生会议提出了“面向工农兵、预防为主、团结中西医”的卫生工作方针，1951年卫生部颁布了《农村卫生基层组织工作具体实施办法(草案)》，围绕国民的健康保障，确定了建国初期的基本医疗卫生服务内容：以预防为主、注重改善环境卫生、致力于解决安全饮水、粪便处理问题，为妇女儿童提供基本保健服务，开展群体健康教育、实行广泛的社会动员、鼓励公私机构合作、收集和利用卫生信息、开展初级卫生人员训练等。政府对医疗服务、医疗保障、食品药品、卫生防疫、卫生监督等实行统一管理，对承担预防保健任务的卫生机构实行全额拨款，旨在尽可能地保障人民群众的健康利益。1952年第二届全国卫生会议中又增加了“卫生工作与群众运动相结合”的原则。

中华人民共和国成立至20世纪70年代，我国在医疗卫生领域的改革取得巨大的成就。1949—1978年，全国卫生机构由3 670个增加到169 732个，医院床位由8.46万张增加到204万张，医务人员由51万人增加到310万人，人均寿命由35岁增加到68岁，孕产妇死亡率由1 500/10万下降到106.4/10万，婴儿死亡率由200‰下降到35‰。公共卫生运动的广泛开展和赤脚医生制度，在一定程度上弥补了卫生资源短缺和医疗技术落后的不足。在城市建立了公费医疗制度、劳动保险的医疗保障体制，在农村建立了合作医疗制度。多方面的成果让

我国医疗卫生工作发生翻天覆地的大变革，成为发展中国家的典范。

二、中华人民共和国改革开放初期医疗卫生改革的伦理背景

党的十一届三中全会以来，提出了“按经济规律办事，重视价值规律的作用”“计划与市场内在统一”的观点，实行“社会主义市场经济”。在此背景下，1979 年卫生部、财政部、劳动行政部门联合发布了《关于加强医院经济管理试点工作的通知》，1981 年卫生部发布了《医院经济管理暂行办法》，鼓励医疗机构实行经济管理和经济核算。1985 年为我国医疗卫生改革元年，国务院批转了卫生部《关于卫生工作改革若干政策问题的报告》，国家正式启动医疗卫生体制改革，提出“放宽政策，放权让利，扩大医院自主权，鼓励医院创收和自我发展，鼓励多渠道办医，开阔发展卫生事业的路子，把卫生工作搞好”。国务院 1989 年《关于扩大医疗卫生服务有关问题的意见》和 1992 年《关于深化卫生医疗体制改革的几点意见》，中心思想就是“实行放权、让利、搞活”；形成了“建设靠国家，吃饭靠自己”“以工助医”“以副补主”的自主管理思想，其核心问题就是“不给资金给政策”。成绩是“医院活力增强，经济效益提高”，解决问题是“大处方、滥检查、乱收费”。2000 年国务院颁布《关于城镇医疗卫生体制改革的指导意见》，一是政府要“大踏步”后退，只举办部分公立医院，其他的走向市场。二是要减轻政府负担，减少政府卫生财政投入，公立医院可以承包、租赁、拍卖；可以按市场化运作模式，自主经营、自负盈亏。三是政府对医疗机构要少干预、不干预。

市场化改革的结果是：“医疗条件迅速改善，医疗水平进步显著，卫生资源总量大幅度提高”。但市场化改革也有一些不良后果：“政府投入减少，医院逐利性强化，公益性逐步减弱，人文精神沦落，药价虚高、过度诊疗、药物滥用现象严重，医院看病贵、看病难现象成为社会热议的问题”。

2005—2009 年进入医疗改革政策反思阶段，是将医改推向“政府主导”还是“市场主导”的酝酿期。2009 年国务院正式出台《关于深化医药卫生体制改革的意见》，总体思路是：紧紧围绕建立基本医疗卫生制度，实现人人享有基本医疗卫生服务的宏伟战略目标，突出公益性质，坚持公平效率统一，强化政府在基本医疗卫生制度中的责任，不断增加政府投入，充分发挥全社会力量，努力推进公共卫生、医疗服务、医疗保障和基本药物保障体系建设，为群众提供安全、有效、方便、价廉的基本医疗卫生服务。其最大亮点是：强化政府责任，公立医院回归公益性。

三、中华人民共和国快速发展时期医疗卫生改革的伦理背景

2009 年新一轮医改启动以来，国家坚持把基本医疗卫生制度作为公共产品向全民提供的基本理念，坚持“保基本、强基层、建机制”的基本原则，为保障民生大众的健康利益，出台了 53 个重大政策文件，涵盖公立医院改革、全民医保体系建设、药品供应保障等多个方面，基本建立了较为完善的制度框架。为了确保新医改给人民群众带来实实在在的获得感，各级财政不断加大医改支持力度。2009—2014 年，全国财政医疗卫生累计支出 4 万亿元，其中中央财政支出累计 1.2 万亿元，有力支持了医改各项重点工作。

2009 年至今为新医改阶段，国务院下发《2009—2011 年深化医药卫生体制改革实施方案》，投入医改资金 8 500 亿元，启动新医改方案，2017 年下发《“十三五”深化医药卫生体制改革规划》《关于全面推开公立医院综合改革工作的通知》，进一步推动新医改方案，着力抓好五

项重点改革，一是加快推进基本医疗保障制度建设；二是初步建立国家基本药物制度；三是健全基层医疗卫生服务体系；四是促进基本公共卫生服务逐步均等化；五是推进公立医院改革。重点提出了实现“人人享有基本医疗卫生服务”的“四梁八柱”，即基本医疗卫生制度的基础构架包括公共卫生、医疗服务、医疗保障和药品保障供应四大体系建设，从管理、监管、运行、投入、信息、法制、价格、科技人才等八个方面予以体制支撑。

党的十九大为新医改指明了方向：实施健康中国战略，深化医药卫生体制改革。加强社会保障体系建设，全面实施全民参保计划。完善城镇职工基本养老保险和城乡居民基本养老保险制度，尽快实现养老保险全国统筹；完善失业、工伤保险制度，建立全国统一的社会保险公共服务平台。统筹城乡社会救助体系，完善最低生活保障制度。坚持男女平等基本国策，保障妇女儿童合法权益。完善社会救助、社会福利、慈善事业、优抚安置等制度，健全农村留守儿童和妇女、老年人关爱服务体系。发展残疾人事业，加强残疾康复服务。极力完善国民健康政策，为人民群众提供全方位全周期健康服务。

2016 年 8 月全国首次卫生与健康大会召开，习近平总书记对健康高瞻远瞩的科学定位是：没有全民健康，就没有全面小康。要求把人民健康放在优先发展的战略地位，以普及健康生活、优化健康服务、完善健康保障、建设健康环境、发展健康产业为重点，加快推进健康中国建设，努力全方位、全周期保障人民健康，为实现“两个一百年”奋斗目标、为实现中华民族伟大复兴的中国梦打下坚实健康基础。为了发展医疗卫生与健康事业，保障公民享有基本医疗卫生服务，提高公民健康水平，推进健康中国建设，国家于 2020 年 6 月 1 日正式实施《中华人民共和国基本医疗卫生与健康促进法》。

同时，习近平总书记在卫生与健康大会上强调振兴中医药时指出：要着力推动中医药振兴发展，坚持中西医并重，推动中医药和西医药相互补充、协调发展，努力实现中医药健康养生文化的创造性转化、创新性发展。习近平总书记这一重要论述是对中医药发展思路的新定位、新认识，为中医药事业的发展确立了新坐标、指明了新方向。按照“创造性转化、创新性发展”的工作思路，以健康产业为核心内容，科学规划发展目标，统筹优质中医药资源，扶持重点项目建设，深入推进中医药医养融合，带动中药材种植、生产以及中医医疗、康养等上下游产业协同发展，形成全产业链整体推进的科学发展新模式。

第二节　医药体制改革的伦理

一、全民医疗保障制度的伦理道德

以基本医疗保障为主体的多层次医疗保障体系改革，是国家全民保障能力和全民健康管理能力的具体体现。一是推进基本医保扩面、提标。通过深化扩面、提标，使 14 亿人民获得相应的职工医保、城镇居民医保、新型农村合作医疗，覆盖 95%以上民众，独创了世界奇迹。为全民保障能力持续永久，筹资和保障水平大幅提升，城乡居民基本医保财政补助标准由 2008 年人均 80 元提高到 2019 年的 740 元。职工医保、城镇居民医保和新农合政策范围内住院费用支付比例分别达到 80%、70%和 75%。二是逐步建立重特大疾病保障机制。全面实施城乡居民大病保险，患者经基本医保支付后需个人负担的合规医疗费用实际支付比例低于 30%；建立疾病应急救助制度，救助身份不明或无支付能力的急重症患者；进一步完善医疗救助制度，全面开展重特大疾病医疗救助；普遍实施职工大额医疗费用补助等职工补充保险。三是改革便民支付方式。各地普遍开展按病种付费、按人头付费等多种付费方式改革，即 DRG 付费，DRG 是指疾病诊断相关分组(diagnosis related groups，DRG)；加强基金预算管理，有效发挥控费作用。四是稳步提升管理服务水平。积极推进基本医保城乡统筹，城镇居民医保基本实现市级统筹。国家支持商业健康保险加快发展，努力满足群众多样化、多层次的健康保障需求。2016 年，国务院印发《关于整合城乡居民基本医疗保险制度的意见》(国发〔2016〕3 号)，整合城镇居民基本医疗保险(以下简称城镇居民医保)和新型农村合作医疗(以下简称新农合)两项制度，建立统一的城乡居民基本医疗保险制度。2019 年底，全国各省、自治区、直辖市和新疆生产建设兵团全面整合了新农合和城镇居民医保两项制度，建立起统一的城乡居民医保制度。

二、建立基本药物制度的伦理道德

完善国家基本药物目录，坚持中西药并重，进一步优化目录结构，规范剂型规格。2018 年国家基本药物共计 685 种，比 2009 年增加 69%。基本药物制度，撬动了基层医疗卫生机构管理、人事、分配、补偿等综合改革，基本建立了公益性的管理体制、竞争性的用人机制、激励性的分配机制和长效性的补偿机制，医务人员积极性进一步提高。

建立基本药物制度一是旨在提高基本药物的可获得性。常见病、多发病和危害公众健康的主要疾病与基本药物的研制、生产与供应各环节息息相关，只有严格把控药品从生产到临床使用的安全、及时和便利，才能使公众能够多渠道、快速获得基本药物，并获得准确、可靠的药品信息。二是旨在保证基本药物的可负担性，而建立基本药物价格管理体系、完善基本药物招标采购配送方式是保证基本药物价格合理性和经济可负担性的关键点。

三、公共卫生服务均等化的伦理道德

调整基本公共卫生服务政府补助标准。全国城乡居民基本公共卫生服务政府补助标准从 2009 年人均 15 元提高到 2019 年人均 69 元、2021 年人均 79 元。基本公共卫生服务由原来主要由基层医疗卫生机构为承担主体逐步拓展到各级医疗卫生服务机构，自 2009 年国家启动新医改以来，我国确定的第一批基本公共卫生服务项目就有 12 项，包括建立居民健康档案、健康教育、预防接种、儿童健康管理、孕产妇健康管理、老年人健康管理、慢性病患者健康管理(高血压、2 型糖尿病)、严重精神障碍患者管理、结核病患者健康管理、中医药健康管理、传染病和突发公共卫生事件报告和处理、卫生计生监督协管。随着人民对健康的需求与日俱增，新纳入基本公共卫生服务项目又增加了 20 项，包括地方病防治、职业病防治、重大疾病与健康危害因素监测、人禽流感防控项目、SARS 防控项目、鼠疫防治项目、国家卫生应急队伍运维保障、农村妇女“两癌”检查项目、基本避孕服务项目、贫困地区儿童营养改善项目、贫困地区新生儿疾病筛查项目、叶酸预防神经管缺陷项目、国家免费孕前优生健康检查项目、地中海贫血防控项目、食品安全标准跟踪评价项目、健康素养促进项目、国家随机监督抽查项目、老年健康与医养结合服务、人口监测项目、卫生健康项目监督管理，基本覆盖了居民生命全过程。以乡(镇)为单位，适龄儿童免疫规划疫苗接种率保持在 90%以上。高血压、糖尿病患者规范化管理率在稳步提高，在册严重精神障碍患者规范化管理率达到 73%以上。实施七大类重大公共卫生服务项目，对贫困白内障患者、老年人等人群的重大疾病进行免费干预治疗或给予补助，农村孕产妇住院分娩率达到 99%，免费提供预防艾滋病、梅毒和乙型肝炎母婴传播综合干预服务。

实行基本公共卫生服务均等化，旨在向广大人民群众提供基本健康所需、技术适宜、成本低廉、效果优良的服务，是一种政府主导、全资提供、效益持久的服务，具有纯公益产品的特性。基本公共卫生服务是一个包括"疾病预防控制、健康教育、妇幼保健、精神卫生、应急救治、卫生监督、计划生育"在内的集群服务包。

四、公立医院改革的伦理道德

国务院办公厅先后印发《关于全面推开县级公立医院综合改革的实施意见》（国办发〔2015〕33 号）、《关于城市公立医院综合改革的指导意见》（国办发〔2015〕38 号）和《关于建立现代医院管理制度的指导意见》（国办发〔2017〕67 号）等政策文件，明确公立医院综合改革的原则、目标、路径和重点任务，公立医院改革的顶层设计基本完成。各地深入贯彻落实推进公立医院综合改革的政策要求，截至 2017 年 9 月，全国所有公立医院全部取消药品加成，并以此为切入点开展综合改革，强化政府责任，调整医疗服务价格，着力构建公立医院新的补偿机制。强化医疗、医保、医药"三医联动"，深化编制、人事、薪酬分配制度等改革。

2017 年 12 月，人力资源和社会保障部、财政部、卫生部、中医药管理局印发的《关于扩大公立医院薪酬制度改革试点的通知》实施以来，县级公立医院改革全面推开，公立医院改革试点基本覆盖全国。此次改革紧紧围绕破除以药补医、创新体制机制、调动医务人员积极性三个关键环节，落实政府责任，着力建立维护公益性、调动积极性、保障可持续的公立医院运行新机制。县级公立医院的医疗服务价格进一步理顺，医院收支结构得到优化。试点城市三级公立医院次均诊疗费用和人均住院费用增长得到初步控制。此外，积极促进健康服务业和社会办医发展，优先支持举办非营利性医疗机构，鼓励社会力量投向资源稀缺及满足多元需求服务领域。

2018 年 3 月，中共中央办公厅印发《关于加强公立医院党的建设工作的意见》，切实加强党对公立医院的领导，健全现代医院管理制度，推动实施健康中国战略。公立医院实行党委领导下的院长负责制，党委等院级党组织发挥把方向、管大局、做决策、促改革、保落实的领导作用，院长在医院党委领导下，全面负责医院医疗、教学、科研、行政管理工作。

但是，公立医院改革有待于继续深入，人事管理、员工薪酬、分配制度仍然是公立医院改革推进的瓶颈，"两个允许"（允许医疗卫生机构突破现行事业单位工资调控水平，允许医疗服务收入扣除成本并按规定提取各项基金后主要用于人员奖励）的医院自主管理政策仍然没有完全得到真正落地，这是直接影响公立医院改革的关键所在。

五、推进分级诊疗制度建设的伦理道德

根据国务院办公厅《关于推进医疗联合体建设和发展的指导意见》（国办发〔2017〕32 号）规定：各地要根据本地区分级诊疗制度建设的实际情况，因地制宜、分类指导，充分考虑医疗机构地域分布、功能定位、服务能力、业务关系、合作意愿等因素，充分发挥中央、地方、军队、社会各类医疗资源作用，尊重基层首创精神，探索分区域、分层次组建多种形式的医联体，推动优质医疗资源向基层和边远贫困地区流动。根据社会办医疗机构意愿，可将其纳入医联体。国家以提高基层医疗服务能力为重点，以常见病、多发病、慢性病分级诊疗为突破口，以医联体、医共体、医疗联盟等形式为切入点，鼓励优质医师到基层、边远和医疗资源稀缺的地区多点执业，逐步引导优质医疗资源下沉，用三级医疗技术惠及基层广大民众。目前全国已有 1 644 家三级医

院与 3 849 家县级医院建立对口支援关系，2 000 多家医疗机构开展远程医疗，近 17 万名城市医院医生到县乡医疗机构执业。

第三节　医疗服务体系改革与发展的成果

我国医疗服务体系所走过的 70 年历程，是通过深化中医药与西医药两大服务体系改革同肩并举发展起来的，其辉煌成就主要表现为医疗卫生资源总量继续增加，服务能力明显提高，改革红利进一步释放，人民群众健康水平显著提高，增加了一些基本公共卫生服务项目名称。截至 2018 年底，全国(医疗)卫生机构由 1949 年的 3 670 个增加到 997 434 个，医院床位由 8.46 万张增加到 652 万张，医务人员(卫生人员数)由 51 万人增加到 1 230 万人；根据《国家卫生健康委员会：2019 年我国卫生健康事业发展统计公报》公布，我国居民人均预期寿命达到 77.3 岁；孕产妇死亡率由 2008 年的 34.2/10 万下降至 2018 年的 18.3/10 万，婴儿死亡率由 2008 年的 14.9‰下降至 2018 年的 6.1‰，优于中高收入国家平均水平，提前达到联合国千年发展目标。同时，居民个人卫生支出占卫生总费用比重持续下降，由 2010 年的 35.29%下降到 2018 年的 28.8%。国家统计局社情民意调查中心调查结果显示：超过 80%的受访者认为，医务人员服务态度变好、就医环境改善、医药费用报销更方便，人民群众对医改进展和初步成效的满意度超过 75%。但是，随着深化医改进入深水区和攻坚期，体制、机制矛盾更加突出，一些新情况、新问题、新挑战不断涌现。

卫生改革与民生健康利益总是息息相关的，主要体现在卫生改革政策、卫生发展规划制定的伦理道德。需要重点解决的问题、需要聚焦化解的矛盾，就是看卫生改革政策、卫生发展规划是否给人民群众真正带来健康利益获得感，是否真正为人民群众谋取健康幸福，是否真正解决人民群众长期反映的“看病难，看病贵”的社会问题。针对新时代的主要社会矛盾：“人民日益增长的美好生活需要和不平衡不充分的发展之间的矛盾”，党中央和政府提出了新时代的卫生工作方针，“以基层为重点，以改革创新为动力，预防为主，中西医并重，将健康融入所有政策，人民共建共享”。健康中国 2030 战略目标确定：到 2020 年，建立覆盖城乡居民的中国特色基本医疗卫生制度，健康素养水平持续提高，健康服务体系完善高效，人人享有基本医疗卫生服务和基本体育健身服务，基本形成内涵丰富、结构合理的健康产业体系，主要健康指标居于中高收入国家前列。到 2030 年，促进全民健康的制度体系更加完善，健康领域发展更加协调，健康生活方式得到普及，健康服务质量和健康保障水平不断提高，健康产业繁荣发展，基本实现健康公平，主要健康指标进入高收入国家行列。到 2050 年，建成与社会主义现代化国家相适应的健康国家。

尽管卫生改革与发展经历了从“人人享有初级卫生保健”到“人人享有基本医疗卫生服务”目标的质量飞跃，但仍需全社会不懈努力、持之以恒地始终坚持“人人公平享有基本医疗卫生服务”的价值导向，按照习近平总书记对健康的精准定位，在经济发展的基础上，将健康融入所有政策，更加注重社会建设，着力保障和改善民生，推进社会体制改革，扩大公共服务，完善社会管理，促进社会公平正义，努力使全体人民获得学有所教、劳有所得、病有所医、老有所养、住有所居的利益目标。实现民生健康利益融入社会利益的一个重要组成部分，是广大人民群众最根本的切身利益。

第四节 中医药服务体系改革的伦理

中医药服务体系改革的伦理道德是卫生改革伦理道德不可分割的组成部分。中医药与西医药服务体系改革的伦理道德是同步进行的两大服务体系，我国以中医药和西医药两大服务体系改革的伦理道德为基础，进行现阶段医疗服务体系改革，并取得可喜成就。

一、中医药发展简史

2016年国务院发表了《中国的中医药》白皮书，简述了中医药历史发展脉络：在远古时代，中华民族的祖先发现了一些动植物可以解除病痛，积累了一些用药知识。夏代（约公元前2070—公元前1600）酒液和商代（公元前1600—公元前1046）汤液的发明，为提高用药效果提供了帮助。进入西周时期（公元前1046—公元前771），开始有了食医、疾医、疡医、兽医的分工。春秋战国（公元前770—公元前221）时期，扁鹊总结前人经验，提出“望、闻、问、切”四诊合参的方法，奠定了中医临床诊断和治疗的基础。秦汉时期（公元前221—220）的中医典籍《黄帝内经》，系统论述了人的生理、病理、疾病以及“治未病”和疾病治疗的原则及方法，确立了中医学的思维模式，标志着从单纯的临床经验积累发展到了系统理论总结阶段，形成了中医药理论体系框架。东汉时期，张仲景的《伤寒论》，提出了外感热病（包括温疫等传染病）的诊治原则和方法，论述了内伤杂病的病因、病证、诊法、治疗、预防等辨证规律和原则，确立了辨证论治的理论和方法体系。同时期的《神农本草经》，概括论述了君臣佐使、七情合和、四气五味等药物配伍和药性理论，对于合理处方、安全用药、提高疗效具有十分重要的指导作用，为中药学理论体系的形成与发展奠定了基础。东汉末年，华佗创制了麻醉剂“麻沸散”，开创了麻醉药用于外科手术的先河。西晋时期（265—317），皇甫谧的《针灸甲乙经》，系统论述了有关脏腑、经络等理论，初步形成了经络、针灸理论。唐代（618—907），孙思邈提出的“大医精诚”，体现了中医学对医道精微、心怀至诚、言行诚谨的追求，是中华民族高尚的道德情操和卓越的文明智慧在中医药中的集中体现，是中医药文化的核心价值理念。明代（1368—1644），李时珍的《本草纲目》，在世界上首次对药用植物进行了科学分类，创新发展了中药学的理论和实践，是一部药物学和博物学巨著。清代（1644—1911），叶桂的《温热论》，提出了温病和时疫的防治原则及方法，形成了中医药防治瘟疫（传染病）的理论和实践体系。清代中期以来，特别是民国时期，随着西方医学的传入，一些学者开始探索中西医药学汇通、融合。

二、中医药的历史贡献

《中国的中医药》白皮书肯定了中医药的历史贡献：一是文化传承的贡献。中医药是中华优秀传统文化的重要组成部分和典型代表，强调“道法自然，天人合一”“阴阳平衡，调和致中”“以人为本，悬壶济世”，体现了中华文化的内核。中医药还提倡“三因制宜，辨证论治”“固本培元，壮筋续骨”“大医精诚，仁心仁术”，更丰富了中华文化内涵。二是医学伦理的贡献。中医药作为中华民族原创的医学科学，从宏观、系统、整体角度揭示人的健康和疾病的发生发展规律，体现了中华民族的认知方式，深深地融入民众的生产生活实践中，形成了独具特色的健康文化和实践，成为人们治病祛疾、强身健体、延年益寿的重要手段，维护着民众健康。从历史上看，中华民族屡经天灾、战乱和瘟疫，却能一次次转危为安，人口不断增加、文明得以传承，中医药做出了重大贡献。三是福祉世界的贡献。中医药发祥于中华大地，在不断汲取世界文明成果、丰富发展自己的同时，也逐步传播到世界各地。早在秦汉时期，中医药就传播到周边国家，并对这些国家的传统医药产生重大影响。预防天花的种痘技术，在明清时期就传遍世界。《本草纲目》被翻译成多种文字广为流传，达尔文称之为“中国古代的百科全书”。针灸的神奇疗效引发全球持续的“针灸热”。抗疟药物“青蒿素”的发明，拯救了全球特别是发展中国家数百万人的生命。

三、中医药发展的基本原则

中国发展中医药的基本原则：一是坚持以人为本，实现中医药成果人民共享。二是坚持中西医并重，把中医药与西医药摆在同等重要的位置。三是坚持中医与西医相互取长补短、发挥各自优势。四是坚持继承与创新的辩证统一，既保持特色优势又积极利用现代科学技术。五是坚持统筹兼顾，推进中医药全面协调可持续发展。六是坚持政府扶持、各方参与，共同促进中医药事业发展。

四、中医药服务体系的发展

我国基本建立起覆盖城乡的中医医疗服务体系。在城市，形成以中医（民族医、中西医结合）医院、中医类门诊部和诊所以及综合医院中医类临床科室、社区卫生服务机构为主的城市中医医疗服务网络。在农村，形成由县级中医医院、综合医院（专科医院、妇幼保健院）中医临床科室、乡镇卫生院中医科和村卫生室为主的农村中医医疗服务网络，提供基本中医医疗预防保健服务。在二级以上中医医院设立“治未病”科室，在基层医疗卫生机构、妇幼保健机构、疗养院等开展“治未病”服务，社会中医养生保健机构发展迅速。推进中医药健康服务发展，开展中医药健康旅游、医养结合。中医药健康管理项目作为单独一类列入国家基本公共卫生服务项目，中医药在公共卫生服务中的潜力和优势正逐步释放，推动卫生发展模式从重疾病治疗向全面健康管理转变。

截至2018年年底，全国有中医类医院4 939所，其中民族医医院312所，中西医结合医院650所。中医类别执业（助理）医师57.5万人（含民族医医师、中西医结合医师）。中医类门诊部、诊所55 757个，其中民族医门诊部、诊所635个，中西医结合门诊部、诊所8 825个。2018年，全国中医类医疗卫生机构总诊疗人次达107 147.1万人次，全国中医类医疗卫生机构出院人数3 584.7万人。中医药除在常见病、多发病、疑难杂症的防治中贡献力量外，在重大疫情防治和突发公共事件医疗救治中也发挥了重要作用。中医、中西医结合治疗传染性非典型肺炎、新型冠状病毒肺炎和中医治疗甲型H1N1流感，均取得良好效果，成果引起国际社会关注。同时，中医药在防治艾滋病、手-足-口病、人感染H7N9禽流感等传染病，以及四川汶川特大地震、甘肃舟曲特大泥石流等突发公共事件医疗救治中，都发挥了独特作用。

第五节　公共卫生服务体系改革的伦理

公共卫生服务，泛指保障公众健康提供各种服务的总称，主要是通过干预健康影响因素，预防控制重大疾病，延长健康寿命，实现全方位全周期保障人民健康。

我国立足预防医学、临床医学与基础医学三大现代医学为一级学科的高度，将公共卫生服务定格为“政府主导，预防为主，社会参与，促进健康”模式。由政府主导制订公共卫生政策法规，动员社会大力开展爱国卫生运动，宣传教育疾病预防控制知识，提高国民自我健康防护意识，改善国民生活环境卫生条件，引导国民改变生活不良行为，致力于消除健康危害因素，促进国民身体健康，提高国民平均寿命和期望寿命，在党和政府主导下，我国各时期的卫生工作方针都以“预防为主”为总方针，促进人民健康。

一、疾病预防控制体系改革的伦理道德

（一）疾病预防控制体系的先期模式

1949—2000 年，是我国公共卫生服务体系的先期模式，它的构建与运行基本参照苏联模式。从 1953 年开始，卫生部的公共卫生局改名为卫生防疫司，并开始建立卫生防疫站。随着我国经济的快速发展，到 1960 年又分设工业卫生局，负责工业卫生与放射卫生的防护工作。1982 年卫生部开展较大的机构改革，将原有的卫生防疫局与工业卫生局合并为防疫司，之后又新增地方防治局。各地都因地制宜地建立了县级以上的卫生防疫站、鼠疫防治站、结核病防治所、皮肤病防治所，逐步形成规模，逐步完善体系。由卫生防疫机构作为主体机构组织实施公共卫生服务，围绕“传染病、职业病、地方病、寄生虫病、慢性病、精神疾病、计划免疫”促进流行病学防控体系的发展，围绕“食品卫生、劳动卫生、环境卫生、放射卫生、学校卫生”推进监督执法的进程，卫生防疫站始终履行着行政业务管理、公共卫生执法两大“行政＋业务”的主体职能，分门别类地向社会提供各类公共卫生技术服务，向下级同类机构提供各类公共卫生技术指导。

在此期间，我国传染病与全球传染病一样，经历有传染病暴发、流行、散发、消除等不同阶段的过程，从甲类传染病的猖狂肆虐到有效控制，甚至消除；从乙类传染病的大规模流行到有效的预防和控制在较低流行水平，甚至几乎达到消除目标；从丙类传染病的大规模暴发到较低水平的流行，无不显示出我国传染病预防控制工作对全球传染病控制策略的重要作用与深刻影响。

（二）疾病预防控制体系的现行模式

2000 年开始，随着我国体制改革的深入，公共卫生服务实行“政事分开”的改革，在卫生防疫站的基础上，组建疾病预防控制中心（简称 CDC）和卫生监督所，全国各地自上而下组建了两个新的公共卫生服务体系，落脚在县级机构，延伸至乡镇卫生院（社区服务中心）、乡村卫生室。2004 年修订的《传染病防治法》，将 CDC 的职能写入其中，规定各级疾病预防控制机构承担传染病监测、预测、流行病学调查、疫情报告以及其他预防、控制工作。医疗机构承担与医疗救治有关的传染病防治工作和责任区域内的传染病预防工作。城市社区和农村基层医疗机构在疾病预防控制机构的指导下，承担城市社区、农村基层相应的传染病防治工作。

近年来，疾病预防体系改革的新举措频出。2021 年 5 月 13 日国家疾病预防控制局挂牌成立，2022 年《国家疾病预防控制局职能配置、内设机构和人员编制规定》明确：国家疾病预防控制局是国家卫生健康委员会管理的国家局，为副部级。根据规定，其主要职责包括组织拟订传染病预防控制及公共卫生监督的法律法规草案、政策、规划、标准，负责疾病预防控制网络和工作体系建设，领导地方各级疾病预防控制机构业务工作等。

（三）疾病预防控制体系的战略定位

全国疾病预防控制体系，在国家级、各省（自治区、直辖市）和各设区的市、各县的机构已经形成。CDC的职能主要包括所有法定传染病、职业病、地方病、寄生虫病、慢性病、精神疾病、健康危害因素的监测、健康教育等疾病预防控制工作，承担社会与人群的健康教育与健康促进工作。其中，国家级和省级以业务管理、技术指导、科研培训和质量控制为主，市、县两级以辖区疾病预防控制的具体组织实施为主，乡级机构以疫情监测为主，疾病诊治为辅；村卫生室以疫情巡查为主，健康促进为辅。自上而下，各级CDC形成科学、明晰的能级定位，共同承担覆盖全部人口的疾病预防控制历史重任。

各级疾病预防控制机构要紧紧围绕“管理能力、应急能力、检测能力、服务能力”的主题进行科学管理，整体提高重大传染病和突发公共卫生事件的应急处置能力，整体提高疾病预防控制的技术服务能力，确保国家法定传染病的防治、国家免疫规划的疫苗预防和可免疫性传染病的工作目标得以顺利完成，以预防疾病，促进健康，提高人类的生活质量。

（四）疾病预防控制任务的严峻形势

疾病预防控制体系是公共卫生服务体系的重要组成部分，完善的疾病预防控制体系建设是让广大人民真正获得安全、有效、方便、价廉的健康利益的重要保证。疾病预防控制就是预防和控制疾病的发生、发展，目的就是保护人类的身体健康。然而，有人类生存的地方就必定存在病原微生物和致病因子，有病原微生物和致病因子存在就有可能时刻危害人类，这就注定了人类必须与病原微生物和致病因子做长期的斗争。尽管我国在疾病预防控制工作已经取得辉煌成就，但任务依然十分艰巨，面临突出的严峻形势。

一是普遍存在传染病流行的环境因素，如人居的地理因素和环境因素。二是旧传染病的威胁始终没有消除，如狂犬病、肺结核和性病的传播依然严峻。三是新发传染病构成新的政治和经济威胁。SARS、MERS、EBOLA、COVID-19等突如其来，来势凶猛，传播快，扩散大，发病急，社会影响前所未有。四是慢性非传染性疾病如脑血管疾病、癌症、慢性呼吸系统疾病、糖尿病等的威胁日益增加，严重威胁人民健康，已成为影响国家经济社会发展的重大公共卫生问题。五是经济全球化、农村城市化建设形成的客观因素，如人流急剧增加引起远距离生物性传播、物流急剧增加引起远距离机械性传播等，导致无形的危害性因素产生。

（五）法定传染病防治任务的历史变迁

一个国家、一个地区的传染病预防与控制成效，完全取决于与其相对应的传染病管理任务、流行人群及流行环境等重要历史背景。为了适应社会发展和人民健康的需要，更好地保障人民的健康，我国历经了调整法定传染病报告任务的过程。

1950年规定报告鼠疫、霍乱、天花、斑疹伤寒、流脑、回归热、伤寒副伤寒、痢疾、白喉、麻疹、猩红热、疟疾、黑热病13种。1951年增加报告流行性乙型脑炎、脊髓灰质炎、百日咳、炭疽、波状热、森林脑炎、狂犬病，报告病种增加到20种。1959年增加报告流行性感冒、钩体病、病毒性肝炎、流行性出血热、恙虫病，报告病种增加到25种。

1990年规定报告甲乙类传染病为24种，即在1959年25种的基础上减报天花、回归热、波状热、森林脑炎、流行性感冒、恙虫病6种，另增报艾滋病、淋病、梅毒、布鲁菌病、登革热5种，共计24种。丙类传染病规定报告肺结核、血吸虫病、丝虫病、包虫病、麻风病、流行性感冒、流行性腮腺炎、风疹、新生儿破伤风、急性出血性结膜炎及除霍乱、痢疾、伤寒和副伤寒以外的感染性腹泻病。1995年，新生儿破伤风由丙类调整为乙类传染病管理。1997年，肺结核由丙类调整为乙类传染病管理。2000 年中国实现了无脊髓灰质炎的目标，此后不再报告。2004 年增报传染性非典型肺炎、人感染高致病性禽流感为乙类传染病管理；2005 年斑疹伤寒由乙类调整为丙类传染病管理；2008 年增报手-足-口病为丙类传染病管理；2009 年增报甲型 H1N1 流感为乙类传染病管理；2013 年甲型 H1N1 流感并入流行性感冒报告，2013 年增报人感染 H7N9 禽流感为乙类传染病管理。

《传染病防治法》于 1989 年 2 月 21 日发布，2004 年 8 月 28 日第一次修订并发布，2013 年 6 月 29 日第二次修正并发布。2018 年年底，法定传染病已由 2004 年的 37 种增加为 39 种。其中甲类 2 种、乙类 26 种（2013 年新增人感染 H7N9 禽流感）和丙类 11 种（2008 年新增手-足-口病）。2020 年，我国将新型冠状病毒肺炎列入乙类甲管范畴，乙类传染病增至 27 种，法定传染病增至 40 种。

（六）疾病预防控制的现代道德要求

1. 要加强体系的科学管理，保障事业的持续健康发展　新时代疾病预防控制体系至关重要的是人才建设，而它的瓶颈是“待遇偏低，人才流失”。要保障疾病预防控制事业持续健康发展，必须与时俱进地加强人才队伍建设，研究疾病预防控制体系的管理模式，实现“一类保障，二类管理”模式，允许技术有偿服务，依法规范服务收支管理。

2. 利用有效生物制剂预防的先进技术，科学预防传染病的流行　对于卫生条件尚未得到彻底改善的地区，接种疫苗预防传染病流行是最先进、最经济的技术方法，因为一旦提高了人群的个人保护能力，就能有效预防相应病原微生物的侵袭。传染病防治策略的重点应着重放在实施这一预防技术上。

3. 充分依靠社会力量　面对 2020 年突如其来的新型冠状病毒肺炎疫情，各级党委和政府及各部门、各单位、各方面闻令而动，全国农村、社区、企业、医疗卫生机构、科研机构、学校、军营各就各位。在党中央的坚强领导下，全国迅速形成统一指挥、全面部署、立体防控的战略布局，有效遏制了疫情大面积蔓延，有力改变了病毒传播的危险进程，最大限度保护了人民生命安全和身体健康。同时，还应加强对传染源的管理治疗，预防控制其传播或扩散。对于已经暴露的传染源要及时而科学地实施医学卫生管理措施和治疗，在易感人群中尽速消除传染源，以有效控制传播与流行。一些传染源隐匿性强或带菌传染周期长，应及时发现和控制传染源。有些传染病，由于还没有成功的菌苗，其控制对策就更需要有针对性和科学管理。

4. 加强重点疾病的防治，促进其他疾病防治工作的开展　如以艾滋病防治为重点，加大政府行为，加大社会综合治理力度，进行全面的全民行为干预和健康促进，以带动性病的防治工作；以结核病防治为重点，带动一些传染病、寄生虫病、地方病的监测管理与防治工作；以消除麻疹为重点，落实计划免疫的管理程序，带动流行性乙型脑炎、病毒性肝炎等其他可免疫性疾病的防治工作；以疟疾防治工作为重点，带动血吸虫病、丝虫病、肠道线虫病、肝吸虫病等其他寄生虫病的监测与防治工作；以心血管疾病的防治为重点，带动糖尿病、肿瘤等其他慢性非传染性疾病的防治工作。

二、卫生监督体系改革的伦理道德

卫生监督是指卫生行政部门执行法律、维护公共卫生和医疗服务秩序、保障公民健康权益的活动。卫生监督体系是公共卫生体系的重要组成部分，卫生监督体系建设包括加强卫生监督机构和队伍的建设、明确卫生监督的任务和职责、健全卫生监督工作的运行机制和完善卫生监督工作的保障措施。

1. 卫生监督体系的雏形　1949—2000年，我国卫生监督工作与卫生防疫站工作一样，一直参照苏联模式，由卫生防疫机构实施执法，履行行政业务管理、技术服务和技术指导等职能，卫生法制建设尚不健全。党的十一届三中全会以后，改革开放和社会主义市场经济体制的确立，为卫生监督工作发展带来了机遇和挑战。卫生监督不仅要改善公共卫生状况，提高社会卫生水平和人民生活质量，而且要在调整商品生产经营行为与保护消费者权益、规范市场经济秩序、优化投资环境、促进经济发展等方面发挥积极作用。

1982年施行《食品卫生法(试行)》后，相继颁布了《传染病防治法》《执业医师法》等法律，《尘肺病防治条例》《公共场所卫生管理条例》《医疗机构管理条例》等行政法规以及大量地方性卫生法规和规章，这既是卫生法律体系的重要部分，也是卫生监督的执法依据。1995年修订的《食品卫生法》明确规定卫生行政部门是卫生监督执法主体，标志着我国卫生监督法律体系初步形成。我国还建立起一支专职监督队伍，基本形成了劳动卫生、食品卫生、环境卫生、学校卫生、放射卫生和医疗服务的监督监测网络，在把好预防性监督关的同时，通过多种方式开展经常性监督监测工作。

2. 卫生监督体系发展的伦理道德　随着经济社会发展的稳步发展，2000年卫生部出台了《关于卫生监督体制改革的意见》，要求"按照依法执政、政事分开和综合管理的原则，调整卫生资源配置，理顺和完善现行卫生监督体制，建立结构合理、运转协调、行为规范、程序明晰、执法有力、办事高效的卫生监督新体制"。2001年卫生监督所(局)在同级卫生行政部门的领导下和上级卫生监督执行机构的指导下，依法在公共卫生、医疗保健等领域，包括健康相关产品、卫生机构(包括医疗、预防保健和采供血机构等)和卫生专业人员执业许可，开展综合性卫生监督执法工作。在改革推进过程中，关于经费、人事制度改革等国家配套政策也陆续出台，在全国各个省(自治区、直辖市)建立健全了省、市、县级卫生监督机构，标志着我国的卫生监督体系又进入到一个新的发展阶段。

2005年卫生部出台了《关于卫生监督体系建设的若干规定》，对深化卫生监督体制改革，全面推进依法行政，加强卫生行政部门的执政能力，均具有重要的指导意义。同年，出台了《卫生监督机构建设指导意见》，提出要逐步规范机构设置和人员编制，落实卫生监督经费，同时加强技术支持能力建设以及农村卫生监督网络建设。卫生部在原卫生执法监督司的基础上组建了卫生部卫生监督局。

现阶段卫生监督工作的指导思想是按照法律法规规定，依法监督管理社会公共卫生秩序，依法监督医疗卫生服务执业行为，维护人民群众的健康权益。目前，存在的主要问题：一是卫生监督体系的战略定位有待商榷。二是卫生监督体系的职能地位不够明晰。三是卫生监督体系的职能弱化日趋凸显。四是卫生监督体系的组织框架有待完善。五是卫生监督体系的运行机制保障不足。

第六节　民生健康利益平衡与协调的伦理

经济社会发展过程中产生的矛盾是以民生健康利益为根源。目前，正处于经济社会发展与民生健康利益博弈的时期，所出现的社会利益关系复杂化、多元化的格局，是观念体制的碰撞。为此，建立民生健康利益的平衡机制凸显重要。

一、民生健康在小康社会建设中的道德作用

习近平总书记强调：没有全民健康，就没有全面小康。这表明，我国对民生健康利益的重视已上升到了前所未有的高度，为国民健康利益提供了统筹解决方案，努力让健康福祉惠及全民。

显然，所确定的民生健康目标、民生健康制度、民生健康方向、民生健康服务体系，就是平衡和协调民生健康利益的系列指导方针。民生健康利益至关重要，切实平衡和协调好民生健康利益问题就是解决好广大人民群众最根本的切身利益的重要内容，就是建设好健康民生。只有建设好健康民生，才能以健康民生为基础推动经济社会又好又快发展，才能以健康民生为基础，全面建设小康社会、维护社会稳定，实现"两个一百年"的奋斗目标，实现中华民族伟大复兴中国梦的重大战略思想。

二、民生健康利益失衡的主要道德形式

生存利益和健康利益是国民的根本利益，平衡和协调民生健康利益就是要使全体社会成员平等享有生存、健康的权利，实现人人享有基本的卫生保健服务。当前，民生健康利益失衡的主要表现形式有以下方面。

1. 配置错位　医疗保健服务获得率高的地区，医疗资源配置更高（医疗技术高、高级设备多、机构功能强）；而医疗保健服务获得率低的地区，医疗资源配置短缺（技术不高、设备不多、功能不强）。容易获得医疗保健服务的人群医疗资源配置充足，不容易获得医疗保健服务的人群医疗资源配置稀少；医疗资源配置明显错位，城市和农村享受医疗保健服务的机会不均衡。这些也是导致"看病贵，看病难"的重要根源。

2. 负担过重　随着新医改的深化，我国居民个人医疗费用已经成功控制在30%左右。但居民的人均收入与诊疗费用的增长仍存在不协调，需要政府出台民生健康利益平衡政策，有效缓解居民支付疾病诊疗费用的难题。

3. 覆盖不全　《"健康中国2030"规划纲要》提出：普及健康生活、优化健康服务、完善健康保障、建设健康环境、发展健康产业，加快推进健康中国建设，努力全方位、全周期保障人民健康。建立覆盖城乡居民的医疗服务体系、公共卫生服务体系、医疗保障体系、药品供应保障体系。

4. 无辜受害　由于食品安全、环境安全、生产安全、质量安全的问题，以及生产过程的道德缺陷，使居民的健康利益无辜受损。从大米中的石蜡、火腿中的敌敌畏、咸鸭蛋与辣椒酱里的苏丹红、银耳蜜枣中的硫磺、三鹿奶粉中的三聚氰胺，到生产环境中火灾、工厂爆炸、煤窑塌陷等事件的频频发生，无数的健康生命受到威胁，甚至死亡，这也是当前保障体系缺失而导致民生健康利益失衡的道德形式。

三、健全民生健康利益的平衡与协调机制

1. 合理配置医疗保健服务资源，实现民生健康利益的平衡　政府要科学监管医疗保健服务资源的合理配置。一方面是县以下的医疗卫生机构，要重点研究、科学论证、统一规划、合理配置医疗保健服务资源，有目的地解决居民群众，特别是城市下岗工人、失业人员、低保人员、

农村居民、少年儿童等弱势群体的疾病预防、卫生监督、妇幼保健、健康促进、医疗救助的医疗保健服务问题，切实提高弱势群体医疗保健服务的便利性、可获得性；另一方面则是对市级以上医疗卫生机构要实行严格监管、科学导向、重点配置、均衡布局、降低成本、高效服务的资源配置格局，在突出保障低收入阶层等人群的健康利益基础上，有目的、有规划地发展高技术、高质量、高水平的医疗保健服务机构，通过政府的科学监管，最大限度地实现民生健康利益的平衡。

2. 完善疾病预防控制体系建设，实现民生健康利益的平衡　各级疾病预防控制机构的职能在《传染病防治法》和中央机构编制委员会办公室等部门关于疾病预防控制机构编制的文件中，已经有了明确的规定。但对疾病预防控制体系的建设，尚未进行明确规划，应当不断适应新时代健康中国建设的要求，予以完善，充分发挥其保障民生健康利益的作用。

3. 提高医疗保健服务技术水平，实现民生健康利益的平衡　制定城市支援农村的人才流动和学生分配政策，加大农村卫生人才的培养和支持力度，整体提高农村医疗保健服务技能。同时，加大培训现有的医疗保健服务工作队伍，围绕“提高素质、提高能力、提高技能”的主题，加强“医教协同”的契合程度，建立储备充实的基层人才后备大军，切实提高医疗保健服务工作队伍认真履行岗位职责的水平，更好地为民生健康服务，为实现“全方位、全周期保障人民健康”目标打下坚实基础。

需要特别提出的重要问题是，现在疫苗研发、供应企业的管理方式与民生健康需求不相适应，疫苗的使用管理与生产管理、营销管理脱节，主要表现为免疫规划疫苗供求趋于疲软化、非免疫规划疫苗价格过于市场化的特征。前者表现为正常的免疫规划接种时，出现疫苗供不应求，即使是完成了政府招标采购手续也未能保证供求，直接影响民生健康工程的实施。后者表现为疫苗价格偏高，失去了当代生物科技进步服务广大人民群众的价值。应当完善疫苗的生产、营销、使用的管理模式。

4. 加快完善社会保障体系建设，实现民生健康利益的平衡　社会保障体系建设是我国面临的新课题，如何科学发展社会保障体系，需要适时研究。保障机制、保障对象、保障标准、保障管理、保障实施、保障监管都是建立科学保障体系的重要环节，如不同人群的基本养老保险制度、基本医疗保险制度、失业保险制度、工伤保险制度、生育保险制度、最低生活保障制度等。在实施过程中要加强监管，杜绝非法实施、非法侵占、非法挪用，确保各类保险基金的科学管理、正确使用、安全使用。真正体现民生健康利益的平衡。

四、建立中医健康养生协调民生健康利益的机制

中医健康养生管理要取得显著成效，首先是取决于健康受众的认知程度，其次取决于中医健康养生理论的科学性、实用性、有效性。为了达到健康养生宣教目的，必须用活“小分队、微宣讲”等分众化、个性化的宣讲形式，把健康养生知识送进田间地头、社区街头、车间码头，让简、便、廉、验的中医健康养生方法“飞入寻常百姓家”；深化“中医下基层活动”，激励专家学者与基层、企业、社区、乡村结对子，既在基层家喻户晓，解决小病诊治，又在群众的火热生活中提炼和增进“源头治理”的智慧。

1. 加强中医健康饮食导向，保障民生健康利益　健康饮食是一门极其重要的生活科学，如孕前健康营养导向、孕期健康营养导向、儿童健康营养导向、成年健康营养导向、中年健康营养导向、老年健康营养导向、病种健康营养导向等。既要防范伪科学、伪广告、伪食品危害民生健

康，也要做到合理营养与平衡膳食这个健康饮食导向才有现实意义。

2. 加强中医健康促进服务，改善民生健康利益　虽然我们不能做到处处把握正确的健康饮食导向，但是作为健康促进服务还必须长期持久存在。我们讲的是对“目标人群”的健康促进服务，从一个个体到整个群体的健康促进服务体系、服务措施、服务成效，是一个由“政府主导、政策支持、部门履职、机构组织、科学管理、责任到人”的多环节服务链。从目前的发展趋势来看，群众所需，政府所为，应该是一个政府主导供给侧的大变革，只有增强供给侧的主动性、服务链的合理性、受众面的均等性，这样的健康促进服务才能实至名归、百姓受益，才能健康养生、民富国强。

附　录

国内外医学道德与医学法律的相关资料

一、论大医精诚(唐)孙思邈《千金要方》

世有愚者，读方三年，便谓天下无病可治，及治病三年，乃知天下无方可用。故学者必须博极医源，精勤不倦，不得道听途说，而言医道已了，深自误哉！凡大医治病，必当安神定志，无欲无求，先发大慈恻隐之心，誓愿普救含灵之苦。若有疾厄来求救者，不得问其贵贱贫富，长幼妍媸，怨亲善友，华夷愚智，普同一等，皆如至亲之想，亦不得瞻前顾后，自虑吉凶，护惜身命。见彼苦恼，若已有之，深心凄怆，勿避险夷，昼夜、寒暑、饥渴、疲劳，一心赴救，无作功夫形迹之心。如此可为苍生医，反此则是含灵巨贼……其有患疮痍下痢，臭秽不可瞻视，人所恶见者，但发惭愧、凄怜、忧恤之意，不得起一念带芥蒂之心，是吾之志也。

夫大医之体，欲得澄神内视，望之俨然。宽裕汪汪，不皎不昧。省病诊疾，至意深心，详察形候，纤毫勿失，处判针药，无得参差。虽曰病宜速救，要须临事不惑，唯当审谛覃思，不得于性命之上，率尔自逞俊快，邀射名誉，甚不仁矣！又到病家，纵绮罗满目，勿左右顾眄；丝竹凑耳，无得似有所娱；珍羞迭荐，食如无味；醽禄兼陈，看有若无……

夫为医之法，不得多语调笑，谈谑喧哗，道说是非，议论人物，炫耀声名，訾毁诸医，自矜己德，偶然治瘥一病，则昂头戴面，而有自许之貌，谓天下无双，此医人之膏肓也。老君曰：人行阳德，人自报之，人行阴德，鬼神报之。人行阳恶，人自报之；人行阴恶，鬼神害之…… 寻此二途，阴阳报施，岂诬也哉？所以医人不得恃已所长，专心经略财物，但作救苦之心，于冥冥道中，自感多福者耳。又不得以彼富贵，处以珍贵之药，令彼难求，自炫功能，谅非忠恕之道。志存救济，故亦曲碎论之。学者不可耻言之鄙俚也。

二、希波克拉底誓言

我以太阳神、阿斯克勒庇俄斯神、许癸厄亚、帕那刻亚，以及所有的男神和女神的名义发誓，我将尽我的所能和判断保持这个誓言和这个约定，视那教给我这门技术的人为父母，把我的物质所得与他分享，如果需要，减轻他的负担，如同照顾我的兄弟一样照顾他的后裔，把这门技术传给他们，如果他们想学，不收他们的钱，不用戒约约束他们，以言传身教方式将这种技术传给我自己的后代，我的老师的后代以及所有愿意接受这个按照医疗法规制定的誓言约束的信徒们，但决不传给那些不愿意接受这个誓言约束的人。我将尽我的所能和判断服从政权体制。为了有利于患者，我将禁绝任何有毒或有害的东西。不管是患者求我，还是人家建议我，我都不给任何人以致人死地的药物，也不以类似的方式使妇女堕胎。我要以圣洁和神圣度过我的一生，施行我的医术。我不会以不懂装懂的方式伤害那些我对其无能为力的患者，我将把他们交给那些有能力的人去治好他们的病。我走进任何一个房间都是为了患者，我要杜绝一切故意的恶作剧和腐败行为，诱惑那些男人或者女人，自由人或者奴隶。不管是否与我的职业有关，对于他人的个人生活，我都只是看或者听，决不到处去说，不泄露他人的秘密。我要认识到，这些都是人家需要保密的东西。为了使我的生活和行医在任何时候都是快乐的，为了使我赢得人们的尊敬，我要继续信守这个誓言！如果我亵渎或违背这个誓言，我将倒霉。

三、南丁格尔誓约

余谨以至诚，于上帝及公众面前宣誓，终身纯洁，忠贞职守，尽力提高护理之标准，勿为有损之事，勿取服或故用有害之药，慎守患者家务及秘密，竭诚协助医生之诊治，勿谋病者之福利。

四、护士伦理学国际法

国际护士协会在1953年7月的国际护士会议，通过了《护士伦理学国际法》。1956年6月，在德国法兰克福大议会修订并采纳。

护士护理患者，担负着建立有助于康复的、物理的、社会的和精神的环境，并着重用教授和示范的方法预防疾病，促进健康。他们为个人、家庭和居民提供保健服务，并与其他保健行业协作。

为人类服务是护士的首要职能，也是护士职业存在的理由。护理服务的需要是全人类性的。职业性护理服务以人类的需要为基础，所以不受对国籍、种族、信仰、肤色政治和社会状况的考虑的限制。

本法典固有的基本概念是：护士相信人类的本质的自由和人类生命的保存。全体护士均应明了红十字原则及1949年日内瓦决议条款中的权利和义务。

本行业认为国际法规并不能包括护士活动和关系中的一切细节。有些人将受到个人哲学观和信仰的影响。

(1) 护士的基本职责包括三方面：保存生命、减轻病痛和促进健康。

(2) 护士应始终保持高标准的护理和职业实践。

(3) 护士不仅应该有良好的操作，而且应把知识和技巧维持在恒定的高水平。

(4) 患者的宗教信仰应受到尊重。

(5) 护士应对信托给他们的个人情况保守秘密。

(6) 护士不仅要认识到职责而且要认识到她们职业功能的限制。若无医嘱，不予推荐或给予医疗处理，护士在紧急情况下可给予医疗处理，但应将这些行动尽快地报告给医生。

(7) 护士有理智地、忠实地执行医嘱的义务，并应拒绝参与非道德的行动。

(8) 护士受到保健小组中的医生和其他成员的信任，对同事中的不适当的和不道德的行为应该向主管当局揭发。

(9) 护士接受正当的薪金和接受例如契约中实际的或包含的供应补贴。

(10) 护士不允许将她们的名字用于商品广告中或做其他形式的自我广告。

(11) 护士与其他职业的成员和同行合作并维持和睦的关系。

(12) 护士坚持个人道德标准，因这反映了对职业的信誉。

(13) 在个人行为方面，护士不应有意识地轻视在所居住、工作地区居民的风俗习惯和所做的行为方式。

(14) 护士应参与并与其他公民和其他卫生行业分担责任，以促进满足公共卫生需要的努力，无论是地区的、州的、国家的还是国际的。

五、赫尔辛基宣言

1964 年 6 月芬兰赫尔辛基第十八届世界医学协会联合大会正式通过，并在下列大会中修订：1975 年 10 月日本东京第二十九届世界医学协会联合大会，1983 年 10 月意大利威尼斯第三十五届世界医学协会联合大会，1989 年 9 月中国香港第四十一届世界医学协会联合大会，1996 年 10 月南非西萨默塞特第四十八届世界医学协会联合大会，2000 年 10 月苏格兰爱丁堡第五十二届世界医学协会联合大会，2002 年美国华盛顿第五十三届世界医学协会联合大会，2004 年日本东京第五十五届世界医学协会联合大会，2008 年 10 月韩国首尔第五十九届世界医学协会联合大会，2013 年 10 月巴西福塔莱萨第六十四届世界医学协会联合大会。

（一）引言

(1) 世界医学协会已将《赫尔辛基宣言》发展成为一份伦理原则的声明书，为医生和其他从事人体医学研究的人员提供指导。人体医学研究包括可识别的人体物质或可识别的数据研究。

(2) 增强和保障人们的健康是医生的职责，医生应奉献其知识与良心以履行其职责。

(3) 世界医学协会《日内瓦宣言》以“患者的健康是本人应首先考虑的因素”作为约束医生行为的准则；《国际医学伦理守则》声明：“医生在为患者治疗以减轻他们的身心痛苦时，唯以患者的利益为重。”

(4) 医学的进步基于科学研究，而科学研究最终在某种程度上取决于人体实验。

(5) 在人体医学研究中，考虑受试者的健康应优先于科学和社会的利益。

(6) 有关人体医学研究的主要目的旨在改善预防、诊断和治疗的方法，提高对疾病病源和疾病发生因素的认识。即使这些方法已日臻完善，还是应该通过对这些方法的有效性、功效、易理解性和质量的研究而不断地向其挑战。

(7) 在现阶段的医学实践的研究中，大多数的预防、诊断和治疗的方法都含有风险和责任。

(8) 医学研究须遵从既促进对所有的人的尊重又保护他们的健康和权利的伦理标准。参加研究的人们有时很脆弱，需要给予特别保护。必须意识到经济条件差和治疗上不利的人群的特殊需求。需要给予特别关注的是那些自身无能力同意或拒绝同意参加研究的人、迫于压力而参加研究的人、参加研究又不能得益的人，以及既参加研究又须治疗的人。

(9) 研究人员必须了解他们国家和国际社会对有关人体研究在伦理、法律和法规上的要求。任何国家的伦理、法律和法规若降低或取消本宣言阐述的关于保护受试者的原则要求，都是不允许的。

（二）医学研究的基本原则

(1) 在医学研究中，医生的职责是保护受试者的生命、健康、隐私和尊严。

(2) 有关人体的医学研究必须遵照普遍接受的科学原理，并且基于详尽的科学文献知识、其他相关的信息来源和充分的实验，包括适当的动物实验。

(3) 医学研究或许会对环境有一定的影响，所以进行实验时要保持恰如其分的谨慎，同时也应善待用于实验的动物。

(4) 人体实验的每一个步骤的设计和操作都必须在实验方案中系统阐明。特别设立的伦理审查委员会将对方案进行分析、评价和指导，待合适时予以批准。伦理审查委员会必须独立于研究者、主办者，或避免来自其他方面的影响，但也须遵守进行实验的国家的法律法规。伦理审查委员会有权监管正在进行的实验，研究者有责任将监管的信息，尤其是一些相关的不良事件提供给伦理审查委员会。研究者还应向伦理审查委员会提供有关资金、主办单位、机构成员、其他潜在的利益冲突和对受试者激励的信息，以供审查。

(5) 研究方案应该包括相关的伦理思考的陈述，并明确表明完全符合本宣言所阐述的原则。

(6) 有关人体的医学研究应该由合格的科技人员来操作，并由临床医学专家监督。即使受试者对研究给予知情同意，研究者仍应承担对受试者的责任，而不应是受试者本人负责。

(7) 每一个有关人体的研究都应该事先认真地评估该研究会给受试者或其他人带来怎样的风险和负担，并与可预见的利益相比较，这也包括参加医学实验的健康志愿者。所有的研究设计应该是普遍可行的。

(8) 医生只有在对人体研究中将出现的风险有信心做出充分的评估，并且能够满意地加以控制时，才能从事有关的研究。假如发现风险超过潜在的利益，或已可得到正面或有益的结论时，就应该中止其研究。

(9) 只有在研究目的的重要性超过其给受试者带来的固有风险和负担时，才能进行相关的人体研究，特别是对有健康志愿者参与的研究尤为重要。

(10) 只有具有这样的可能性，即参加医学研究的对象能够从实验结果受益时，此类研究才会是正当、有效的。

(11) 在研究项目中，受试者必须是志愿者和知情的参与者。

(12) 受试者保护自己尊严的权利应该得到尊重。要采取防范措施确保他们的隐私得到尊重，个人资料得到保密，并将研究对受试者的身心健康和人格的不良影响减少到最小的地步。

(13) 在任何的人体研究中，每一位可能的受试者都必须被充分告知该研究的目的、方法、资金来源、可能的利益冲突、研究机构成员、预期的收益和潜在的风险，以及将会带来的不适。另外，还应知道放弃参加实验的权利，即他们可以在任何时候退出研究而不受到报复。只有在确定受试者已经了解上述信息后，医生才能获取受试者任何形式的知情同意，当然最好是书面的知情同意。如果不能得到书面的知情同意，非书面的知情同意必须有正式的文件证明和见证人。

(14) 在得到受试者的知情同意时，医生应该特别注意受试者是否和医生之间存在着一种依赖关系，或受试者被迫做出知情同意。在这种情况下，应该由一名不参与实验并且独立于双方关系之外，又很好掌握知情原则的医生，来获得受试者的知情同意。

(15) 对于一个缺乏法律行为能力、身体和智能上无法予以知情同意的受试者，或没有法律行为能力的未成年人，研究人员必须依据法律规定，从这些人的法定委托人那里获得知情同意。这种类型的人一般不应该参与医学研究，除非医学研究对促进这些人的健康是必须的，并且不能由具有法律行为的人所取代。

(16) 如果一位缺乏法律行为能力的受试者如未成年人，有能力自主决定参加研究，研究人员还必须得到他的法定监护人的知情同意。

(17) 如果有关的研究不可能得到代理人的知情同意或预先的知情同意，只有在受试者的身体和精神状况妨碍其做出知情同意是不可避免的特点时方能开展研究。这种因受试者的身体条件导致不能做出知情同意的特定理由，应该写在实验方案中以备伦理审查委员会的审查和通过。实验方案应该声明知情同意仍然需要,研究人员必须尽早得到受试者或其法定代理人的知情同意。

(18) 研究报告的作者和出版商都具有伦理责任。研究结果发表时,研究人员有义务确保结果的正确性。有利和不利的结果都应该全部发表或以其他方式对外公开。资金来源、研究机构成员和任何可能的利益冲突应该在出版物中做出表达。跟本宣言所列的原则不符的实验报告不允许发表。

(三) 医学研究和医学治疗相结合的附加原则

(1) 只有在某一医学研究被证明是有潜在的预防、诊断和治疗价值时,医生才可以将研究和治疗相结合。研究和治疗一旦结合在一起,附加原则就被用来保护作为受试者的患者。

(2) 一种新方法所带来的利益、风险、负担和效用,应当和现行最好的预防、诊断和治疗的方法所具有的利益、风险、负担和效用进行对照实验。这一原则不排除安慰剂的使用或不予以治疗,只要在研究中证明没有预防、诊断和治疗方法的存在。

(3) 在研究结束时,应保证每一参加研究的患者都能得到已为研究所确认的被证明为最好的预防、诊断和治疗方法的机会。

(4) 医生应该详尽地告诉患者,治疗的哪一些方面是和研究相关的。而患者拒绝参加研究绝不应该影响到患者和医生之间的关系。

(5) 在治疗患者期间,当证明不存在预防、诊断和治疗的方法,或者这些方法不起任何作用,医生如果根据自己的判断,认为有挽救患者的生命的希望,以恢复他们的健康或减轻他们的痛苦,在征得患者的知情同意后,完全可以运用未被论证的新的预防、诊断和治疗措施。如果可能,这些方法应该被作为研究的课题,做出安全性和功效性评估的设计。所有的医案和新的信息应该被记录下来,适当的时候可以发表。本宣言中其他相关的指导性原则都应遵守。

六、中华人民共和国医务人员医德规范及实施办法

1992 年 10 月 14 日中华人民共和国国务院第 106 号令发布。

第一条　为加强卫生系统社会主义精神文明建设,提高医务人员的职业道德素质,改善和提高医疗服务质量,全心全意为人民服务,特制定医德规范及实施办法(以下简称“医德规范”)。

第二条　医德,即医务人员的职业道德,是医务人员应具备的思想品质,是医务人员与患者、社会以及医务人员之间关系的总和。医德规范是指导医务人员进行医疗活动的思想和行为准则。

第三条　医德规范如下:

(1) 救死扶伤,实行社会主义的人道主义。时刻为患者着想,千方百计为患者解除病痛。

(2) 尊重患者的人格与权利,对待患者,不分民族、性别、职业、地位、财产状况,都应一视同仁。

(3) 文明礼貌服务。举止端庄,语言文明,态度和蔼,同情、关心和体贴患者。

(4) 廉洁奉公。自觉遵纪守法,不以医谋私。

(5) 为患者保守医密,实行保护性医疗,不泄露患者隐私与秘密。

(6) 互学互尊,团结协作。正确处理同行、同事间关系。

(7) 严谨求实,奋发进取,钻研医术,精益求精、不断更新知识,提高技术水平。

第四条　为使本规范切实得到贯彻落实，必须坚持进行医德教育，加强医德医风建设，认真进行医德考核与评价。

第五条　各医疗单位都必须把医德教育和医德医风建设作为目标管理的重要内容，作为衡量和评价一个单位工作好坏的重要标准。

第六条　医德教育应以正面教育为主，理论联系实际，注重实效，长期坚持不懈。要实行医院新成员的上岗前教育，使之形成制度。未经上岗前培训不得上岗。

第七条　各医疗单位都应建立医德考核与评价制度，制定医德考核标准及考核办法，定期或者随时进行考核，并建立医德考核档案。

第八条　医德考核与评价方法可分为自我评价、社会评价、科室考核和上级考核。特别要注重社会评价，经常听取患者和社会各界的意见，接受人民群众的监督。

第九条　对医务人员医德考核结果，要作为应聘、提薪、晋升以及评选先进工作者的首要条件。

第十条　实行奖优罚劣。对严格遵守医德规范、医德高尚的个人，应予表彰和奖励。对于不认真遵守医德规范者，应进行批评教育。对于严重违反医德规范，经教育不改者，应分别情况给予处分。

第十一条　本规范适用于全国各级各类医院、诊所的医务人员，包括医生、护士、医技科室人员，管理人员和工勤人员也要参照本规范的精神执行。

第十二条　各省、自治区、直辖市卫生厅和各医疗单位可遵照本规范精神、要求，制定医德规范实施细则及具体办法。

第十三条　本规范自公布之日起实行。

七、中华人民共和国医学生誓词

1991 年中华人民共和国国家教委高等教育司颁布。

健康所系，性命相托。

当我步入神圣医学学府的时刻，谨庄严宣誓：我志愿献身医学，热爱祖国，忠于人民，恪守医德，尊师守纪，刻苦钻研，孜孜不倦，精益求精，全面发展。我决心竭尽全力除人类之病痛，助健康之完美，维护医术的圣洁和荣誉。救死扶伤，不辞艰辛，执着追求，为祖国医药卫生事业的发展和人类身心健康奋斗终身。